心血管疾病诊疗与介入应用

XINXUEGUAN JIBING ZHENLIAO YU
JIERU YINGYONG

主 编 郭三强 吴建林 冯彩霞 杨 闯 王萍萍

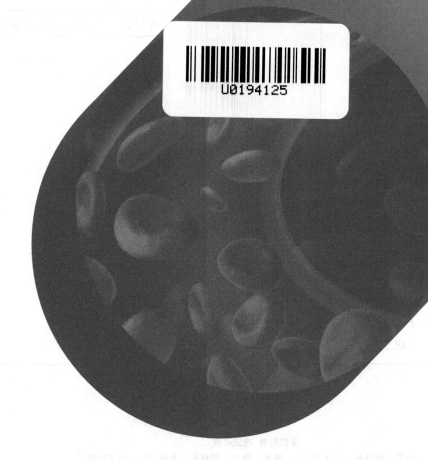

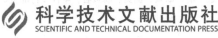

科学技术文献出版社
SCIENTIFIC AND TECHNICAL DOCUMENTATION PRESS
·北 京·

图书在版编目（CIP）数据

心血管疾病诊疗与介入应用 / 郭三强等主编. — 北京：科学技术文献出版社，2018.10
ISBN 978-7-5189-4851-2

Ⅰ.①心… Ⅱ.①郭… Ⅲ.①心脏血管疾病—诊疗②心脏血管疾病—介入性治疗
Ⅳ.①R54

中国版本图书馆CIP数据核字(2018)第228637号

心血管疾病诊疗与介入应用

策划编辑：曹沧晔　　　责任编辑：曹沧晔　　　责任校对：赵　瑷　　　责任出版：张志平

出 版 者	科学技术文献出版社
地　　址	北京市复兴路15号　邮编　100038
编 务 部	(010) 58882938，58882087（传真）
发 行 部	(010) 58882868，58882870（传真）
邮 购 部	(010) 58882873
官方网址	www.stdp.com.cn
发 行 者	科学技术文献出版社发行　全国各地新华书店经销
印 刷 者	济南大地图文快印有限公司
版　　次	2018年10月第1版　2018年10月第1次印刷
开　　本	880×1230　1/16
字　　数	428千
印　　张	14
书　　号	ISBN 978-7-5189-4851-2
定　　价	148.00元

前　言

随着社会经济的发展和生活水平的提高，心血管疾病已经成为威胁人类健康的主要疾病。与此同时，医学科技的发展，使心血管疾病的诊疗与研究日益活跃起来，各种新理论、新方法广泛应用于临床治疗，有效减轻了患者病情。目前，关于心血管疾病治疗的书籍众多，有些书籍存在内容烦冗复杂、图表不清等不妥之处。鉴于此，我们组织编写了本书。

本书详细介绍了心血管疾病的主要症状、基本检查、常用治疗技术及心血管常见疾病的诊疗等内容，资料翔实，重点突出，实用性强。参与编写的各位作者长期工作在繁忙的医、教、研第一线，在编写过程中付出了艰辛的劳动，并且得到了各级领导、专家的大力支持和帮助，在此表示衷心的感谢。本书能为心血管医务工作者处理相关问题提供参考，也可作为医学院校学生和基层医生学习之用。

在编写过程中，由于作者较多，写作方式和文笔风格不一，再加上编者时间有限，难免存在疏漏和不足之处，望广大读者提出宝贵的意见和建议，以便再版时修订，谢谢。

编　者

2018 年 10 月

目　录

第一章

心脏病症状学

第一节　病史的重要性及其采集方法

近年来，科学技术的迅速发展，特别是计算机数字及图像处理技术的开发应用，使得心血管疾病的诊断方法发生了令人瞩目的进步，各种有创性和无创伤性检查方法不仅种类繁多，而且其中一些还具有很高的诊断价值，这无疑为众多心血管疾病的诊断做出了重要贡献。但从诊断疾病的总体来看，任何先进的检查方法只能是补充而不能代替病史询问和体格检查。在临床实践中，某些心血管疾病往往可以通过详尽的病史（history）询问和体格检查即可做出诊断，并通过选择性地进行无创伤性和（或）有创性检查而对病情做出进一步的定性和定量分析。因而病史的正确采集对于诊断心血管疾病仍然具有重要的临床价值。

心血管疾病的主要症状包括胸痛、呼吸困难、心悸、昏厥、头晕、乏力、水肿、发绀和咳血等，这些症状也可见于其他系统的疾病，因而仔细询问病史并密切关注这些症状的变化对于诊断心血管疾病具有重要的作用。如胸痛症状时的询问应包括以下内容：①部位：起源部位及放射部位等；②性质：隐痛、压迫样痛或绞痛等；③发作状况：严重程度、发作频率和持续时间等；④影响因素：胸痛与活动及情绪的关系，胸痛加剧和缓解的因素；⑤伴随症状：面色苍白、大汗、头晕、乏力、心慌、恶心、呕吐、呼吸困难等；⑥对各种特殊治疗药物的反应：如对硝酸甘油的反应等。有时仅仅依据病史及临床症状即可将诊断及鉴别诊断的病种限制在较小的范围内。如根据典型的心绞痛病史即可做出冠心病的诊断；反复突然发作且突然中止的心慌病史，可在阵发性心动过速中考虑鉴别诊断。另一方面，某些高精检查技术虽对某种疾病诊断的准确率极高，如无病史中的线索提示，医师未考虑到这种疾病的可能，也就不能给患者进行相应的检查，这些高精检查方法也就无从发挥其优势了。如计算机断层摄影（CT）检查对肾上腺的嗜铬细胞瘤有很高的诊断价值，但只有当医师向高血压患者详细询问病史，根据其有阵发性剧烈头痛，伴心悸、出汗、面色苍白的线索，考虑到有嗜铬细胞瘤的可能，才会建议做 CT 检查及有关化验，诊断方得以确立。目前，在心血管及其他疾病的诊断过程中存在着一种轻视询问病史和体格检查，过分依赖器械检查和实验室诊断的倾向。过多的、昂贵的、有时甚至是有一定危险性的没有针对性的检查，不仅是医疗资源的浪费，给患者带来不必要的负担，有时甚至会误导诊断和治疗，必须予以纠正。无论过去、现在或将来，准确的病史记录、认真的体格检查总应该是心血管疾病的诊断基础。

要写好一份水平较高的心血管疾病的病史并非轻而易举，除了总的原则要求，即材料准确、内容完整、条理清楚、简明扼要外，还必须结合心血管疾病的特点，突出有关重点，使之能为分析病情，考虑诊断与鉴别诊断提供依据。采集病史虽以患者叙述为主，但医师并非单纯的记录员，必须能适时而技巧地提出相关性的问题，以便能获得完整而不烦琐的病史资料。这样，既要求医师耐心听取患者的诉说，又要求医师必须具备较广博的有关疾病的知识，同时，还要能进行逻辑性的分析整理。如心功能不全是心血管疾病患者就医的主要原因之一，并常以呼吸困难为主诉。在询问病史时，除了解呼吸困难的诱发原因、发作性质、发作时间外，还必须询问呼吸困难与体位的关系缓解的方法，伴随的咳嗽、咳痰的情况，以及有无咳血等，以便与非心源性呼吸困难进行鉴别。对这类心功能不全的患者还不能忘记询问近期用药的情况，对于强心药物的使用更应详细记录。

在对过去病史的系统回顾中，由于风湿性心脏病目前仍是我国较常见的心脏病之一，所以对慢性风湿性心脏病患者，过去的咽喉炎、扁桃体炎链球菌感染病史以及游走性关节炎等风湿热病史均应——询问。对冠心病、高血压患者，肾脏病、糖尿病病史及血脂异常等应列为重点。对渗出性心包炎患者结核病病史不可遗漏。

在个人史中，吸烟史、饮酒史、长期服避孕药、饮食习惯、体重变化及工作性质等对高血压、冠心病患者不可遗漏。同样，家族史对一些有遗传倾向的或与遗传有关的疾病如肥厚型梗阻性心肌病、马方综合征（Marfan syndrome）、长 QT 间期综合征等也很重要。

询问病史的过程也是医师和患者之间建立良好医患关系的过程，患者在讲述病史的过程中，常能提供症状和言语以外的信息，如患者的生长环境、家庭背景、工作和学习情况，患者的神情、姿态、反应、表达能力等。医师应以平等、耐心、关怀和对病情认真的态度取得患者的信任，这对整个病情的判断、对今后诊治过程中取得患者的合作均十分重要。

（郭三强）

第二节　心血管疾病的主要症状

一、呼吸困难

呼吸困难（dyspnea）是指患者主观上自觉呼吸不畅或呼吸费力，常被描述为"气短""气促"；客观上表现为患者用力呼吸，并伴呼吸频率、深度和节律的改变。引起呼吸困难的原因有心源性、肺源性、代谢性以及神经精神性几类，且各具特点。由于健康人在重体力负荷时也可出现呼吸困难，所以只有当安静状态或一般情况下，不引起呼吸困难的体力活动时出现的呼吸困难方属病理性呼吸困难。呼吸困难是一种主观症状，各人的耐受性有较大的差别。在呼吸功能受限程度相同的情况下，有些患者几乎完全不能活动，而另一些患者却可坚持相对正常的活动。

引起心源性呼吸困难的主要病理生理基础，是左心衰或二尖瓣病变引起的肺静脉和毛细血管内压力升高。由于肺内血液或肺间质内液体量增加，而肺内空气含量相对减少使肺的顺应性下降，这无疑增加了呼吸肌的负荷，使患者感到呼吸费力，肺血管内压力增加所引起的反射性呼吸加快也增加了呼吸困难的程度。这类因肺瘀血而引起的心源性呼吸困难，一般表现为呼吸浅表而快。相反地，肺气肿患者因气道阻塞而致呼吸困难，患者以呼吸深大为主，而呼吸频率增快不明显。此外，心源性呼吸困难除非伴发于肺水肿，一般情况下，动脉血气分析无变化，而肺气肿所致呼吸困难时，血气分析结果大多异常。详细的病史和体格检查是鉴别上述两类呼吸困难的最主要的依据。

心源性呼吸困难又因疾病性质或程度不同，而有以下几种类型。

（一）劳力性呼吸困难

劳力性呼吸困难是左心衰或二尖瓣病变时最早和最常见的症状，其呼吸困难的程度与体力负荷的轻重有关。在询问病史中应了解患者在何种程度的体力负荷下出现呼吸困难，如上楼、爬山、负重行走或跑步等。在评定呼吸困难程度时，还应注意结合患者的精神状态及其耐受性。如有些明显二尖瓣狭窄的患者，主诉仅有轻度呼吸困难，其原因部分是由于在病情逐渐发展的长期过程中，患者已不自觉地将自身的体力活动限制在可耐受的范围内，因而不致出现明显的呼吸困难。

与心源性呼吸困难不同，肺源性呼吸困难早期出现于某些妨碍胸部扩张的动作时，如穿衣、脱衣、下蹲系鞋带等，而且其发展过程相对缓慢。

少数情况下，短暂发作性劳力性呼吸困难实际上相当于心绞痛发作。这是由于劳力负荷造成严重的心肌缺血，导致左心室功能暂时下降，而使呼吸困难的症状比胸痛的症状更明显。此类患者诉说呼吸困难的部位常与心绞痛的部位一致。

（二）端坐呼吸

端坐呼吸（orthopnea）是另一类型的心源性呼吸困难，当其伴发于劳力性呼吸困难时，表明左心功能不全已较明显，或有严重的二尖瓣狭窄。安静休息时即有呼吸困难，平卧时呼吸困难加重，患者为减轻这一症状常自发取坐位或高枕卧位。这样可使静脉回心血量减少，继之可使肺瘀血减轻。与这一机制相同，有些患者还可有卧位性咳嗽。

支气管哮喘或其他严重肺部疾患时，也可出现端坐呼吸，这种情况可能是因为坐位时横膈低位，有利于肺的扩张，使呼吸困难减轻。更重要的是取端坐体位有利于咳出分泌物而明显缓解呼吸困难。

（三）急性心源性呼吸困难

这类呼吸困难常发生于急性左心衰或急性心律失常时，是左、右心排血量之间急剧失衡所致。右心排血量维持不变或有所增加，而左心又不能将其所接纳的血液全部排出，这样就使血液瘀滞在肺中。呼吸困难常骤然发生，或夜间出现（夜间阵发性呼吸困难），或白天发生，均可发展至肺水肿。急性肺水肿的病理生理机制是急性静脉瘀血而有渗液进入肺实质。其表现有三种常见的临床类型：

1. 夜间阵发性呼吸困难　夜间阵发性呼吸困难（paroxysmal nocturnal dyspnea）见于左心衰已较明显时，仅在夜间出现。一般在入睡后 1 ~ 2 小时发生，患者常常因憋气而突然惊醒，伴窒息感。常被迫坐起甚至走到窗口以便吸入更多空气，有时这种呼吸困难伴有咳嗽或喘鸣。这是由肺瘀血挤压了小支气管使之狭窄所致。有时还伴有心悸、眩晕或压榨性胸骨后疼痛，持续 10 ~ 30 分钟，之后症状消失，患者重新上床，一般可安静入睡至天明。当呼吸困难发作时，患者面色苍白或轻微发绀，皮肤湿冷。特别严重的夜间阵发性呼吸困难可发展至肺水肿。

从原则上说，夜间阵发性呼吸困难的发生机制与其他的心源性急性呼吸困难相似。夜间发作的特征性机制，尚未能充分了解。除了夜间平卧睡眠时肺内血容量增加外，睡眠时肾上腺素能活力下降、左心室收缩力减弱，夜间迷走神经张力增加、小支气管收缩，平卧时横膈高位、肺活量减少以及夜间呼吸中枢处于抑制状态等也是影响因素。

2. 心性哮喘　心性哮喘可以是劳力性呼吸困难、端坐呼吸以及夜间阵发性呼吸困难的表现形式，急性左心衰当小支气管壁高度充血时，即可出现哮喘样发作。有时与支气管哮喘难以鉴别。如果自幼即有哮喘发作史则多为支气管哮喘。中年首次发作哮喘则首先考虑为心源性，但是慢性支气管哮喘的患者也可同时有心脏疾病，也就是同一患者既有呼吸系疾病又有左心衰，这必须依靠详细地询问病史及体格检查。对有些病情复杂的病例，甚至需要进行血气分析，肺功能测定或心导管检查等方能确定是心源性或支气管性哮喘。

3. 急性肺水肿　这是心源性呼吸困难中最为严重的一种类型，是急性重度左心衰的表现，常伴发于急性心肌梗死、高血压危象、二尖瓣腱索或乳头肌断裂时。此外，高度二尖瓣狭窄的患者劳力负荷过重时，由于肺静脉压突然增高也可出现肺水肿。快速心房颤动心室率过快时，左心室充盈受限，也可导致肺水肿。慢性心力衰竭的患者由于保护性机制，使肺内小动脉发生组织学改变，可防止在心力衰竭加重时血管内液体向肺泡内渗出。所以左心衰及二尖瓣病变早期比晚期更容易发生肺水肿。肺水肿的严重程度可有所不同，但所有肺水肿的患者均有呼吸困难。如果水肿仅限于肺间质内，听诊可无水泡音，而 X 线胸片可资证明。最严重的肺水肿时，患者似骤然被自己的呼吸道分泌物所淹溺，处于极度痛苦的状态下，自己可以听到胸内如壶中开水沸腾，并不断有白色或粉红色泡沫状痰从口、鼻中涌出。患者面色苍白并有发绀，皮肤湿冷。症状持续时间长短不一。处于这样的紧急关头，如不采取紧急抢救措施，患者难免一死。

（四）潮式（Cheyne – Stokes）呼吸

Cheyne 首先描述了这种节律异常的呼吸。呼吸暂停约十数秒钟后，出现慢而微弱的呼吸，继之逐渐加深加快，然后再逐渐减慢以至停止，如此周而复始。这种潮式呼吸是脑部受损的一种表现，也可出现于严重的左心功能不全时，缺血性与高血压性心脏损害患者更为多见，而这类患者通常也合并脑血管病变。但脑源性与心源性潮式呼吸的病理生理基础不尽相同，对脑部疾病而言，是因为呼吸中枢处于抑制状态，对正常的二氧化碳和 O_2 分压不能产生调节效应。所以呼吸中枢抑制到一定的程度时引起呼吸暂停，而呼吸暂停后潴留的二氧化碳又可刺激呼吸中枢而激发数次呼吸。心源性潮式呼吸主要是由于血液从左心室至脑的循环时间延长，因而干扰了呼吸的反馈调节机制。此外，颈动脉窦反射异常和低氧血症也参与了作用。

（五）其他心源性呼吸困难

有些特殊的心脏病其呼吸困难的机制尚不十分清楚，如左向右分流量较大的先天性心脏病（室间隔或房间隔缺损、动脉导管未闭等），其呼吸困难是由于肺内血流量增多——多血肺，还可能有反射性机制参与。右向左分流的发绀型先天性心脏病时的呼吸困难，可能是低氧血症引起的反射性呼吸加快。右心衰时，可能有胸水、腹水压迫或同时存在的左心衰及肺部疾患等因素参与。

左心房黏液瘤或左心房内球形血栓常在坐位时或某一特殊体位时，突发呼吸困难，而卧位时可较轻。这是由于坐位或某一特殊体位时，黏液瘤或球形血栓恰好堵塞在二尖瓣口，使左心房血流至左心室受阻。法洛四联症（Fallot tetrad）时的呼吸困难可在蹲踞位时减轻。这是由于这一体位可增加体循环阻力，而使右向左的分流量减少。

肺栓塞也属于心血管病急症之一，其呼吸困难的发生更为突然，呼吸困难程度与劳力负荷无关，常伴有惊恐、心悸、胸痛和咳血。由于肺栓塞大多数情况下并无器质性心脏病基础，栓子多来自下腔静脉系统，临床诊断较困难，很易误诊为急性心肌梗死。

二、胸痛

胸痛（chest pain）是心血管疾病常见症状之一。对于胸痛症状应了解以下有关的内容：起始情况、疼痛部位、放射区域、疼痛性质、严重程度、持续时间、诱发因素（如体力负荷、精神紧张、进食等）、缓解因素（如休息、体位改变等）及是否伴有呼吸困难、出汗、眩晕或心悸等。有些患者对胸痛的感觉描述为压迫感、窒息感或胸部不适等。可有严重胸痛症状的心血管疾病主要有 4 种：缺血性心脏病、急性心包炎、肺栓塞及主动脉夹层。

（一）缺血性心脏病

缺血性心脏病的胸痛包括稳定型心绞痛和急性冠脉综合征（acute coronary syndrome），其发生是由冠状动脉粥样硬化使冠脉狭窄或痉挛，或冠脉阻塞、斑块破裂和出血所致。心血管专科医师对患者的胸痛症状应认真耐心地询问，以判明是稳定型心绞痛或急性冠脉综合征。

1. 心绞痛　典型稳定型心绞痛的特点可归纳如下：疼痛的部位为胸骨下段后（患者在描述其症状时常以手握拳置于胸骨区），疼痛可放射，主要向左肩及左臂尺侧放射；疼痛性质多为压榨感、紧缩感，有时为烧灼感；疼痛持续 1~10 分钟，大多为 3~5 分钟；疼痛常因劳力负荷所诱发，特别是在寒冷时或进餐后；休息和含服硝酸甘油可使疼痛缓解。心绞痛除上述典型表现外，临床上尚有较多不典型的表现，有时甚至十分离奇，如心绞痛的部位在骶部、大腿或身体的某一处瘢痕。疼痛性质不典型及发作无规律的现象更为多见。

2. 急性冠脉综合征　包括不稳定型心绞痛、ST 段抬高型心肌梗死和非 ST 段抬高型心肌梗死。不稳定型心绞痛可由稳定型心绞痛发展而来，也可直接出现或在急性心肌梗死之前发生。除疼痛性质与典型心绞痛相似外，一般程度更严重，与劳力负荷可无关系，静息状态下也可发生，持续时间较长但一般短于 20 分钟。ST 段抬高型心肌梗死表现为突然发生的、持久而剧烈的胸痛，诱因多不明显，且常发生于安静时，持续时间可长达 30 分钟或更长，休息或含服硝酸甘油不能使疼痛缓解。患者常有濒死感伴呼吸困难、大汗、乏力、恶心和呕吐，同时心电图示 ST 段明显抬高，血清心肌坏死标志物浓度升高并有动态变化。非 ST 段抬高型心肌梗死是指具有典型的缺血性胸痛症状，持续时间超过 20 分钟，血清心肌坏死标志物浓度升高并有动态演变，但心电图无典型的 ST 段抬高而是表现为 ST 段压低、T 波异常或 ST-T 正常等非特征性改变的一类心肌梗死，其胸痛症状与 ST 段抬高型心肌梗死不尽相同。

当患者具有冠心病的危险因素，且主诉为典型的劳力性胸骨后疼痛时，诊断为心绞痛的准确率是较高的。如果没有明显的冠心病危险因素，胸痛也不典型，则心绞痛的可能性不大。具有明显冠心病危险因素者，即使胸痛不典型也不能轻易否定心绞痛的诊断。冠心病的危险因素如高龄、男性、高血压及冠心病的家族史以及本人有高血压、血脂异常、糖尿病、吸烟史等均与冠心病发病有一定关系，在病史中均应注意询问。

还有一点也不能忘记，既往没有冠心病的年轻人有时也可以出现心肌缺血性胸痛，这种情况多见于严重贫血、阵发性心动过速心率极快时、主动脉瓣病变、肥厚型心肌病等，如有怀疑，应对相关的病史进行仔细询问。

（二）急性心包炎

急性心包炎的胸痛主要是由于壁层心包受炎症侵犯所致，或炎症侵及邻近的胸膜之故。疼痛部位较局限，通常位于胸骨及胸骨旁区，可放射至颈、背或上腹部，由于左侧横膈胸膜受侵犯，疼痛可放射至左肩部，但很少波及左上臂。疼痛性质多为锐痛，但其程度差异甚大，一般持续数小时至数天，可在吞咽、深呼吸及仰卧位时加剧。当前倾坐位时疼痛可缓解；应用止痛消炎药物也可使疼痛减轻。发病前有上呼吸道感染病史，有助于诊断。若体检听到心包摩擦音，可以诊断。

（三）肺栓塞

大面积的肺栓塞其疼痛性质、部位与不稳定型心绞痛或急性心肌梗死十分类似，但一般更为剧烈，放射更为广泛，可在呼吸时加剧。含服硝酸甘油不能使疼痛缓解。常伴有呼吸困难、咳嗽、咳血、心动过速及低血压，严重者出现休克及猝死。其疼痛可能是由于右心室压力突然增高，使冠脉血流量减少，而氧耗量反而增高，导致心肌缺氧所致。也有人认为肺动脉的扩张也可能是引起疼痛的因素之一，这一机制也常用以解释肺动脉高压时的胸痛。巨大肺栓塞时，患者常有胸膜性胸痛和少量咳血等症状。

（四）急性主动脉夹层

主动脉夹层疼痛常突然暴发，持续而异常剧烈。其疼痛部位依主动脉壁内层断裂的部位不同而异。主动脉夹层最常发生于主动脉弓或降主动脉，此时疼痛多局限于前胸，并放射至背部，有时以背部疼痛为主而放射至项部、颈部或手臂。如果主动脉夹层在数小时或数日内继续扩展，则疼痛将扩展至腹部、腰部和下肢。对于慢性高血压患者、妊娠妇女及马方综合征（Marfan syndrome）的患者应多考虑这种可能性，少数患者疼痛不十分剧烈而以突发呼吸困难及昏厥为主要表现。

以上几种心源性胸痛的鉴别见表 1－1。

表 1－1 几种心源性胸痛的鉴别

	稳定型心绞痛	不稳定型心绞痛	心肌梗死	急性心包炎	肺栓塞	急性主动脉夹层
部位	胸骨后可波及心前区	胸骨后可波及心前区	胸骨后可波及心前区	心前区及胸骨后	胸骨下端	前胸部或背部
放射	左肩、左臂尺侧或达下颌、咽及颈部	左肩、左背上方、左臂尺侧或达下颌、咽及颈部	左肩、左背上方、左臂尺侧或达下颌、咽及颈部	颈、背、上腹、左肩	广泛	颈、背部、腹部、腰部和下肢
性质	压榨感、紧缩感	胸痛阈值降低、程度加重、次数增加	胸痛和程度较心绞痛更加剧烈	锐痛	剧烈痛	胸痛突然暴发、剧烈，呈撕裂样
时间	3～5min	通常＜20min	数小时或更长	持续性	持续性	持续性
诱因	劳力、情绪激动、寒冷、进餐	轻体力活动或休息时发作	不常有	吸气、吞咽、咳嗽加剧	右心室压力增高所致	常患高血压或马方综合征
缓解方式	休息、硝酸酯缓解	硝酸酯缓解作用减弱	休息和硝酸酯不能缓解	前倾坐位可缓解	硝酸酯不能缓解	硝酸酯不能缓解

	稳定型心绞痛	不稳定型心绞痛	心肌梗死	急性心包炎	肺栓塞	急性主动脉夹层
伴随临床表现	有时可出现第4心音和乳头肌功能不全的表现	第4心音和乳头肌功能不全的表现明显，可出现一过性心功能不全的表现	呼吸短促、出汗、烦躁不安和濒死感；恶心、呕吐和上腹胀	心包摩擦音	呼吸困难、咳血、低血压，急性右心衰和肺动脉高压的表现	下肢暂时性瘫痪、偏瘫和主动脉关闭不全的表现，双上肢血压和脉搏不对称

（五）其他原因引起的胸痛

除了上述引起胸痛的疾病外，还有一些心源性和非心源性疾病可引起胸痛。在鉴别诊断时应予以考虑。比较常见的有：

（1）扩张型心肌病和二尖瓣脱垂患者常诉胸痛，其机制不明。疼痛性质可类似典型心绞痛，也可类似功能性胸痛。

（2）肋软骨炎或肌炎引起的胸壁疼痛，这类胸痛常伴有肋软骨或肌肉的局部压痛。身体活动或咳嗽时可使疼痛加重。

（3）左侧胸部带状疱疹，在出疹前其胸痛有时可误诊为心肌梗死，但随之出现的疱疹可使诊断当即明确。

（4）功能性或精神性胸痛，忧郁症的患者也可有胸痛，常同时伴有叹息样呼吸、过度换气、手足发麻，称之为心血管神经症。这种胸痛常局限于心尖部，持续性钝痛，长达数小时或十数小时，伴有心悸，兼有针刺样短暂锐痛。心前区常有压痛。胸痛发作间期常有神经衰弱、疲倦无力等症状。情绪不稳定，止痛药不能使疼痛完全缓解，但休息或活动或镇静剂，甚至安慰剂可使疼痛部分缓解。

胸腔内其他脏器或组织的疾病，上腹部脏器的疾病有不少也有胸痛症状。值得一提的是食管痉挛及反流性食管炎其胸痛症状常易与心绞痛混淆。尽管有不少检查手段有助于鉴别多种不同原因的胸痛，但毫无疑问询问病史是最重要、最有价值的方法。特别是对胸痛性质及其伴随症状的综合分析常可得到重要的鉴别线索。

三、心悸

心悸（palpitation）是心血管病的主要症状之一，是患者感觉到自身心跳增强或加速的不舒服感觉，也是患者就诊的常见原因。患者描述心悸的感觉各有不同，如心慌、心脏下沉感、心脏振动感、撞击感、停顿感及心跳不规则等。心悸的轻重很大程度上取决于患者的敏感性。对这一主诉应进一步询问其诱发或加重因素，诸如运动、进食、情绪激动、饮酒及服用药物的影响等。

（一）不伴有心律失常的心悸

这种心悸十分常见。有些只是对正常心搏的感知，特别当左侧卧位时更明显，多见于紧张和敏感的正常人。情绪易激动者常有窦性心动过速使之感到心慌，并多伴有焦虑、呼吸深大、手足发麻、颤抖等。与阵发性心动过速不同，窦性心动过速起始和终止都是逐渐而隐袭的。心率一般为100～140次/分。

正常人在剧烈运动时出现的心悸是由于窦性心动过速及高动力循环状态所致。

（二）心律失常所致的心悸

心悸是心律失常患者的常见症状，心悸时心率可快可慢，心律亦可不规则。各种类型的期前收缩、快速性心律失常、缓慢性心律失常或心律不规则均可引起心悸；但有心律失常不一定都有心悸症状。

根据长程心电图的监测，心脏正常的人群，大多有偶发的房性期前收缩或室性期前收缩，但不一定都有心悸症状。因室性期前收缩而有心悸者随年龄增高而增加。各种类型的器质性心脏病均可伴发期前收缩，但临床上功能性期前收缩更为多见。有期前收缩者常主诉有心搏脱漏或停顿感，有时描写为心脏冲向喉部或下沉的感觉，少数患者感到有连跳。

阵发性室上性心动过速时，其心慌的症状呈突发突止的特点，心率一般超过160次/分；心律规则，持续时间可长达数小时，也可能仅数分钟。颈动脉窦按摩、Valsalva动作、作呕或呕吐等刺激迷走神经的动作一般可使心慌症状终止。

阵发性心房颤动发作时心慌更为严重，心跳快而极不规则，伴有脉搏短绌是其特点。心房扑动在临床上较为少见，心率常为150次/分左右，可以规则也可以不规则，心率成倍地增加或突然减半是其特征。

室性心动过速发作时，心室率增快可引起心悸，且常伴有昏厥或昏厥前症状，可能还会发生猝死。

心率缓慢时，也可出现心悸，多由房室传导阻滞或窦房结病变引起。

由于伴随于心律失常的心悸症状大多数情况下不是持久性的，所以当患者就诊时往往不是正值心律失常发作之际。请患者描述心悸的感觉，发作心悸时心跳的节律和速率，有时有助于判断心律失常的性质。常规心电图及长程心电图对心律失常的诊断价值最高。心脏电生理检查对阵发性心动过速的诱发复制率极高，确诊率可达90%左右。

（三）血流动力学改变所致的心悸

由于每搏血量增加，心肌收缩力增强，可使患者经常存在心悸感，特别在二尖瓣或主动脉瓣关闭不全时，心内、心外有分流时，或心动过缓时心悸感常较明显。此外，高动力循环状态，如妊娠、甲亢及嗜铬细胞瘤时均可有此症状。

由于心功能不全，每搏血量减少，心率代偿性增快，常表现为轻度活动后即出现心悸。

四、昏厥

昏厥（syncope）是由于一过性脑部供血不足所致的突然和短暂的意识丧失伴自主体位丧失，一般能很快恢复正常。如果患者尚未达到意识丧失的程度，但出现头晕、心慌、胸闷、气短、乏力、面色苍白、出汗、站立不稳、视物模糊、听力下降及消化道症状，则称之为昏厥先兆。其供血不足的病理生理基础不外乎是心脏泵血不足或是周围血管异常反应——血管扩张、血容量相对不足，或者两者兼而有之。由明显的失水、失血等造成的低血容量休克伴昏厥不在本节内讨论。昏厥的病因多种多样，大体上可分为以下几类：①神经介导性昏厥：主要包括血管迷走性昏厥（vasovagal syncope）、颈动脉窦综合征（carotid sinus syndrome）和其他反射性昏厥；②心源性昏厥；③脑源性昏厥；④直立性低血压（orthostatic hypotension）；⑤血液成分异常，如低血糖和重度贫血。另有一些昏厥虽经各种检查仍诊断不明。从治疗及预后的角度来看，心源性昏厥最为重要；但从临床发病率来看，血管迷走性昏厥最为多见。

（一）神经介导性昏厥

指多种因素触发的过强的神经反射，引起低血压和心动过缓，从而导致昏厥发作。

1. 血管迷走性昏厥　是临床上最常见的昏厥，占昏厥患者的30%～50%。多见于年轻体弱的女性，常反复发生，但无器质性疾病，也无特定性诱因。情绪激动、恐惧、久站、见到血、疼痛、天气闷热、空气污浊、过度疲劳等情况下均可发作，过去均列入"不明原因"性昏厥。自1986年Kenney采用直立倾斜试验（head upright test，HUT）用于诊断血管迷走性昏厥以来，国内外对血管迷走性昏厥患者的体位、血压、心率与昏厥的关系进行了大量临床研究，将血管迷走性昏厥分为三种类型：血管抑制型，直立倾斜试验中诱发昏厥时以血压降低为主；心脏抑制型，昏厥时表现为心率突然减慢甚至出现心脏停搏；混合型，昏厥时心率和血压均明显下降。尽管血管迷走性昏厥发生的病理生理机制尚未完全明了，但这类患者在直立倾斜位时出现血压下降及（或）心动过缓，并再现昏厥发生的症状是明确的。目前临床上已将倾斜试验作为诊断血管迷走性昏厥最可靠的手段。

2. 颈动脉窦综合征　是指对颈动脉窦刺激的过度神经反射导致心动过缓和（或）血压下降，从而引起昏厥。常见诱因为局部动脉硬化、炎症、外伤、肿物、衣领压迫、颈部肌肉加压、转动头部、揉压颈部或其他刺激颈动脉窦的动作等。颈动脉窦综合征在老年人中多见，心血管和神经系统检查往往正常，昏厥发作前常无预兆，以心脏停搏和心动过缓为特点，做颈动脉窦按摩试验可资诊断。

3. 情境性昏厥　情境性昏厥（situational syncope）与咳嗽、排尿、排便和吞咽等相关，其发生机制相似，分别通过反射弧将通路上的胸腔、膀胱和胃肠道内压力感受器经脑神经与中枢（孤束核、髓质血管减压部位）连接，反射性地引起传出通路中的迷走神经张力增高，从而引起心率减慢和心输出量降低，最终导致昏厥发作。

4. 疼痛性昏厥　舌咽神经或三叉神经痛引起的喉部和面部疼痛可导致昏厥发作；触摸扁桃体、耳、咽、喉的引发点产生疼痛刺激也可引起昏厥。其发生机制可能为：疼痛刺激由相应神经传入，反射性地引起血管舒缩中枢抑制，周围血管扩张，回心血量减少，心输出量减少，脑部供血不足导致昏厥发作。

（二）心源性昏厥

指由心脏疾病造成心输出量暂时减少导致一过性脑供血不足而产生的昏厥。常见的原因可归纳如下：

1. 心律失常　缓慢性心律失常：如严重窦性心动过缓、房室传导阻滞、心室停搏或病窦综合征等；快速性心律失常：如室性心动过速、心室扑动、心室颤动、阵发性室上速、心房颤动、心房扑动、心脏遗传性离子通道病（先天性长 QT 综合征、Brugada 综合征）、起搏器功能不良、药物的促心律失常作用等。如果在一阵心悸后出现昏厥，常提示为快速性心律失常中止时，在正常窦性心律恢复之前有短暂的窦性停搏或严重心动过缓。

2. 器质性心脏病或心肺疾病　心瓣膜口狭窄或流出道梗阻：如严重的主动脉瓣狭窄、肺动脉或肺动脉瓣狭窄、肺栓塞、法洛四联症、肥厚型梗阻性心肌病、心房黏液瘤、二尖瓣脱垂等；泵衰竭：如急性心肌梗死或心肌缺血等；其他心脏疾病：如急性主动脉夹层、心包疾病/心脏压塞等。体位改变或体力负荷突然加重可使这类患者心输出量突然减少、血压明显降低导致昏厥发作。

心源性昏厥一般发生极为突然，无头昏不适等前驱症状，持续时间甚短，可有外伤及大小便失禁。意识恢复后，除原有心脏病症状外，常无其他明显症状。

（三）脑源性昏厥

脑血管病变、痉挛而发生一过性、短暂脑供血不足，也可发生昏厥，如短暂性脑缺血发作（TIA）、锁骨下窃血综合征、脊椎基底动脉供血不足等均可造成一过性昏厥。双侧颈动脉严重狭窄也可引起昏厥。

（四）直立性低血压

直立性低血压也叫直立性低血压。当患者突然改变体位，如从卧位或蹲位快速站立时，血液因重力作用而积聚在下肢，由于患者存在着自主神经功能障碍，外周血管不能相应收缩，静脉回心血量下降，心搏出量减少，血压过度下降（＞20/10mmHg），大脑灌注不足，因而发生昏厥。直立性低血压常见于老年患者、服用抗高血压和抗抑郁药及利尿剂的患者，继发于糖尿病和滥用酒精的自主神经功能受损的患者也易出现直立性低血压。

（五）血液成分异常引起的昏厥

脑储备糖的能力差，但耗能大，血糖过低会引起头昏、乏力、冷汗、神志恍惚甚至昏厥；贫血时血液中红细胞减少，血氧浓度降低引起脑缺氧，也可发生昏厥。此外，过度换气导致二氧化碳排出过多、血液中二氧化碳含量下降和低碳酸血症，继而引起外周血管扩张、回心血量减少和大脑供血不足；低碳酸血症还可引起脑血管收缩和血红蛋白对氧的亲和力增强、大脑供氧量降低，进而导致昏厥发作。此外，昏厥在临床上还应与其他引起意识障碍的疾病相鉴别，如癫痫、癔症发作、前庭病变等。

对昏厥的诊断，首先要判断是否确有意识丧失，如对外界刺激的感知，是否有摔倒、受伤及二便失禁等。经过详细询问病史，包括诱发因素、前驱症状、昏厥持续时间、恢复过程、意识恢复后的心率、自我感觉以及伴随症状等常可提供诊断线索。例如：血管迷走性昏厥多与疼痛、恐惧、听到噩耗、情绪激动、站立时间过久、环境闷热等有关；"情境性"昏厥多与排便、排尿、咳嗽、吞咽有关；突然转动颈部发生昏厥提示颈动脉窦综合征；活动上肢而发生昏厥提示锁骨下窃血综合征；由卧位直立时突然晕倒提示直立性低血压。运动、劳力时发生昏厥则可见于多种疾病如肥厚型心肌病、主动脉瓣狭窄、先天性长 QT 综合征等。

病史结合体格检查一般可对昏厥的原因做出初步判断。进一步明确诊断常需做特殊检查，特别是疑为心律失常所致的昏厥除一般心电图及超声心电图之外，需做长程心电图，甚至心脏电生理检查。对疑为血管神经性昏厥者，应行倾斜试验。

五、发绀

发绀（cyanosis）是指皮肤和黏膜呈现蓝色的异常外观，其主要是由于血液中还原血红蛋白含量的增多，少数情况下异常血红蛋白的增多也可引起发绀。发绀既是一种症状，也是一种体征，除非发绀已十分明显，一般体格检查时容易被忽视。

毛细血管血液中还原血红蛋白含量的多少取决于两个因素：其一是动脉血内氧的浓度，其二是组织从毛细血管中摄取氧量的多少。因此，毛细血管血液中还原血红蛋白增加，可能是由于动脉血氧不饱和，此型发绀称之为中心性发绀；也可能是由于组织从血中摄取过多的氧，此型发绀称之为周围性发绀。正常情况下，动脉血氧饱和度为 100%，还原血红蛋白仅为 0.75g/dl，血液流经毛细血管，组织摄取了部分氧气，在静脉血液中的还原血红蛋白即升高至 4.75g/dl。由此看来，发绀与静脉内氧含量的关系更大。当临床上判断有发绀时，其毛细血管内血液的还原血红蛋白含量至少达到了 4g/dl。

（一）中心性发绀

中心性发绀主要见于右向左分流的先天性心脏病患者。一般当分流量大约相当于 30% 的左心搏出量时即可出现发绀，这部分分流的血液不经过肺部的气体交换，致使动脉和毛细血管内的血液氧饱和度不足。换句话说，即循环血流中还原血红蛋白的含量增加。

在先天性心脏病中，以下三种情况可导致右向左分流而引起发绀：①当右心流出道有狭窄而同时有一大的间隔缺损时，血流倾向于经过缺损口从右向左分流（如法洛四联症、肺动脉口闭锁等）；②较大的间隔缺损，原有左向右分流（如室间隔缺损），随着时间的推移，逐渐形成肺血管的阻塞性改变，而使分流倒向，出现发绀；③有一个左、右共用的心腔，在血流进入动脉系统以前，氧饱和与氧未饱和的血液混合在一起（如单心室），可出现发绀，但如无肺动脉阻塞性改变，同时肺血流量较大时，动脉血氧饱和度可达 82%～88%，可以没有或仅轻度发绀。

除了右向左分流的先天性心脏病以外，中心性发绀也可见于严重的呼吸系统疾病，如呼吸道阻塞、肺部疾患（肺炎、阻塞性肺气肿、弥散性肺间质性纤维化、肺瘀血、肺水肿）、胸膜疾患（大量胸腔积液、气胸、严重胸膜肥厚）及肺血管病变（原发性肺动脉高压、肺动静脉瘘）等，其发病机制是由于呼吸功能衰竭，肺通气或换气功能障碍，经过肺的血液不能得到充分氧合，导致体循环毛细血管中还原性血红蛋白增多，从而发生发绀。

中心性发绀具有以下两大特点可资与周围性发绀鉴别：①中心性发绀患者常有杵状指（趾），这是十分重要的鉴别体征；②中心性发绀时动脉血氧饱和度一般均低于 85%，并伴有红细胞增多。发绀在体力负荷时明显加重。

确定为中心性发绀后，应进一步判断其为心源性还是肺源性。单纯的心源性中心性发绀，一般没有严重的呼吸困难，除非有急性肺动脉栓塞或急性肺水肿。而肺源性发绀毫无例外均有严重的呼吸困难。此外，如为肺源性发绀给予纯氧吸入 5～10 分钟后，发绀可明显减轻，甚至消失。心源性者则无此反应。对心源性发绀只有采取降低肺血管阻力的措施或输入含有溶解性氧的液体时，方可使发绀略有减轻。

（二）周围性发绀

周围性发绀系因通过皮肤的血流减少或缓慢所致，常出现在肢体末梢及身体下垂部位，如肢端、耳垂及鼻尖。以下几种情况可导致周围性发绀：当体循环瘀血、周围血流缓慢、氧在组织中被过多地摄取时，如右心衰、缩窄性心包炎、局部静脉病变（血栓性静脉炎、下肢静脉曲张）等；当肢体或末梢动脉收缩或阻塞时，如雷诺现象（Raynaud phenomenon）是典型的周围性局限性发绀；由于心输出量减少、循环血容量减少、周围组织血流灌注不足及缺氧所致，如严重的休克；当血红细胞数与血红蛋白含量显著增高时，如真性红细胞增多症。周围性发绀以肢端及暴露部位更为明显。在温度保持较高的部位如结膜、唇内面、颊内面和舌头常无发绀。而中心性发绀在这些部位也无例外。此外，周围性发绀常伴皮肤苍白发凉，当搓揉和加温后，局部发绀可消失。

中心性与周围性发绀的鉴别见表1-2。

表1-2　中心性与周围性发绀的鉴别

	中心性发绀	周围性发绀
动脉氧饱和度	低于75%~85%	基本正常
发绀的分布	全身性（包括口腔内黏膜），发绀部位暖和，周围血管扩张	局限于四肢末端、鼻尖、外耳、口唇等；发绀部分较凉，周围血管收缩
对吸入100%氧的反应	肺源性发绀减轻	发绀可减轻
对体力活动的反应	发绀可加重	发绀可减轻
同时存在的情况	右至左分流的先心病，肺动静脉瘘，弥漫性肺脏疾病，如严重肺气肿等	休克、充血性心力衰竭（后者发绀主要为周围性，中心性因素也参与）

（三）混合性发绀

肺心病的发绀是中心性和周围性混合性发绀。中心性发绀是因肺部疾患所致，周围性发绀则因晚期心输出量不足所致。

有些少见的血红蛋白异常疾病也可引起类似发绀的皮肤色泽改变，应注意鉴别，如硫变血红蛋白血症（因食入乙酰苯胺、乙酰氧乙苯胺、苯胺、磺胺等引起）、中毒性高血红蛋白血症（如大量食用含亚硝酸盐的蔬菜，或少数情况下由于长期应用硝普钠或亚硝酸盐类药物）、先天性高血红蛋白血症（患儿自幼即有发绀，有家族史而无心肺疾病）。此外尚需与色素沉着病如银质沉着病或血色沉着病等鉴别。

六、水肿

水肿（edema）是由于体内液体过量积聚在细胞外组织间隙中的表现，患者外观浮肿，如在骨表面用指压皮肤，可见压痕持续数秒不消失，水肿既是一症状，也是一体征。

严重的心力衰竭、肾病综合征和肝硬化患者均可出现水肿，根据病史、物理检查和简单的实验室检查可对其进行鉴别（表1-3）。水肿是右心衰较晚期的症状，但在右心衰导致体循环静脉压力增高以前，往往已可因水、钠潴留而使体重增加，一般在细胞间隙内积聚的液体超过5L时方可见到显性水肿。故在心性水肿出现以前，患者常先有少尿及体重增加（3~5kg）。

表1-3　全身性水肿的主要原因

	病史	物理检查	实验室检查
心脏	呼吸困难：常出现端坐呼吸或夜间阵发性呼吸困难	颈静脉压升高，肝大，肝颈静脉回流征阳性可听到第三心音奔马律；有时出现心尖冲动移位或异常；周围发绀，手足冰凉，严重时脉搏细弱	尿素/肌酐清除率、尿酸水平增高；血钠常降低；肝瘀血时肝酶有时升高
肝脏	很少出现呼吸困难，除非伴有明显的腹水；多有嗜酒史	常伴有腹水；颈静脉压正常或降低，血压明显低于肾性或心源性疾病患者；出现一种或多种慢性肝病的其他征象（黄疸、肝掌、蜘蛛痣、男性乳房发育或双侧睾丸萎缩等）；严重时还可出现肝性脑病或肝性脑病的其他征象	严重时人血白蛋白、胆固醇及其他的奥古蛋白（转铁蛋白和纤维蛋白原）均降低；根据病变或肝损伤的程度不同，肝酶可正常或升高；易出现低钾血症、呼吸性碱中毒；饮酒的患者血镁和血磷水平常明显降低；尿酸明显减少；巨幼红细胞症见于叶酸缺乏

	病史	物理检查	实验室检查
肾脏	病程缓慢，有尿毒症的临床表现，包括食欲缺乏、味觉异常、睡眠方式改变、注意力不集中、腿部痉挛；可出现呼吸困难，但通常没心力衰竭患者明显	血压常增高；患者常有高血压或糖尿病视网膜病变；口气有尿味，眼睑水肿；长期尿毒症患者可出现心包摩擦音	血肌酐和尿素氮明显升高；常有高钾血症、代谢性酸中毒、高磷血症、低钙血症及贫血（正红细胞型）

无论病因如何，引起心性水肿的因素主要有二，一是静脉压升高，二是水、钠潴留，后者是由于肾脏排钠减少。而影响水钠潴留的因素很多，目前尚未能一一阐明。醛固酮增加可能是引起水、钠潴留的因素之一，而醛固酮增加又是心输出量减少导致肾血流量减少的代偿反应。有些研究表明，当心力衰竭进入慢性期时，醛固酮的分泌逐渐恢复至正常水平，此时应用血管紧张素转化酶抑制剂阻断血管紧张素Ⅰ转换为血管紧张素Ⅱ，其有利的作用主要是减少心脏的后负荷（扩张血管），而并不在于消除刺激醛固酮分泌的因素。大多数晚期心力衰竭患者有效血循环量减少（尽管整个血容量是增加的），促使抗利尿激素增加，这对水的潴留和稀释性低钠（尽管体内总钠量增加）起一定的作用。

临床上心力衰竭患者白天水肿明显而夜间可减轻，其水肿部位与重力有关。门诊患者水肿主要见于双下肢（脚和踝部），卧床患者则主要表现在腰骶部。当水潴留进一步增加时，可发展为全身性水肿，面部水肿常较晚出现，可能提示伴有肾功能不全或上腔静脉阻塞。

（一）心性水肿的特点

（1）心性水肿总是伴有静脉压升高，后者的主要体征是颈静脉搏动增强及怒张，肝脏充血肿大并有压痛，肝颈静脉回流征阳性。

（2）心性水肿部位与重力有关，好发于身体下垂处，且为双侧对称性，如双下肢，除非患者长时间保持侧卧体位。

（3）大多数右心力衰竭的病因为二尖瓣病变及肺心病，所以在心性水肿出现以前，一般均先有呼吸困难。少数情况下，全心疾病首先影响右心者，如心肌病、缩窄性心包炎等则出现水肿前可无呼吸困难症状，但大多数全心疾病常同时波及左、右心，所以呼吸困难和水肿常同时出现。

（二）水肿的特殊形式

1. 腹水 腹膜腔内积液是晚期右心衰的另一种表现，常先有或同时有腹壁水肿。心源性腹水几乎毫无例外地先有下肢水肿，仅仅在缩窄性心包炎或三尖瓣疾患时可以先有腹水或腹水比下肢水肿更突出。此时应高度重视与肝性腹水相鉴别，观察颈静脉，判断有无体循环静脉压升高，将对鉴别诊断有重要帮助。

2. 胸水 胸膜腔内积水主要来自壁胸膜的渗漏。由于胸膜上的静脉同时引流至体循环及肺循环，所以只有当体循环和肺循环静脉压力均升高时，方有胸水形成。所以，胸水常见于同时有左、右心衰时。心力衰竭时出现的胸水常为双侧性，而以右侧为多。少数单侧胸水也均在右侧，如果出现左侧的单侧胸水，心力衰竭所致的可能性极小。

如果胸水是由于心力衰竭所致者，在X线上常同时有上叶肺静脉影增粗，以及出现Kerley水平线。表明有慢性肺静脉压增高。

七、咳血

咳血（hemoptysis）是指痰中带血丝或血块，血虽来自呼吸系统，但由于心肺关系极其密切，不少情况下，心脏疾患是咳血的病因，如：

（1）急性肺水肿，红细胞从瘀血的血管中进入肺泡，典型的表现为咳大量粉红色泡沫痰。

（2）严重二尖瓣狭窄，肺动脉高压导致肺动脉与支气管静脉系统形成侧支循环，支气管内的血管扩张，进而破裂而发生大口咯鲜血色血液。

（3）肺梗死，肺动脉梗死组织坏死出血，血液进入肺泡可出现痰中带血或咳血。

（4）各种心脏病所致慢性左心功能不全，肺瘀血均可有痰中带血或暗红色血痰。

（5）主动脉瘤偶可破入支气管而引起极大量的咳血，可致患者迅即死亡。

以上所列举的各类心脏疾患可导致不同程度的咳血，临床上应特别注意与呼吸系统疾病所致的咳血相鉴别，详细的病史对确定咳血的病因有着重要的作用。如患者是否有长期慢性咳嗽、咳痰，吐大量脓痰以及长期低热史，这些对诊断支气管炎、支气管扩张或肺结核有参考价值。咳血量的多少对确定病因也有重要的参考价值，如反复发生的小量咳血多见于慢性支气管炎、支气管扩张、肺结核或二尖瓣狭窄，此类患者有时也可出现大量咳血；中等量咳血可见于肺动静脉瘘破裂。中老年患者不明原因的反复咳血应怀疑肿瘤的可能，伴有急性胸痛的咳血提示肺动脉栓塞伴肺梗死；先天性心脏病患者出现咳血和发绀时提示艾森门格综合征（Eisenmenger syndrome）。伴有严重呼吸困难的咳血常提示心脏疾患所致，高血压、冠心病常是导致左心功能不全的病因，病史中不可疏忽。体格检查也十分重要，如单纯二尖瓣狭窄时，心尖部舒张期杂音局限且音调低沉，常容易疏漏应特别注意。

八、咳嗽

咳嗽（cough）是心肺系统最常见的症状之一。肺部和支气管的各种感染、肿瘤及过敏反应等均可引起咳嗽。心血管病所致的咳嗽多由于肺静脉高压、间质性和肺泡性肺水肿、肺梗死及主动脉瘤压迫支气管等原因引起。肺静脉高压引起的咳嗽常继发于左心衰或二尖瓣狭窄，先有刺激性干咳，而后有浆液性痰、血泡痰，患者多于夜间睡眠 1~2 小时后突然憋醒，发生刺激性咳嗽。肺水肿所致咳嗽多由左心功能不全或快速静脉补液过量引起，患者表现为连续性咳嗽、咳出粉红色泡沫痰，并出现夜间阵发性呼吸困难，双肺可闻及水泡音。当患者出现咳嗽伴胸痛、咳血及呼吸困难等症状时应想到肺梗死的可能。主动脉瘤压迫气管和支气管时可引起咳嗽和气急，咳嗽往往带有金属音。当咳嗽伴发劳力性呼吸困难时，常提示慢性阻塞性肺病或心功能不全；而当患者有过敏和（或）喘鸣病史时，咳嗽常常伴发支气管哮喘。如果咳嗽并发声嘶而又无上呼吸道疾病的病史时，可能为扩大的左心房和肺动脉压迫左喉返神经致其麻痹所致。此外，某些心血管常用药如血管紧张素转化酶抑制剂卡托普利、依那普利等可引起部分患者咳嗽，有文献报道其发生率高达 15.4%，且多为干咳，晚上或仰卧位时加重。咳嗽在服药后 24 小时至数月内发生，治疗期间可持续存在，停药数日后症状可消失。

痰的性状也有助于判断不同病因的咳嗽。咳嗽咳出粉红色泡沫痰常因肺水肿引起；而痰中带血丝则提示肺结核、支气管扩张、肺癌或肺梗死等疾病。

九、乏力以及其他症状

疲劳也称乏力（fatigue），是一种非常常见的症状。当心脏泵血能力下降时，活动期间流向肌肉的血液灌注不足以满足组织代谢的需要，此时患者常感到疲乏与倦怠，它是心血管疾病中最没有特异性的一种症状。疲劳的原因很多，包括心源性和非心源性两大类。冠心病及先天性心脏病等引起的组织血液灌注不足及低氧血症均可引起疲劳无力。某些药物也可引起乏力：如 β 受体阻滞剂可通过减慢心率、降低血压而引起乏力；对那些过度治疗的高血压和心力衰竭患者而言，乏力可因大量利尿和利尿所导致的低血钠引起。极度的乏力常常伴随或继发于急性心肌梗死。

夜尿是充血性心力衰竭早期的常见症状；厌食、腹胀、左前胸不适、体重下降和恶病质是进展性心力衰竭的症状；厌食、恶心、呕吐和视力改变是洋地黄中毒的重要表现；急性心肌梗死也常常出现恶心、呕吐。声嘶可由主动脉瘤、肺动脉扩张或左心房急剧扩张压迫喉返神经引起；发热和寒战常见于感染性心内膜炎。

（郭三强）

第二章

心电图

第一节　常规心电图

心脏的功能是按节律泵出血液，其收缩的节律由心电活动控制。电活动可源自于心脏起搏细胞、特殊的传导组织和普通心肌细胞。正常情况下，窦房结规律发出冲动，经过特殊传导系统使全部心肌产生电冲动，这种电活动产生的电场遍布于身体各部。通过放置在体表的电极就可以记录到心脏电活动，每一瞬间记录的心脏电活动都是整个心脏所产生电流的向量和，按照其先后顺序，投照在特定方向上，形成以时间为横坐标的曲线即心电图。

一、心电向量环与临床心电图形成

心脏是一个立体的脏器，在心脏进行兴奋扩布与恢复时，每一个瞬时综合心电向量的方向、大小都在变化。每次正常心脏冲动均由窦房结发出电冲动，按从窦房结→结间束→心房肌→房室交界区→房室束→左、右束支→浦肯野纤维→心室肌的顺序传播，故瞬时综合心电向量的变化同样按照固定的顺序，其顶端连接线构成的立体环状轨迹，称为心电向量环。心电向量环主要由四部分构成：心房除极的 P 环、心房复极的 Ta 环、心室除极的 QRS 环以及心室复极的 T 环，其中心房复极的 Ta 环在心电图上通常不能表现出来。临床采用额面、侧面（矢状面）和水平面（横面）对空间心电向量环进行描述。临床心电图则可以看作空间心电向量环经过二次投影而产生的，即将平面向量图按时间顺序投影到特定导联轴上，先后形成 P 波、QRS 波群、T 波、U 波，即形成心电图（图 2-1）。实际上心电图仪在记录过程中并未进行二次投影，它直接记录的各瞬时心电向量投影在导联轴方向的长度。描记临床心电图时，过度肥胖、肺气肿、皮下气肿、全身明显水肿、胸腔积液，以及探查电极与皮肤的接触不良，都会导致心电图波形减低。

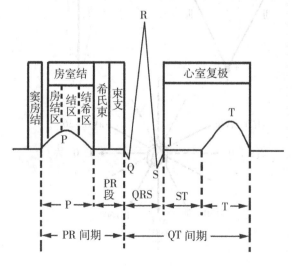

图 2-1　心脏除极、复极与心电图关系

二、心电图导联与心电轴

临床心电图的信号主要从体表采集。如将一对探查电极安置在有一定距离的任意两点，就可测量心电活动随时间的变化，这两点即构成一个导联，两点的连线代表导联轴，具有方向性。所谓导联，就是将心脏电流引导至心电图机的连接路程。

（一）导联种类

心电图导联可以分为双极导联和单极导联。

1. 双极导联　由一对电极（正极和负极）直接安置于体表相隔一定距离的任意两点而构成，它测量的是两个电极所在部位之间的电位差。

2. 单极导联　将双极导联中的负极（又称无关电极）与"0"电位相连接，测定的是正极（又称探查电极）所在部位与"0"电位之间的电位差。"0"电位可通过将3个肢体电极相连接（右上肢、左上肢、左下肢）构成一个中心电端即 Wrilsori 中心端而获得。

（二）常规心电图导联

目前临床应用的心电图导联包括肢体导联和胸导联。

1. 肢体导联　肢体导联包括标准导联和加压肢体导联。标准导联为双极肢体导联，包括 I、II、III 导联。加压单极肢体导联与单极肢体导联相似，只是在记录某一肢体的电压时，将该处电极与中心电端断开，包括 aVR、aVL、aVF 导联。肢体导联连接方式见表 2-1 和图 2-2。

表 2-1　肢体导联的连接方式

导联	正极	负极	反映心电向量的方向
I 导联	左上肢	右上肢	从右向左
II 导联	左下肢	右上肢	从右向下
III 导联	左下肢	左上肢	从左向下
aVR 导联	右上肢	左上肢和下肢	从中心向右上
aVL 导联	左上肢	右上肢和下肢	从中心向上
aVF 导联	下肢	右上肢和左上肢	从上向下

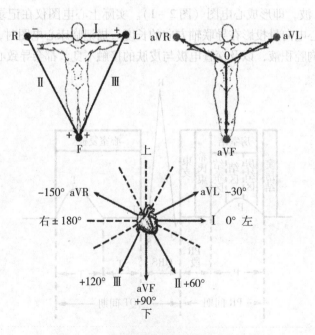

图 2-2　肢体导联的导联轴与六轴系统

2. 胸导联　属单极导联，将心电图机的负极与中心电端连接，正极置于胸壁的特定部位，即构成胸导联。根据心脏在胸腔中的位置，常规胸前导联包括 $V_1 \sim V_6$ 六个导联。为了对后壁和右心的疾病进行诊断，临床对胸导联进行了扩展，增加了 V_7、V_8、V_9、V_3R、V_4R 和 V_5R 导联（表 2-2）。

表 2-2　常规胸导联及扩展胸导联的位置与作用

导联	正极位置	负极位置	主要作用
V_1	在胸骨右缘第 4 肋间	中心电端（即无关电极为右臂、左臂和左腿各加电阻后相连）	面对右心室壁改变
V_2	在胸骨左缘第 4 肋间		
V_3	在胸骨左缘 V_2 与 V_4 连线的中点		介于左、右心室壁之间
V_4	在左锁骨中线第 5 肋间		
V_5	在左腋前线上与 V_4 同一水平处		面对左心室壁改变
V_6	在左腋中线上与 V_4、V_5 同一水平处		
V_7	左腋后线上与 $V_4 \sim V_6$ 同一水平处		诊断后壁心肌梗死
V_8	左肩胛线上与 $V_4 \sim V_7$ 同一水平处		
V_9	左脊椎旁线上与 $V_4 \sim V_8$ 同一水平处		
V_3R	与 V_3 相对应的右侧胸壁处		诊断右心病变
V_4R	与 V_4 相对应的右侧胸壁处		
V_5R	与 V_5 相对应的右侧胸壁处		

（三）额面六导联系统

将三个标准导联和三个加压单极肢体导联的轴线保持方向和角度不变，统一绘制在同一个中心点上，便可得到一个向四周均匀辐射的图形，此即为 Bailey 六轴系统（图 2-2）。其坐标系统采用 ±180° 的角度标志，Ⅰ导联正侧为 0°，顺钟向的角度为正，逆钟向为负。六轴之间依次各相距 30°。六轴系统对于测定心电图的额面心电轴和判定各肢体导联间波形的关系有帮助。

（四）心电轴

心电图学上所说的心电轴通常指额面上 QRS 心电轴，常用 QRS 最大向量在额面上用与Ⅰ导联所成的角度表示，代表心室除极的大小和方向。正常心电轴指向左下方，在 0°～90°。

1. 心电轴的测量　可分为目测法和坐标法。

（1）目测法：根据Ⅰ导联和 aVF 导联的 QRS 波群主波方向估测心电轴的大致方位。

1）心电轴正常：Ⅰ、aVF 导联的 QRS 波群主波向上或双相。

2）心电轴右偏：Ⅰ导联的 QRS 波群主波向下，aVF 导联主波向上。

3）心电轴左偏：Ⅰ导联中的 QRS 波群主波向上，aVF 导联主波向下。

4）心电轴极度右偏：Ⅰ、aVF 导联的 QRS 波群主波均向下。

（2）坐标法：临床上测量心电轴最常用的方法是测量Ⅰ和Ⅲ导联 QRS 波的振幅，然后求出额面 QRS 波群电轴。

1）画出六轴系统中导联的方向，Ⅰ导联正侧为 0°，负侧为 ±180°；Ⅲ导联正侧为 +120°，负侧 -60°。

2）计算出Ⅰ、Ⅲ导联 QRS 波群振幅的代数和。

3）在Ⅰ、Ⅲ导联上相应幅度处分别做垂线，连接原点与交点所指方向即为心电轴的方向。

4）用量角器测量其角度。

（3）查表法：根据Ⅰ、Ⅲ导联 QRS 波群振幅代数和这两个数值，从专用的心电轴表中直接查得相应的额面心电轴。

2. 心电轴的临床意义　正常额面 QRS 心电轴在 0°～+90°。心电轴 0°～-30° 为"轻度左偏"，-30°～-90° 为"电轴左偏"，见于：①横位心或横膈高位；②心脏左移；③左心室肥大；④左束支阻滞；⑤左前分支阻滞；⑥右心室梗死等。心电轴 +90°~+180° 为"电轴右偏"，见于：①垂位心及 6 个月以下的婴儿；②心脏右移；③右心室肥大；④右束支阻滞；⑤左后分支阻滞；⑥左心室肌萎缩或梗死等。-90°~+180° 为"电轴不确定"，见于严重的右心室肥大，$S_I S_{II} S_{III}$ 综合征，右心室肥大并束支阻滞等。另外，心脏的钟向转位常有电轴偏移；预激综合征亦可引起电轴偏移。

（五）钟向转位

从心尖部向心底部观察，可设想心脏循其长轴作顺钟向转位或逆钟向转位。正常心电图中左右心室过渡区波形（QRS 波群正负波形振幅相当）出现在 V_3、V_4 导联。若过渡区波形出现在 V_5、V_6 导联，为"顺钟向转位"，可见于右心室肥厚。若过渡区波形出现在 V_1、V_2 导联，为"逆钟向转位"，可见于左心室肥厚。需注意，心电图上的这种转位只提示心电位的转位变化，并非都是心脏在解剖上转位的结果。

三、正常心电图

（一）正常心电图的波形特点与正常值

1. P 波　P 波是由左右心房除极产生，其时限 0.08~0.11s。正常 P 波为窦性 P 波，其形态在大部分导联呈钝圆形，有时可有轻度切迹，P 波方向，由于心房除极的综合向量指向左、前、下方，所以 I、II、aVF、V_3~V_6 导联 P 波直立；aVR 导联 P 波倒置；其余导联 P 波直立、双向或倒置。只要 II 导联的 P 波直立，aVR 导联的 P 波倒置，即为窦性心律。肢体导联 P 波振幅不超过 0.25mV，胸前导联振幅 < 0.20mV。V_1 导联首先由右房除极产生的低幅初始正向部分，其振幅（mm）×宽度（S）乘积称为起始 P 波指数（IPI），正常 < 0.03mm·S。V_1 导联 P 波终末部分为负向代表左房除极形成，振幅应 < 0.1mV，其振幅和时间的乘积称为 P 波终末电势（ptf）绝对值 < 0.03mm·S。

2. PR 间期　代表自心房开始除极至心室开始除极的时间。心率在正常范围时，成人的 PR 间期在 0.12~0.20s。幼儿及心动过速时，PR 间期相应缩短。

3. QRS 波群　QRS 波群是左右心室除极形成的一组波群。

（1）时限：正常成人中多为 0.06~0.10s，最宽不超过 0.11s，儿童上限为 0.09s。

（2）形态与振幅

肢体导联：①成年人 I 导联以 R 波为主，儿童和青少年电轴可以轻度右偏，其 R/S≤1；②II 导联以 R 波为主；③III 导联形态多变，可负可正，正常个体 R 波可以出现粗钝和切迹，最易受呼吸的影响；④aVR 导联以负向波为主；⑤aVL 导联一般以 R 波为主，如 QRS 电轴 > +90°，则以负向波为主；⑥aVF 导联以 R 波为主。R_{II} < 2.5mV；R_{aVR} < 0.5mV；R_{aVL} < 1.2mV；R_{aVF} < 2.0mV；其中各导联 R+S≤0.5mV 为低电压。

胸导联：①V_1、V_2 导联以负向波为主；②V_5、V_6 导联以 R 波为主。胸导联 QRS 波群的移行规律是从 V_1 至 V_5 导联，R 波逐渐增高，S 波逐渐变浅，因此 V_1 导联上的 R/S < 1.0，V_5、V_6 导联上的 R/S > 1.0，过渡区 V_3、V_4 导联 R/S = 1.0。正常 Q 波 < 1/4R，时限 < 0.04s。V_1 导联中不应有 q 波，但可呈 QS 型。R_{V_1} < 1.0~1.1mV；R_{V_5} < 2.5mV；R_{V_1} + S_{V_5} < 1.2mV；R_{V_5} + S_{V_1} 男 < 4.0mV，女 < 3.5mV。

4. J 点　QRS 波群的终末与 ST 段起始部的交点，称为 J 点，大多在等电位线上，通常随 ST 段的偏移而移位。早期复极时 J 点上移，心动过速时因 Ta 波重迭于 QRS 波群后段而使 J 点下移。

5. ST 段　自 QRS 波群终点至 T 波起点的线段称为 ST 段，为心室除极结束后缓慢复极的一段短暂时间。正常的 ST 段为一等电位线，有时亦可有轻微的偏移，但任一导联下移不应超过 0.05mV，V_1~V_3 导联抬高不超过 0.3mV，V_4~V_6 以及肢体导联抬高不超过 0.1mV。

6. T 波　心室快速复极所形成的 ST 段之后的一个圆钝而较大且时程较长的波。其升支与降支不对称，升支较缓，降支较陡，顶端圆钝。方向与 QRS 波群主波方向一致。但 V_1 的 T 波向上，则 V_2~V_6 导联就不应再向下。正常情况下，除 III、aVL、aVF、V_1~V_3 导联外，T 波的振幅不应低于同导联 R 波的 1/10，T 波高度在胸导联有时可高达 1.2~1.5mV 也属正常。

7. QT 间期　从 QRS 波群的起点至 T 波终点代表心室肌除极和复极全过程所需的时间。QT 间期的长短与心率的快慢密切相关，心率越快，QT 越短，反之越长。心率在 60 ~ 100/min 时，QT 的正常范围为 0.32 ~ 0.44s。因为心率对 QT 间期的影响很大，所以常用校正的 QT 间期，即 QTc = OT/$\sqrt{RR}$。QTc 相当于 RR 间期为 1s（心率为 60/min）时的 QT 间期，正常 QTc 的上限为 0.44s，超过此值即属延长。

8. U 波　是在 T 波后 0.02 ~ 0.04s 出现的圆钝状低平波，方向与 T 波相同。胸导联较易见到，尤以 V$_3$ 导联较为明显。形成机制尚不清楚，可能是浦肯野纤维复极或乳头肌复极所致。

（二）小儿心电图的特点

小儿的生理发育迅速，其心电图变化也较大。总的趋势为由最初的右心室占优势变为左心室占优势的过程，其具体特点如下：

（1）小儿心率较成人快，至 10 岁以后可大致保持成人的心率水平（60 ~ 100/min），小儿的 PR 间期较成人短，7 岁以后趋于恒定（0.10 ~ 0.17s），小儿的 QTc =（0.40 ± 0.023）/$\sqrt{RR}$，较成人略长。

（2）小儿的 P 波时限较成人稍短（儿童 < 0.09s），P 波的电压于新生儿较高，以后则较成人为低。

（3）婴幼儿常呈右室占优势的 QRS 图形特征。Ⅰ 导联有深 S 波，V$_1$（V$_3$R）导联多呈高 R 波，而 V$_5$、V$_6$ 导联常出现深 S 波。R 波电压随年龄而增加，以后则高于成人，Q 波较成人为深（常见于 Ⅱ、Ⅲ、aVF 导联），3 个月以内婴儿的 QRS 初始向量向左，因而无 q 波。新生儿期的心电图主要呈"悬垂型"，心电轴 > +90°，以后与成人大致相同。

（4）小儿 T 波的变异较大，新生儿期其肢体导联及左胸导联常出现 T 波低平、倒置。

四、心室肥大与心房肥大

（一）心房肥大

1. 右房肥大　右房肥大时，向前下的起始除极向量增大，心电图表现为 Ⅱ、Ⅲ、aVF 导联出现高而尖的 P 波，振幅大于 0.25mV，称为"肺型 P 波"，常见于慢性肺源性心脏病以及某些先天性心脏病。在合并慢性肺气肿时，P - QRS 波群的电压降低，即使 Ⅱ、Ⅲ、aVF 导联的 P 波电压达不到 0.20 ~ 0.25mV 的诊断标准，只要 P 波呈尖峰状，其电压达到同导联 R 波的 1/2 时即应考虑右房肥大。一般各个导联的 P 波时程均不超过 0.10s。

2. 左房肥大　左房肥大时其终末向左后的除极向量增大，时间延长，心电图表现为 Ⅰ、Ⅱ、aVL、aVF、V$_4$ ~ V$_6$ 导联 P 波增宽，≥0.11s，常呈双峰型，峰间距≥0.04s，典型者多见于二尖瓣狭窄，称为"二尖瓣型 P 波"。V$_1$、V$_2$、V$_3$ 导联出现以负向波为主的正负双向型 P 波，Ptf$_{V_1}$ 绝对值≥0.04mV·S。

3. 双房肥大　右房与左房都肥大时，心电图表现为 P 波振幅增高和增宽，而呈双峰型，临床见于风湿性心脏病和先天性心脏病。Ⅱ、Ⅲ、aVF 导联 P 波振幅≥0.25mV，P 波时间≥0.11s。V$_1$ 导联 P 波呈双向，起始部分高而尖，≥0.15mV，终末部分宽而深，Ptf$_{V_1}$ 绝对值≥0.04mV·S。

（二）心室肥大

1. 左室肥大　左室肥大时，左室的电活动占优势，QRS 向量向左（后）方向增大，QRS 时限可延长，电压增高并伴 ST - T 改变。

（1）左室高电压的传统诊断为：①R$_{V_5}$ > 2.5mV 或 R$_{V_5}$ + S$_{V_1}$ > 3.5mV（女），> 4.0mV（男）；②R$_Ⅰ$ > 1.5mV 或 R$_Ⅰ$ + S$_Ⅲ$ > 2.5mV；③R$_{aVL}$ > 1.2mV 或 R$_{aVF}$ > 2.0mV。

（2）心电轴左偏，但一般不超过 -30°。

（3）QRS 波群时限 > 0.10s（一般不超过 0.11s）。

（4）在以 R 波为主的导联中 T 波低平、双向或倒置，可伴 ST 段压低。

在左室高电压的基础上，结合其他阳性指标，可以考虑左室肥大的诊断。符合条件越多及超过正常范围越多者越可靠，具体需结合临床其他资料，进行综合分析。

2. 右室肥大　右室肥大达一定程度时，综合向量逆转，从正常左室优势出现变为右室优势，右前向量突出增大，心电图表现为：①$R_{V_1}>1.0mV$，S_{V_1} 较正常减少或消失，V_1（或 V_3R）导联 $R/S>1$；②V_5 的 $R/S≤1$；③$R_{V_1}+S_{V_5}>1.2mV$；④aVR 导联 R/S 或 $R/q≥1$（$R>0.5mV$）；⑤电轴右偏。

3. 双室肥大　当左右心室都肥大时，有可能因两侧心室的综合向量互相抵消而呈现大致正常的心电图，或仅表现为左室肥大。胸导联出现左心室肥大图形，同时出现以下心电图改变之一：①额面 QRS 电轴右偏超过 $+90°$；②显著顺钟向转位；③V_1 导联 $R/S>1$；④$V_5\sim V_6$ 导联 $S/R>1$；⑤右房肥大；⑥aVR 导联 $R/q≥1$，$R>0.5mV$。

五、心肌缺血

当心室肌某一部分发生缺血时将影响复极的正常进行，常见的心电图表现为 ST 段偏移、T 波变化和 U 波倒置等，有时也可引起 QRS 波群变化。

1. T 波的改变　心内膜下心肌缺血时，局部心肌的复极较正常推迟，由于最后心内膜下心肌复极时没有与之抗衡的心电向量存在，导致心电图上出现与 QRS 主波方向一致的对称性直立高耸的 T 波。心外膜下或透壁心肌缺血时，心内膜复极在先而心外膜复极在后，因而出现与正常方向相反的 T 向量，心电图表现为对称性深倒置的 T 波。

2. ST 段改变　心肌缺血时除可出现 T 波的改变外，还可出现 ST 段的改变或同时伴有 ST 段改变。

心内膜下心肌缺血时，可表现为 ST 段下移。ST 段下移可以分为 J 点型、上斜型、水平型和下垂型四种（图 2－3）。下垂型、水平型 ST 段下移 ≥0.1mV 有诊断价值。J 点型 ST 段下移在 J 点之后 0.08s 处下移 ≥2mm 也有诊断价值。心绞痛发作时、运动试验时 ST 段下移比较显著，有时心肌缺血仅表现为 ST 段轻度下移或水平延长。ST 段下移的程度与冠状动脉供血不足的程度有一定相关性。

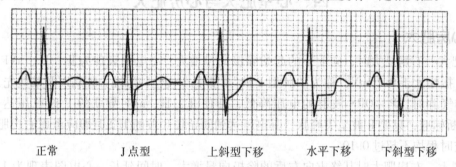

| 正常 | J 点型 | 上斜型下移 | 水平下移 | 下斜型下移 |

图 2－3　ST 段下移的类型

心外膜下或透壁性心肌缺血可表现为 ST 段抬高，主要见于变异型心绞痛。ST 段抬高的诊断标准为：2 个或 2 个以上肢体导联 ST 段抬高 ≥1mm，抑或 2 个或 2 个以上胸导联 ST 段抬高 ≥2mm。缺血性 ST 段抬高呈弓背向上，伴有对应导联 ST 段下移。若 ST 段持续抬高，提示可能发生心肌梗死。

六、心肌梗死

心肌梗死根据病程分为急性和陈旧性心肌梗死；按病变范围分为透壁性和非透壁性心肌梗死；按心电图有无病理性 Q 波分为 Q 波型和非 Q 波型心肌梗死；按部位分前壁、侧壁、下壁、右室心肌梗死和心房心肌梗死等类型。

（一）急性心肌梗死

1. 急性心肌梗死的典型心电图演变　从急性心肌梗死发生的最早期开始连续观察心电图变化，可分为 3 个阶段。

（1）超急性期：见于急性心肌梗死的极早期（数分钟或数小时）。由于急性损伤性阻滞可造成心室激动时间延长，QRS 波幅增加，面向损伤面的导联 ST 段斜形升高，T 波对称直立高耸。

（2）急性期：此期开始于梗死后的数小时或数日，持续到数周，心电图表现为 2 个或 2 个以上的导联新出现病理性 Q 波［≥0.03s 和（或）≥1mm］；ST 段起始部呈弓背向上抬高；直立型 T 波可演变为后支开始倒置，并逐渐加深（图2-4）；新出现的完全性左束支阻滞。

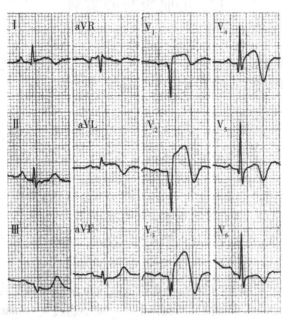

图2-4 急性前壁心肌梗死

（3）亚急性期（稳定演变期）：出现于梗死后数周到数月。心电图表现为病理性Q波增深增宽或其后R波振幅下降，或保持不变；ST段逐渐下降至基线；T波倒置逐渐增深再缓慢恢复，或长期保持倒置。

2. 急性非Q波型心肌梗死　指确有急性心肌梗死但心电图没有病理性Q波表现。主要表现为ST-T改变，可分为3个类型：①ST段抬高型：占40%~50%；②ST段下移型：占30%~40%；③T波倒置型：约占20%。上述ST-T改变持续24h以上且有动态变化，应考虑急性非Q波型心肌梗死的诊断。

3. 急性心肌梗死的定位与受累血管　通过心电图可判断心肌梗死部位并初步确定受累血管（表2-3）。

表2-3　急性心肌梗死的定位与受累血管

受累的心壁	导联	受累血管	镜像改变
前壁	V_2、V_3、V_4、V_5	前降支	Ⅱ、Ⅲ、aVF
前间壁	V_1、V_2、V_3	前降支或对角支	V_7、V_8、V_9
侧壁	V_5、V_6	回旋支	Ⅱ、Ⅲ、aVF
广泛前壁	$V_{1~6}$、Ⅰ、aVL	前降支	Ⅱ、Ⅲ、aVF
高侧壁	Ⅰ、aVL	回旋支	Ⅱ、Ⅲ、aVF
前侧壁	V_3、V_4、V_5、V_6、Ⅰ、aVL	前降支	Ⅱ、Ⅲ、aVF
下壁	Ⅱ、Ⅲ及aVF	右冠脉或回旋支	Ⅰ、aVL
正后壁	V_7、V_8、V_9	右冠脉或回旋支	V_1、V_2、V_3、V_4
右室	V_{4R}、V_{5R}、V_{6R}	右冠脉	无

（二）陈旧性心肌梗死

多数仅残留病理性Q波，但相当一部分病例T波不再恢复直立，说明心肌梗死周围心肌长期处于供血不足状态，但却不一定有临床心绞痛症状，其诊断应密切结合临床。

七、心肌炎与心肌病

（一）急性心肌炎

心肌细胞发生弥漫性炎性浸润，心肌细胞变性、溶解和坏死，并累及起搏及传导系统，引起 QRS 低电压、病理性 Q 波、ST - T 改变、心脏传导障碍和各种心律失常。

（二）原发性心肌病

1. 扩张型心肌病　没有"典型性"的 ECG 表现，常可见窦性心动过速，房性和室性心律失常或传导异常。除 ST 段和 T 波改变外，可出现心前区 R 波递增不良或病理性 Q 波。

2. 肥厚型心肌病

（1）非对称性室间隔肥厚：Ⅰ、Ⅱ、Ⅲ、aVL、aVF 及 V_5、V_6 导联产生病理性 Q 波（深而窄，不超过 0.04s），T 波常直立，个别有 ST 段抬高者但无动态改变。

（2）心尖肥厚型心肌病：V_3、V_4 导联巨大倒置的 T 波（ >10mm）、伴 ST 段下移及左室电压升高。

（三）急性心包炎

心包炎早期 PR 段下移（aVR 除外），伴有心包积液时可出现 QRS 波低电压和（或）电交替。特征性心电图改变为 ST 段呈斜直形或弓形抬高，凹面向上，一般不超过 4 ~ 5mm。

八、电解质紊乱及药物对心电图的影响

1. 低血钾　T 波平坦或倒置；U 波显著；ST 段轻度压低；P 波振幅和宽度增加；PR 间期延长；QTc 间期延长；期前收缩及各种心动过速。T 波和 U 波的振幅变化是其典型的特征性变化。

2. 高血钾　T 波高尖；PR 间期延长；QRS 波群时限延长；P 波平坦甚至完全消失。

3. 低血钙　ST 段延长，QTc 间期延长。

4. 高血钙　ST 段缩短，QTc 间期缩短。

5. 洋地黄效应　洋地黄直接作用于心室肌，使动作电位时相缩短以至消失，并减少时相幅度，心电图表现为：①ST 段下垂型压低；②T 波低平、双向或倒置，双向 T 波初始部分倒置，终末部分直立变窄，ST - T 呈"鱼钩型"；③QT 间期缩短。

6. 洋地黄中毒　可以出现各种心律失常：频发性及多源性室性期前收缩、室性心动过速（特别是双向性室性心动过速）甚至室颤。交界性心动过速伴房室脱节，房性心动过速伴不同比例的房室阻滞。也可发生窦房阻滞伴交界性逸搏或窦性停搏、心房扑动、心房颤动等。

九、心律失常

（一）窦性心律失常

1. 正常窦性心律　P 波在 Ⅰ、Ⅱ、aVF 导联直立，aVR 导联倒置，V_1 导联正负双向。每个窦性 P 波之后均继以 QRS 波群，PR 间期 >0.12s；正常窦性心率的范围是 60 ~ 100/min，婴儿期心率为 110 ~ 150/min，年龄增长，心率逐渐减慢，8 岁时接近成人。

2. 窦性心律不齐　窦性 P 波，PP 间期不等，相差 >0.12s（或 0.16s）。

3. 窦房结内游走心律　P 波为窦性，但同一导联上窦性 P 波可有轻度变化；PR 间期在 0.12 ~ 0.20s 范围内，但其间期可随心率略有差异；多有窦性心律不齐。

4. 窦性心动过缓　窦性 P 波，成人 P 波的频率 <60/min，PR 间期 ≥0.12s。

5. 窦性心动过速　窦性 P 波，成人 P 波的频率 >100/min，很少超过 160/min，PR 间期 ≥0.12s。

6. 窦性停搏　心电图出现长的 PP 间期，此间歇不是基本窦性 PP 间期的倍数。

（二）期前收缩

期前收缩又称"过早搏动"，简称"早搏"，是最常见的心律失常，是在窦性或异位心律的基础上，心脏某一起搏点比基本心律提前发出激动，过早地引起心脏一部分或全部除极。早搏的基本心电图特征是：提前出现的 QRS 波群或 P 波，其后有一个较正常延长的代偿间期。

1. 房性期前收缩　提前出现的房性 P 波，形态与窦性 P 波有一定的差别；PR 间期≥0.12s；房性 P 波后可以继以一个正常或变异（差异传导）的 QRS 波群，也可以不继以 QRS 波群（"房早未下传"）；代偿间歇多不完全。

2. 交界性期前收缩　提前出现的与窦性心律基本相同的 QRS - T 波（伴室内差异性传导时可变形）；可见逆行 P' 波，出现在 QRS 波群之前，P'R < 0.12s，或出现在 QRS 波群后，RP' 多 > 0.16s；早搏后代偿间期可完全或不完全。

3. 室性期前收缩　提前出现宽大、畸形的 QRS 波群，时限≥0.12s，其前无相关的 P 波；ST - T 呈继发性改变，与 QRS 波群的主波方向相反；代偿间期绝大多数是完全的。

4. 室性并行心律　异位室性搏动与窦性搏动的联律间期不恒定；长的两个异位室性搏动间的间距，是最短的两个异位搏动间距的整倍数；可以产生室性融合波，其形态介于以上两种 QRS 波群之间。

（三）异位性心动过速

1. 室上性心动过速

（1）房室折返性心动过速（AVRT）：房室旁路参与的房室折返性心动过速，心动过速可被早搏诱发或终止，心电图表现为：①节律规整，频率在 150～250/min，多数≥180/min；②QRS 波群形态、时限均正常，也可呈束支阻滞型；③逆行 P' 波位于 QRS 波群之后；④RP' < P'R，RP' > 0.07s。心电图可有预激波或正常。

（2）房室结折返性心动过速（VNRT）：房室结双径路引起的房室结折返性心动过速，可被早搏诱发或终止，心电图表现为：①节律规整，频率在 150～210/min，平均 170/min；②QRS 波群形态、时限正常，也可呈束支阻滞型；③逆行 P' 波与 QRS 波群部分重叠；④RP' < P'R，RP < 10.07s。

2. 房性心动过速　心电图表现：P 波形态与窦性不同；频率 > 100/min，最高可达 250/min；P'R 间期正常或延长，P'P 过快时可出现 2：1 或 3：1 传导。

3. 室性心动过速　心电图中连续出现 3 个或 3 个以上宽大畸形的 QRS 波群，频率高于 100/min，RR 间期可匀齐，但相差很少超过 0.03s。窦性 P 波与宽大畸形的 QRS 波群常无关，形成房室脱节，故 PR 间期不固定，且 P 波的频率常较 QRS 波群频率低；偶尔室上性激动可下传心室产生心室夺获（QRS 波群提前出现，形态与窦性心律时相同）或形成室性融合波（图 2 - 5）。发作时间持续 < 30s，不伴有明显血流动力学改变的室速为非持续性室速。发作时间持续 30s 以上，或持续时间不到 30s，但可引起明显血流动力学障碍的室速为持续性室速。若宽阔畸形的 QRS 波群围绕基线不断扭转其主波的正负方向，通常每隔 3～10 个同向波之后就会发生扭转翻向对侧，这种特殊类型的室速称为尖端扭转型室速。

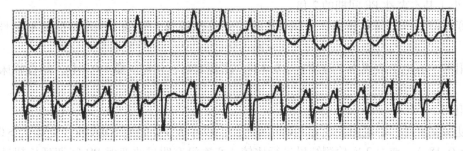

图 2 - 5　室性心动过速

4. 非阵发性心动过速　实际是加速了的房性、交界性或室性自主心律，其频率比各部位的自主频率快，但比阵发性心动过速慢。交界性的频率为 70～130/min，室性的频率为 60～100/min。

（四）扑动与颤动

1. 心房扑动　心电图上 P 波消失，代之以波形相同、波幅相等、间期匀齐、波间无等电位线的锯齿状波（F 波，在 Ⅱ、Ⅲ、aVF 及 V₁ 中易于辨认），F 波频率为 240 ~ 430/min；房室传导可呈不同比例（2：1 和 4：1 下传最常见）；QRS 波群形态、时限正常，也可呈束支阻滞型。

2. 心房颤动　心电图表现为 P 波消失，代之以形态不同、振幅大小不等、波间无等电位线的 f 波，频率为 350 ~ 600/min；RR 间期绝对不齐。若伴有完全性房室传导阻滞，则心室律可能匀齐。

3. 心室扑动　心电图表现为规则的、振幅相等的连续波形，不能区分出 QRS 波与 ST 段和 T 波。每个扑动波由圆钝的上升段和下降段组成，形态似正弦波，频率为 180 ~ 250/min。

4. 心室颤动　心电图表现为 QRS 波与 T 波完全消失，代之以形态不同、大小各异、极不匀齐的颤动波（F 波），频率在 250 ~ 500/min。

（五）逸搏与逸搏心律

当上位节律点出现停搏或节律明显减慢，或者因传导障碍而不能下传时，或者早搏后代偿间歇等，低位起搏点发出一个或一串冲动，1 ~ 2 个者为逸搏，连续 3 个以上者为逸搏心律。

1. 房性逸搏心律　心电图表现为：P 波的形态不同于窦性，心房率为 50 ~ 60min，PR 间期 > 0.12s。

2. 交界性逸搏心律　最常见的逸搏心律，见于窦性停搏以及三度房室阻滞等。心电图表现：QRS 波群形态与窦性下传的 QRS 波群一致；P 波位于 QRS 波群前时，PR 间期小于 0.10s；或在 QRS 波群附近（前、中、后）出现逆行 P' 波，其在 Ⅰ、Ⅱ、aVF 导联倒置，aVR 导联直立，P'R 间期 < 0.12s，RP' 间期 < 0.20s；QRS 频率为 40 ~ 60/min，慢而规则。

3. 室性逸搏心律　多见于双结病变或发生在束支水平的三度房室传导阻滞。其 QRS 波群呈室性波形，频率一般为 20 ~ 40/min，可以不规则。

（六）反复搏动

反复搏动又称反复心律，是指心脏某一心腔激动后，经传导激动对侧心腔，传导过程中发生单次折返，使原激动起源的心腔再次激动，可以分为房性、交界性和室性反复心律。

1. 交界性反复搏动　交界性逸搏或交界性心律时，QRS 波群后出现逆行 P' 波，RP' 间期 > 0.20s 时，P 到下一个 QRS 波群（R'）间期常延长，RR' 间期一般 ≤0.50s。

2. 室性反复搏动　室性宽 QRS 波群后为逆行 P 波，P 波后跟随着室上性窄 QRS 波群（R'），RR' 间期比正常窦性心律时的 RR 间期短。

（七）传导异常

1. 窦房阻滞

（1）二度 Ⅰ 型窦房阻滞：窦性 PP 间期逐渐缩短，之后出现一个长的 PP 间期，此后重复该现象。长的 PP 间期小于基本窦性 PP 间期的 2 倍。

（2）二度 Ⅱ 型窦房阻滞：预期产生的 PP 间期间歇性脱落，长的 PP 间期是基本窦性 PP 间期的倍数。

2. 房内阻滞　心电图表现为 P 波增宽 ≥0.12s，出现双峰，切迹间距 ≥0.04s。结合临床资料与左房肥大鉴别。

3. 房室阻滞

（1）一度房室阻滞：心电图表现为 PR 间期延长，成年人 PR 间期 > 0.20s（老年人 > 0.22s，小于 14 岁的儿童 > 0.18s），或对 2 次检测结果进行比较，心率没有明显改变而 PR 间期延长超过 0.04s。

（2）二度房室阻滞：心电图表现为部分 P 波后 QRS 脱漏，可分为两型。①二度 Ⅰ 型房室阻滞（莫氏 Ⅰ 型）：P 波规律出现，PR 间期逐渐延长，R - R 间期逐渐缩短，直至出现一次 QRS 波群脱漏。漏搏后 PR 间期缩短，随后又逐渐延长至 QRS 波群脱漏。可周期性反复出现，也称为文氏现象。②二度 Ⅱ 型房室阻滞（莫氏 Ⅱ 型）：PR 间期恒定（正常或延长），部分 P 波后无 QRS 波群。连续出现 2 次或 2 次以上的 QRS 波群脱漏，称为高度房室传导阻滞。

（3）三度房室阻滞：又称完全性房室阻滞。P 波与 QRS 波群无关（PR 间期不固定），心房率快于心室率。出现交界性逸搏心律时，QRS 波群形态正常，频率为 40 ~ 60/min；出现室性逸搏心律时，QRS 波群宽阔畸形，频率 20 ~ 40/min。偶有 P 波下传心室者，称为几乎完全性房室阻滞。心房颤动时，心室率慢而绝对规则，为心房颤动合并三度房室阻滞。

4. 束支与分支阻滞

（1）右束支阻滞：完全性右束支阻滞为：①QRS 波群时限≥0.12s；②V₁、V₂ 导联 QRS 波呈 rsR' 型或 M 形；Ⅰ、V₅、V₆ 导联 S 波增宽而有切迹，其时限≥0.04s；aVR 导联呈 QR 型，其 R 波宽而有切迹；③V₁、V₂ 导联 ST 段轻度压低，T 波倒置；Ⅰ、V₅、V₆ 导联 T 波方向一般与终末 S 波方向相反，仍为直立。不完全性右束支阻滞时形态类似，只是 QRS 波群时限＜0.12s。

（2）左束支阻滞：完全性左束支阻滞为：①QRS 波群时限≥0.12s；②Ⅰ、V₅、V₆ 导联呈宽大 R 波，R 波粗钝有切迹，无小 q 波及 S 波，V₁、V₂ 导联呈宽大而深的 QS 或 rS 波（其 r 波极为低小）；③ST － T 方向与 QRS 波主波方向相反。不完全性左束支阻滞时形态类似，而 QRS 波群时限＜0.12s。左束支阻滞合并心肌梗死时，常掩盖梗死的图形特征而难以诊断。若左胸导联均呈 QS 波，Ⅰ、V₆ 导联出现 Q 波，V₁、V₂ 导联出现 R 波等，均应高度怀疑合并心肌梗死。

（3）左前分支阻滞：最早的间隔和下壁除极向量指向右下方，最大 QRS 综合向量指向左、后、上方。心电图表现为：①心电轴明显左偏达 － 30° ~ － 90°；②Ⅱ、Ⅲ、aVF 导联呈 rS 型，S_Ⅲ＞S_Ⅱ，Ⅰ、aVL 导联呈 qR 型，R_aVL＞R_Ⅰ；③QRS 波群时限＜0.12s。

（4）左后分支阻滞：除极向量方向与左前分支阻滞相反，初始 10 ~ 20ms 指向左上；随后最大 QRS 综合向量指向下、右、后方。心电图表现为：①电轴右偏 ＋ 90° ~ ＋ 180°；②Ⅰ、aVL 导联呈 rS 型，Ⅱ、Ⅲ、aVF 导联呈 qR 型（q 波时限＜0.025s），R_Ⅲ＞R_Ⅱ；③QRS 时限＜0.12s。

5. 干扰与脱节　心脏同时存在两个节律点，各自起搏控制其周围的心肌并向外传导，激动产生的不应期使其后传导来的激动不能兴奋局部心肌，而影响激动的推进，称为干扰。当两个节律点的频率相近时，会连续产生干扰现象，引起干扰性分离被称为干扰性脱节。干扰现象的心电图表现多样，如传导延缓、中断、房室脱节等，与传导阻滞类似，需与病理性传导阻滞鉴别。房性期前收缩的代偿间歇不完全、插入性期前收缩后的窦性 PR 间期延长等，均是干扰现象。干扰性脱节可见于窦性心率减慢，或交界性（室性）心率增快，心电图表现为心房率慢于心室率，而两者分离。

6. 预激综合征　预激综合征指在正常的房室传导途径之外，心房和心室之间还存在附加的房室传导束（旁路），其类型有：

（1）WPW 综合征，即经典型预激综合征，属显性房室旁路。心电图表现：①PR 间期＜0.12s；②QRS 波群增宽，时限≥0.12s；③QRS 波起始部有预激波（δ 波）；④PJ 间期一般正常（≤0.27s）；⑤继发性 ST － T 改变。大致分为两型：A 型（左侧旁路），V₁~₆ 导联预激波和 QRS 波群均直立，Ⅰ 导联和 aVL 导联预激波为负向；B 型（右侧旁路），V₁~₃ 导联 QRS 波群以负向为主，V₄~₆ 导联预激波和 QRS 波均直立。

（2）短 PR 综合征，心电图表现：①PR 间期＜0.12s；②QRS 波时限正常（伴右束支阻滞或室内传导阻滞例外）；③QRS 起始部无预激波。

（3）Mahaim 型预激综合征，心电图表现：①PR 间期正常或延长；②QRS 波时限延长，呈类完全性左束支阻滞图形；③QRS 起始部有预激波（δ 波）；④可伴继发性 ST － T 改变；⑤心动过速时，QRS 波表现为类左束支阻滞的宽大畸形，V₁ 导联呈 rS。

（郭三强）

第二节 动态心电图

一、总论

动态心电图（dynamic electrocardiography，DCG 或 ambulatory electro cardiography，AECG）由1957 年美国 Norman Jefferis Holter 首先研制出能连续记录 10h 体表心电图的记录仪，于1961 年发表论文并投入临床应用，以后将此记录心电图的仪器命名为动态心电图分析仪，为了纪念发明者，又称作 Holter 心电图分析仪。从动态心电图分析仪应用于临床开始，就成为心血管疾病诊断和随访的重要检测手段。20 世纪70 年代末，我国心血管病专家开始从国外引进动态心电图分析仪并应用于临床，三十余年来，动态心电图检测技术发展迅速，随着动态心电图仪国产化的进展，在我国各级医院普及率极高，已在乡镇卫生院等一级医院广泛应用于临床。

动态心电图作为静态心电图的一个重要发展和补充，为心血管疾病的诊断和治疗提供了重要的有价值的信息。由于动态心电图记录时间长、获取心电信息量大的优点，临床上对心律失常的检出率高，且能对心律失常进行定性和定量分析；动态心电图还能够对一过性心肌缺血，特别是对冠心病患者无痛性心肌缺血进行定量分析；动态心电图对起搏器的功能评价做出了其他检查不可替代的贡献，对恶性心律失常患者高危因素识别和预后判断起着愈来愈重要的作用。因此，动态心电图对心血管疾病诊断和随访具有十分重要的临床价值。

（一）仪器组成

动态心电图分析仪主要由动态心电图记录器、计算机及心电分析系统三部分组成。动态心电图记录器能够记录和存储 24 ~ 72h 或更长的心电信息；计算机作为动态心电图分析软件的载体，支撑动态心电图分析系统的运行和存储心电图原始数据及报告；动态心电图分析系统负责下载心电数据，自动分析和编辑心电图事件，完成动态心电图报告，连接互联网时可远程传输动态心电图数据，实现远程医疗。

1. 心电记录器 心电记录器实际上是一台便携式心电监护记录器，新型的动态心电记录器体积小，重量轻，耗电低，能连续记录 24 ~ 72h 或更长的心电图。美国心脏协会/美国心脏病学会（AHA/ACC）公布的《AHA/ACC 动态心电图指南》将动态心电图记录器分成连续记录器和间歇记录器两类。连续记录器能够记录 24 ~ 72h 心电图，目前国内外几乎都采用这类记录器。而间歇记录器只记录心脏事件时的心电图，由患者操作或通过记录器的波形识别功能，手动或自动记录该心脏事件时的心电图片段。这类记录器由于不能连续记录心电图，自动波形识别能力差，现临床已很少应用。

心电图记录器采用的导联系统可以分成三类，4 芯或 7 芯导线双极导联 3 通道记录导联系统、10 芯导线改良 Wilsori 导联 12 通道记录导联系统和 5 芯导线 3 通道记录推算 12 导联系统，每种导联记录系统均有不同的优缺点，3 通道记录导联系统应用较为普遍，3 通道记录推算 12 导联系统可获得与常规 12 导联心电图相似的心电波形，但与常规 12 导联心电图有较大差异，在临床上应用有一定的局限性。

心电记录器的存储介质现在多采用闪卡存储技术，存储容量可以达到 1 ~ 2GB，完全能够满足存储 24h 全息的、实时的、无压缩的动态心电图数据，闪卡存储器体积小，记录心电图波形质量好，可靠性高，是广泛应用于心电记录器的主流产品。

2. 动态心电图分析系统 当心电记录器完成心电记录后，连接心电分析系统将心电数据下载到计算机，通过反复的人机对话，对大量的心电数据完成分析和编辑工作。现代的动态心电图分析系统多数以模板识别算法为基础，能对录入的心电数据实现显示、检测、分析、编辑和检索等基本心律失常分析功能，也能够进行 ST - T 改变、心率变异性、心率震荡、QT 间期离散度、T 波交替、起搏心电图分析和动态睡眠监测等高级分析功能。在分析过程中操作人员利用分析系统的各种工具如模板、栅状图、波形重叠显示等进行人工干预，不断纠正自动分析的错误，直至得到准确的分析结果，完成报告打印（图 2 - 6）。

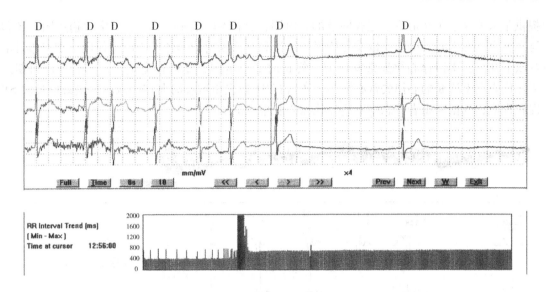

图 2-6 栅状图编辑界面

(二) 检查技术

1. 放置电极 患者取卧位或坐位，解开上衣，暴露胸部，确定导联电极安置部位，清洁局部污垢或剃除局部毛发。用 75% 酒精棉球涂擦电极安置部位局部皮肤表面，并用砂片轻磨皮面，以清洁皮肤，降低皮肤电阻。选用优质电极牢固粘在选定的导联位置上，最好贴于所选部位的胸骨或肋骨骨面上，以减少呼吸运动影响及肌电干扰，并将导联线正确地连接在电极上，妥善处理好导线的走行并牢固固定。导线连接后进行短时记录（1～2min），观察深呼吸、卧位、坐位、立位、侧位时心电记录，确定有无基线飘移和伪差，判断记录器运行有无异常，告知患者心电监护及记录期间的注意事项。

2. 干扰与伪差 患者携带心电记录器后处于日常活动中，记录的心电图必然出现大量的干扰和伪差。例如：①周围电磁环境干扰。②皮肤和汗液引起的肌电干扰。③电极松动或脱落产生的干扰。④肢体活动或体位变化造成的干扰。⑤深呼吸引起的干扰。⑥其他干扰等。干扰不但影响分析的准确性，还会使分析的速度减慢，甚至无法进行分析，部分干扰还能造成波形伪差，影响分析结果。干扰大小虽然与心电记录仪器的性能有关，但与电极的安装技术更为密切。正确的电极安装技术，能保障干扰明显减少，回放分析准确性提高，编辑分析速度加快。

3. 基础分析功能 首先由计算机自动分析产生的初步结果需要由操作人员进行核查、确认、补充，操作人员需要利用分析系统提供的模板、趋势图、直方图、叠加扫描、表格、心电图片断显示以及快速修改波形标记等各种编辑功能，完成心搏数、心率范围和心律失常分类统计，总结 ST 段偏移，显示分析报告，由此完成动态心电图的基础分析功能。在分析心电图时不能完全依赖计算机分析系统，对可疑或有争议的心电图还应结合病史、症状、生活日志记录等进行人工诊断，能有效避免伪差引起的误诊，及时、准确地排除伪差干扰，获得准确的临床资料，对于心律失常的诊断极其重要（图 2-7）。

4. 高级分析功能 在完成基础分析功能之后，可以进一步分析心率变异性、起搏心电图、心律震荡、T 波电交替和动态睡眠监测分析等，对识别恶性心律失常患者高危因素和判断预后提供更多的分析数据。

5. 编辑报告 动态心电图报告应提供完整的记录资料和诊断线索，操作者需要有严谨、细心和耐心的工作态度，给临床医生提供一份记录资料详细而完整的总结报告。

动态心电图报告包括"摘要部分"和"事件心电图"。摘要部分应简述记录的总时间、最快心率、最慢心率和平均心率；总结心律失常（室上性和室性事件）的总次数，发生频度以及每小时心律失常总结表；统计最长 RR 间期和长间歇发生的时间和次数，如果有阵发性心房颤动或一过性 ST 段偏移，应总结发生的起始时间、终止时间、持续时间占总记录时间的百分比等内容。摘要部分还包括心率变异性、起搏心电图、心律震荡、T 波电交替、QTc 间期和睡眠分析等高级分析功能总结。"事件心电图报告"应提供最大心率、最小心率、最长间歇的心电图，分析 ST 段偏移和心率变化的趋势图，还包括患者日志与心脏事件发生时心电图，以及支持报告结论和有诊断价值的各种心电节律图。留存事件心电图时应注意以下几点：①留存心律失常发作前和终止时的心电图；②留存完整显示最长 RR 间期的心电图；③留存代表典型诊断的心律失常心电图；④留存 ST 段发生偏移时典型心电图，最好能反映 ST 段偏移的过程和程度；⑤留存患者日志中不适症状和心脏事件的心电图。

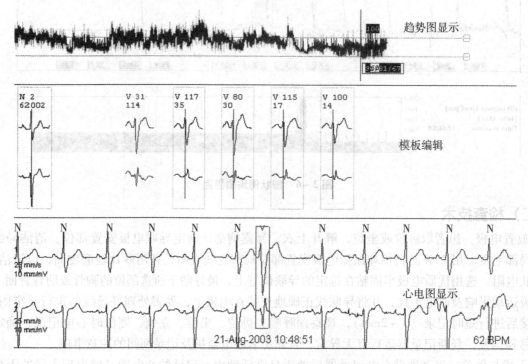

图 2-7　模板编辑界面，同时显示趋势图和心电图

二、对心律失常的检测与临床应用

由于动态心电图可连续记录至少 24h 心电活动的全过程，包括休息、活动、进餐、工作、学习和睡眠等不同情况下的心电图资料，因此动态心电图可发现常规心电图不易发现的心律失常，尤其是可以确定患者的心悸、头晕、昏厥等症状是否与心律失常有关，如严重心动过缓、心脏停搏、传导阻滞、阵发性心动过速等，发现和确诊心律失常是动态心电图应用最广泛的领域，其也是客观评价心律失常病情和判断疗效的重要依据。

1. 检测心律失常有关症状的适应证（表 2-4）

表 2-4　AHA/ACC 动态心电图指南

适应证分类		内容
I 类		1. 发生无法解释的昏厥、先兆昏厥或原因不明的头晕患者
		2. 无法解释的反复心悸患者
	IIa 类	无
II 类	IIb 类	1. 发生不能用其他原因解释的气短、胸痛或乏力的患者
		2. 怀疑一过性房颤或房扑时发生神经系统事件的患者
		3. 患者出现昏厥、先兆昏厥、头晕或心悸等症状，已鉴别出其原因并非心律失常，但治疗这种病因后症状仍持续存在者
III 类		1. 患者有昏厥、先兆昏厥、头晕或心悸等症状，通过病史、体格检查或实验室检查已经确定病因
		2. 患者发生脑血管意外，无心律失常发生的其他证据

2. 诊断心律失常与症状的关系　动态心电图最广泛的应用之一是确定患者的短暂症状与心律失常的关系。有些症状通常是由短暂性心律失常造成的：包括昏厥、先兆昏厥、头晕眼花、心悸和胸闷等，也有一些短暂性症状并不与心律失常相关，如呼吸困难、胸部不适、乏力、出虚汗或者神经系统症状。动态心电图记录可能有 4 种结果：第一是患者出现典型症状的同时存在导致此种症状的心律失常，这一发现最为有用，并对治疗有指导意义。第二是患者有症状但动态心电图没有发现心律失常，这一发现同样有用，可证明症状与心律失常无关。第三是动态心电图有心律失常存在，但患者一直没有症状，这种结果仅有不可靠的价值。第四是在动态心电图监测过程中无症状，同时也未记录到心律失常，这种结果没有价值。

动态心电图常常用来发现停搏（pause），其次是发现室上性和室性心律失常及其时间分布特点，最后是诊断各种类型的心律失常，包括快速性心律失常和缓慢性心律失常，其诊断方法及标准与常规 12 导联心电图相同，但检出率会更高。

3. 评估心脏起搏器及埋藏式心脏复律除颤器（ICD）的疗效　动态心电图对证实是否存在显著的缓慢性心律失常，以及评估患者症状与心律失常之间是否相关均有判断价值，因而对评估有症状患者是否需要安置起搏器有辅助作用。起搏器植入后，动态心电图可评估起搏器功能，并且可指导设定频率反应和自动模式转换等参数（图 2-8）。有时动态心电图可以作为起搏器术后持续遥测评估起搏器功能的辅助手段；从而辅助决定是否需要重新设定程序或进行手术干预。但由于现代起搏器功能复杂，动态心电图需通过复杂的步骤和人工识别来完成这项工作，尤其是在起搏器植入术后的随访检查中，具有重要的临床价值。另外，动态心电图是评估 ICD 放电治疗是否恰当和调整仪器功能的有效辅助工具，能有效避免心动过速检出心率与日常活动所能达到的最大心率重叠，并能够评估药物辅助治疗的效果，减少仪器放电次数，延长仪器寿命。

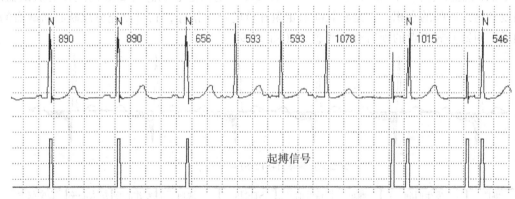

起搏器分析总结表

时间	最大心率 (次/分)	最小心率 (次/分)	总心搏	总起搏	% 起搏比	% 竞争心搏	FTO	FTS	FTC
总数	141	84	131 853	131 899	100	1	27	43	32
开始~16:00	98	88	1 723	1 722	100	0	1	0	0
16:00~17:00	100	88	5 390	5 390	100	0	0	2	1
17:00~18:00	104	88	5 394	5 394	100	1	4	0	4
18:00~19:00	91	88	5 354	5 354	100	2	0	2	0
19:00~20:00	96	88	5 361	5 361	100	0	5	0	0
20:00~21:00	98	88	5 379	5 379	100	1	0	1	7
21:00~22:00	95	87	5 383	5 383	100	1	1	0	6
22:00~23:00	93	88	536	5 356	100	2	0	0	3
23:00~00:00	99	85	5 407	5 407	100	1	2	0	0
00:00~01:00	91	87	5 354	5 354	100	2	0	8	0
01:00~02:00	91	87	5 355	5 355	100	3	4	0	0

图 2-8　起搏心电图分析及总结表，FTO 表示起搏失败，FTS 表示感知失败，FTC 表示无效起搏（夺获失败）

三、对心肌缺血的检测与临床应用

1. 检测心肌缺血相关症状的适应证（表2-5）

表2-5　AHA/ACC 动态心电图指南

适应证分类		内容
Ⅰ类		无
	Ⅱa类	怀疑变异型心绞痛患者
Ⅱ类	Ⅱb类	1. 评估无法运动的胸痛患者
		2. 对无法运动的血管外科患者进行术前评估
		3. 已知CAD和不典型胸痛综合征患者
Ⅲ类		1. 不能运动的胸痛患者进行初次评估
		2. 有症状患者进行常规筛查

2. **诊断心肌缺血与症状的关系**　《AHA/ACC 动态心电图指南》认为动态心电图检测心肌缺血无Ⅰ类适应证，表明不能用于无胸痛症状的未确诊冠心病患者检出心肌缺血，但是可用于有典型胸痛患者检测一过性心肌缺血和已确诊冠心病患者检测无症状心肌缺血。

动态心电图诊断心肌缺血尚无统一的判定标准，指南推荐采用"1×1×1"诊断标准，即：①以PR段确定等电位点，在J点和（或）J点后60~80ms测量ST段呈水平型或下斜型压低≥1mm，如果基线的ST段已降低，要在已降低的基础上ST段呈水平型或下斜型再降低≥1mm；②ST段明显移位至少持续1分钟以上；③两次心肌缺血发作至少有1min的间隔，指南推荐的发作间隔时间为5min。Cohn提出了"心肌缺血总负荷"（total ischemia burden，TIB）是指冠心病患者24h内发作心肌缺血时的ST段下降幅度和持续时间的乘积，它是心肌缺血定量评价的唯一指标，它可以充分反映心肌缺血的程度以及临床预后，对冠心病患者的预后有重要意义（图2-9）。

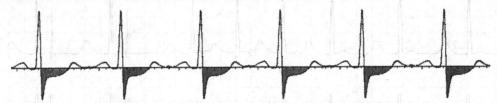

缺血总负荷=ST1+ST2+ST3+……

事件	发生时间	通道	持续时间（mm）	ST段压低（mm）	缺血负荷	发作心率（次/分）	最大心率（次/分）	心率改变（%）
1	12:56:23	1	1.25	1.2	1.42	90	90	0.0
2	12:58:23	1	1.00	1.1	1.07	91	91	0.0
3	13:03:08	1	7.00	1.2	6.32	84	86	2.3
4	13:10:53	1	2.00	1.3	2.00	92	97	5.4

图2-9　ST 段分析及缺血负荷计算

由于动态心电图是记录患者日常活动状态下的心电活动情况，记录到的心电图图形会随着患者的活动而发生各种各样的变化，同时动态心电记录器的频响范围窄（大多数为0~0.5Hz）。因此，动态心电图检测心肌缺血具有一定的局限性，除心肌缺血引起ST段偏移以外，其他许多原因也可引起ST段的偏移，包括过度通气、高血压、左室肥厚、心肌炎、左心室功能不全、束支传导阻滞、体位改变、快速性心律失常、预激综合征、交感神经系统异常、抗精神疾病药物、抗心律失常药物、洋地黄、药物水平变化、吸烟和电解质异常等均可影响ST段的改变，干扰也对ST段改变的影响特别明显，常常会增加分析系统对ST段改变分析的误差。因此，要排除各种对ST段偏移的影响因素后，才能把ST段偏移作为反映心肌缺血的指标，同时要参考心肌缺血发作过程中心率变化及心律失常发生情况而后做出判断，因此，详细记录活动日志以及提供详细的病史对提高动态心电图诊断心肌缺血的准确性具有重要意义。

3. 识别无症状心肌缺血　无症状心肌缺血（asymptomatic myocardial ischemia）是指冠心病患者确有心肌缺血的客观证据（心电活动、左室功能、心肌血流灌注及心肌代谢等异常），但缺乏胸痛等与心肌缺血相关的主观症状，临床上称为隐匿性心肌缺血（silent myocardial ischemia，SMI）。动态心电图是识别和评估无症状心肌缺血发作的唯一工具，Cohn 依据临床资料和症状表现，将无症状心肌缺血分为 3 种类型：Ⅰ型：完全的 SMI；Ⅱ型：心肌梗死后有 SMI 发作；Ⅲ型：心绞痛伴有 SMI。通过动态心电图对冠心病患者进行 24h 心电监测发现，在所有的 ST 段下移 1mm 以上的缺血发作中，无症状缺血发作与有症状缺血发作之比（3～4）：1；在 24h 中，无症状心肌缺血发作的第一高峰时间是在早晨 7～11 点时，第二高峰时间是在下午 17～21 时，在凌晨 2～6 时缺血发作频率最低，此节律变化与心率呈正相关，此时间段与心肌梗死的发病和冠心病猝死的发生呈并行关系；在患者的日常活动中，大部分（约75%）的心肌缺血发作是在轻体力劳动和脑力活动时，而且 24h 可发作数次到数十次不等，只有把 24h 的心肌缺血总合起来，计算出心肌缺血总负荷，才会把日常生活中的有症状心肌缺血和无症状心肌缺血统一起来对心肌缺血进行定量评价。结合临床资料可对无症状心肌缺血进行危险分层。有研究表明冠心病患者无症状心肌缺血发作频繁，往往预后不佳；不稳定型心绞痛患者无症状心肌缺血发作频繁，且持续时间长者，其以后发生急性心肌梗死和心脏性猝死的危险性高；动态心电图检查提示心肌缺血总负荷 ≥60mm·min/24h 是急性冠状动脉综合征的独立危险因素之一，提示患者常有广泛的冠状动脉血管病变，近期易发生急性冠状动脉综合征，可建议患者住院进一步治疗或留院观察。如果患者临床尚未诊断冠心病，即使动态心电图检出了 ST 段改变，但无其他检查证据支持冠心病的诊断，则不宜诊断为无症状心肌缺血发作。

4. 评价冠心病治疗效果　动态心电图检测心肌缺血在冠心病治疗评估中起着重要的作用，随机临床研究结果提示，治疗后动态心电图提示心肌缺血改善可能与冠心病患者预后改善相关。对抗心绞痛药物疗效的评价，主要依靠心绞痛发作的频率、持续时间、每天药量和运动试验测定运动能力等来评价，这种结果会受到主观因素的影响，可靠性差，应用动态心电图检测可以观察药物治疗、手术治疗（CABG）和介入治疗（PCI）前后心率的变化，ST 段偏移的程度，持续时间及其与症状的关系，特别是对无症状心肌缺血发作的识别具有更重要的临床价值。

四、动态心电图应用新进展

1. 心率变异性　心率变异性（HRV）是指逐次心搏间期的微小差异，它产生于自主神经系统对心脏窦房结的调节，使得心搏间期存在几十毫秒的差异和波动。应用动态心电图检测心率变异性是一种无创且能较好地对心脏自主神经功能和临床疗效进行判断和评估的手段，在基础研究领域应用广泛。心率变异性反映自主神经系统活性，可定量评估心脏交感神经与迷走神经的张力及其平衡性，分析心率变异性可以判断心血管疾病的病情及预后，可以预测心脏性猝死和心律失常事件的发生。

心率变异性分析有时域分析和频域分析两种方法，时域分析是指通过测量连续正常心搏间期变化的变异性来反映心率变化程度、规律，从而用于判断其对心血管活动的影响，分析指标包括 SDNN、SDANN、RMSSD、PNN50 等，SDNN 是指全部窦性心搏 RR 间期的标准差，正常参考值：141ms±39ms；SDANN：是指 RR 间期平均值标准差，正常参考值 130.9ms±28.3ms；RMSSD：是指相邻 RR 间期差值的均方根，正常参考值 39.0ms±15.0ms；PNN50 是指相邻 RR 间期之差 >50ms 的个数占总窦性心搏个数的百分比，正常参考值：16.7ms±12.3ms。频域分析是指将正常心搏间期变化转变为频谱，计算功率谱密度（power spectraldensity，PSD），单位是 ms^2/Hz，反映 RR 间期变异。常用的频谱转换方法有自回归法（AR）和快速傅立叶法（FFT）。两种转换方法所绘制的图形不同，但其结果高度相关。FFT 法简单快速；AR 法较为精确且各频段曲线平滑，目测效果好，目前指南推荐使用 AR 法。频谱成分和频段划分为：①总功率（TP）：频段 ≤0.4Hz；②超低频功率（ULF）：频段 ≤0.003Hz；③极低频功率（VLF）：频段 0.003～0.04Hz；④低频功率（LF）：频段 0.04～0.15Hz；⑤高频功率（HF）：频段 0.15～0.4Hz。标化 LF/HF 比值为 1.5（图 2-10）。

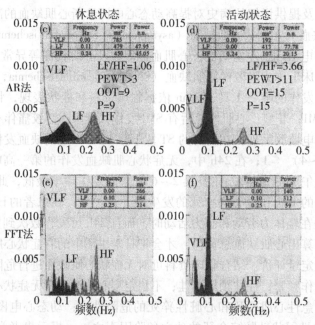

图 2-10　心率变异性分析，AR 和 FFT 频域分析法结果比较

心率变异性直接分析的是 RR 间期的变化，在频谱分析中所得到的频谱数据并不直接代表自主神经系统张力大小，而是说明自主神经系统对心率的调控作用大小。心率变异性降低表明交感神经张力增高，使室颤阈值降低，属于不利因素；心率变异性升高表明副交感神经张力增高，使室颤阈值提高，属于保护因素。致命性的心律失常与交感神经的兴奋性增加、迷走神经的兴奋性降低有关，大多数专家认为 SDNN、SDANN 时域指标小于 50ms，为心率变异性显著减低，说明心血管疾病的病死率明显增高。

2. 连续心率减速力　连续心率减速力（deceleration capacity of rate，DC）检测技术是德国慕尼黑心脏中心 Georg Schmidt 教授近年发现并提出的一种检测自主神经张力的新技术。心率减速力的检测是通过 24h 心率的整体趋向性分析和减速能力的测定，定量评估受检者迷走神经张力的高低，进而筛选和预警猝死高危患者的一种新的无创心电技术。减速力降低时提示迷走神经的兴奋性降低，其对人体的保护性作用下降，使患者猝死的危险性增加，反之，心率减速力正常时，提示迷走神经对人体的保护性较强，受检者属于猝死的低危人群。心率减速力的测定是进行猝死高危人群筛选与预警的一项最新的无创心电技术，其能定量、单独分析和测定迷走神经作用的强度。

连续心率减速力检测结果的临床意义判定：

（1）低危值：DC 值 >4.5ms，提示患者迷走神经使心率减速的能力强。

（2）中危值：DC 值 2.6~4.5ms，提示患者迷走神经调节心率减速力的能力下降，患者属于猝死的中危者。

（3）高危值：DC 值 ≤2.5ms，提示患者迷走神经的张力过低，对心率调节的减速力显著下降，结果对心脏的保护作用显著下降，使患者属于猝死的高危人群。

3. 窦性心率震荡　窦性心率震荡（heart rate turbulence，HRT）是指心脏在发生室性早搏后，出现短期的窦性心率波动的现象，既有短暂的心率加速，也有短暂的心率减速的过程，是自主神经对单发室性早搏后出现的快速调节反应。它反映了窦房结的双向变时功能。Georg Schmidt 教授等最初提出震荡初始（turbulence onset，TO）和震荡斜率（turbulence slope，TS）两个指标的算法，按照该算法，应用动态心电图分析心率变异的原理，自动检测心率震荡，计算出震荡初始（TO）和震荡斜率（TS），正常人群心律震荡的 TO 为 0，TS 为 2.5%。心率震荡的临床价值与压力反射敏感性试验（baro reflex sensitivity，BRS）相似，主要用于定量分析自主神经功能，判断迷走神经紧张度，判断急性心肌梗死患者的预后，预测恶性心律失常事件的发生。

HRT 是近年来发现的一种与心脏性猝死（SCD）有密切相关的心电现象，是评价心脏自主神经功能、预测死亡危险性的指标。窦性心率震荡是指在室性早搏发生后，窦性心率出现短期的波动现象，是自主神经对单发室性早搏后出现的快速调节反应，反映了窦房结的双向变时功能。1999 年，首次有研究发现 HRT 是心肌梗死后患者死亡的独立危险因素，可用于心肌梗死患者危险分层且效果明显。震荡初始（TO）和震荡斜率（TS）两项指标对心肌梗死高危者有一定预测价值，TO 表示患者室性早搏后初始阶段窦性心律出现加速，判断标准为：TO < 0 为正常；TO > 0 为异常。TS 定量分析室性早搏后是否存在窦性心率减速现象，其判断标准为：TS > 2.5ms/RR 间期为正常；TS < 2.5ms/RR 间期为异常。TO 和 TS 均异常时其阳性预测值分别为 33% 和 31%，阴性预测值可达到 90% 左右，均高于其他检测。TS 值灵敏度、特异度又明显高于 TO 值，是更强的预测 SCD 的单变量指标（图 2 – 11）。

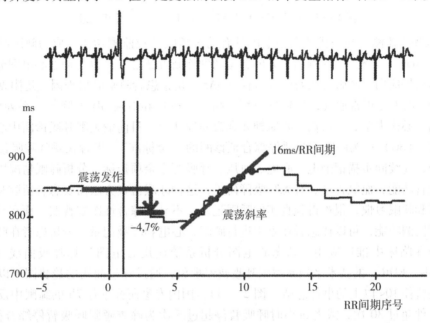

图 2 – 11 窦性心率震荡计算方法

4. 微伏级 T 波电交替 应用动态心电图分析微伏级 T 波电交替功能成为近年来无创心律失常研究的新热点，开创了动态心电图预警恶性心律失常检查的新方法。T 波电交替（TWA）是指在体表心电图上出现 T 波的幅度、形态和极向逐搏交替变化的现象，其表示心脏复极的交替性改变。这种变化与室速、室颤、心脏性猝死的发生有着极为密切的关系，可见于长 QT 间期综合征、急性心肌缺血、变异型心绞痛、猝死以及电解质紊乱，是恶性心律失常和心脏性猝死的独立预测指标。然而体表心电图可见的 TWA 十分罕见。近年来，随着先进的信号识别与处理技术的发展，动态心电图能够通过时域分析方法识别和检测微伏级 T 波电交替，即普通心电图不能发现的、需特殊的心电信号处理技术才能记录到的微伏级 T 波电交替，其临床意义不仅与体表心电图出现 T 波电交替的临床意义相同，而且许多研究提示微伏级 T 波电交替在预测心脏性和主要心律失常事件方面的价值至少等同于电生理检查，可用于恶性室性心律失常高危患者的危险分层。

2002 年哈佛大学医学院的 Verrier 教授等联合通用电气公司，在动态心电分析系统中成功地推出检测微伏级 T 波电交替的时域分析方法，该方法首先将体表心电信号经过特殊的抗基线漂移和信号滤波算法处理后，自动检测并排除干扰的心搏，再进行心电波形的移动平均修正（modified moving average，MMA），对 ST – T 波形区域进行动态的时域（time domain）定量分析，最后对该区域的干扰信号进行非线性滤波处理（图 2 – 12），检测出微伏级 T 波电交替。有研究表明应用时域分析法与频域分析法两种研究方法来检测由 T 波电交替信号产生的 T 波电交替，其结果具有非常好的相关性，但时域分析法更具备以下优势：①应用时域分析法可对患者日常生活中心率加快、ST 段抬高、从睡眠中觉醒以及运动时等多个时间点检测微伏级 T 波电交替，可以"动态"监测 T 波电交替的变化；②检测时不需要特殊的电极，监测心搏的数目不固定，在全部都是窦性心搏中检测，保证了检测的准确性；③检测时不需要通过运动来维持 90～110 次/分的心率水平。时域方法检测 T 波电交替的阳性参考值：T 波电交替 > 7.6μV，信噪比≥3，持续 1min 以上为阳性。

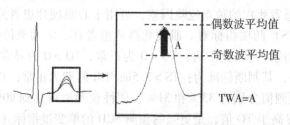

图 2-12　应用 MMA 分析法计算 T 波电交替分析结果

5. 动态睡眠呼吸监测　新一代动态心电图具有动态睡眠呼吸监测功能，成为睡眠呼吸暂停综合征（sleep apnea syndrome，SAS）的筛查和研究的新型辅助诊断方法之一，也是动态心电图分析功能在不同临床研究领域的拓展应用。睡眠呼吸暂停综合征（SAS）是指患者睡眠时出现因气道阻塞造成鼻和口腔气流暂停超过 10s 的无法正常通气，导致低血氧、高碳酸血症和血液 pH 下降等一系列病理生理改变，可导致心力衰竭、心律失常、心绞痛、心肌梗死和夜间猝死等。目前的睡眠呼吸诊断中心多采用经典式多导生理记录仪（PSG）作为睡眠呼吸暂停综合征诊断的"金标准"。患者在睡眠呼吸诊断中心全夜监测睡眠的过程中，连续同步描记脑电、心电、血压、呼吸等十余项指标，分析睡眠情况以及睡眠期间的脑电表现、心血管功能、血氧含量、有无呼吸障碍等，这种睡眠检查方法需要患者留院观察，由于患者改变了居住环境和睡眠习惯，很难得到真实的睡眠记录，不易在综合性医院普及。而在动态心电分析仪中增加动态睡眠监测功能，可以让患者在家中进行睡眠、心电和呼吸记录，分析患者在睡眠中是否发生呼吸暂停，已经在临床中推广应用。动态心电图分析系统应用心电图计算呼吸曲线（ECG - derivedrespiratory signals，EDR）的技术来判断睡眠呼吸暂停现象，通过呼吸曲线的趋势图可以直观找出呼吸暂停，并将呼吸暂停 10s 以上的事件总结（图 2-13）。国内专家研究推荐 7h 的睡眠中反复发作呼吸暂停 10s 以上的事件超过 30 次，或者每小时呼吸暂停超过 5 次为筛查睡眠呼吸暂停综合征的诊断标准，这将有效地推动动态心电图作为睡眠呼吸暂停综合征的常用辅助诊断方法在临床广泛应用。

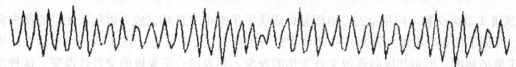

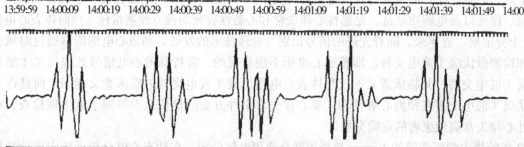

图 2-13　动态睡眠监测中出现睡眠呼吸暂停曲线

五、展望

心电信息技术与信息网络通讯技术高速发展并深度融合，是动态心电图检测技术向制造微小舒适记录仪和实时动态传送心电数据的方向发展，动态心电图网络已经成为实现心电图"家庭监护"的最常用的远程医疗方式之一，将来心电信息网络建设会走向社区医院及家庭，患者可以在家里得到全天候的心电监护，并在动态心电网络系统中进行可视化咨询和心脏事件的心电图自动诊断预警，并得到专业医生的信息反馈，提高心血管病的诊断与治疗质量，建立区域化心电信息管理的过程中将心电图信息统一存储将成为各级医院实施患者生命急救的基础网络。

（郭三强）

第三节　平板运动试验

平板运动试验（treadmill exercise test，TET）是一种简便、经济和相对安全的无创性检查方法，广泛应用于冠心病及其他心血管疾病的诊断与预后评价。1932 年 Goldhammer 等提出该试验通过分级运动逐渐增加心脏负荷和心率，评价冠状动脉供血情况。20 世纪 40 年代 Master 提出二级梯运动试验，20 世纪 70 年代 Bruce 提出个体目标心率概念，此后，平板运动试验得到广泛应用。1986 年 ACC/AHA 制定了首个运动试验指南，几经修订，于 2013 年在《Circulation》杂志再次公布了最新指南。

近年来，尽管冠状动脉 CT 等检测手段不断涌现，并越来越多地应用于临床，但平板运动试验因其经济安全、简便实用，可重复性等特点仍作为心血管疾病，尤其是冠心病的主要无创检查手段。

一、平板运动试验的临床应用价值

平板运动试验通过适量运动增加心脏负荷，使心肌耗氧量增加。运动过程中，心排血量比基础状态增加 4～6 倍，病变的冠状动脉不能相应增加其血流量以满足心肌代谢的需要，从而诱发心肌缺血。平板运动试验通过采集和分析患者运动过程中心电图变化，对胸痛及冠心病患者进行心肌缺血的定位和定量评估。随着运动试验的发展，TET 不仅可以检测冠状动脉阻塞的情况、评估心血管风险程度，还可以评价疗效、预后，指导康复治疗。其临床应用包括以下几方面：

（1）检测有胸痛症状或有胸痛等同症状的冠心病患者。

（2）评价冠心病患者冠状动脉血管解剖和功能的严重程度。

（3）预测心血管事件和全因死亡。

（4）评价冠心病患者心脏功能和运动耐量。

（5）评价与运动相关症状。

（6）评价心脏变时能力、心律失常和对植入装置治疗的反应。

（7）评价介入治疗的效果。

二、平板运动试验的实施

为保证平板运动试验的顺利实施，首先应掌握适应证、禁忌证，做好试验前各项准备，根据患者年龄和病情选择合适的运动方案，运动过程中密切监测患者的血压和心电图的变化，遇到异常情况立即终止试验并实施抢救。

（一）平板运动试验的安全性

虽然平板运动试验是安全的，但仍有一些急性心肌梗死和死亡的报告。研究证实平板运动试验冠心病患者死亡率 0%～0.06%，急性心肌梗死的发生率 0.02%～0.1%，但这些数据会随着测试人群的患病率和潜在冠心病的严重程度的变化而变化。急性心肌梗死后未行血运重建患者及恶性室性心律失常患者危险性更大。因此，运动前，应该对患者进行严格筛查，掌握适应证和禁忌证。运动中，认真监测记录不同强度运动级别 ST 段的改变和胸痛时的心电图、血压和心率，避免出现并发症。运动中常见的并发症包括心源性和非心源性。

（1）心源性：心动过缓、心动过速、急性冠状动脉综合征、心力衰竭、高血压、昏厥和休克、死亡。

（2）非心源性：骨骼肌外伤、软组织损伤；严重乏力、头晕、身体疼痛、痛觉减退。

运动后应继续监测 6～8min 或待患者血压、心率恢复和 ST 段接近基线水平。部分严重心律失常有时发生在运动终止后，因此运动后的严密监测对于保证患者的安全是非常必要的。

（二）平板运动试验的禁忌证

平板运动试验的禁忌证包括绝对禁忌证和相对禁忌证。2013 年《ACC/AHA 运动试验指南》推荐的绝对禁忌证和相对禁忌证如下：

1. 绝对禁忌证

（1）急性心肌梗死（2 天内）。

（2）高危不稳定型心绞痛。

（3）引起血流动力学障碍的不能控制的心律失常。

（4）感染性心内膜炎。

（5）引起症状的严重主动脉瓣狭窄。

（6）失代偿性心力衰竭。

（7）急性肺栓塞。

（8）急性非心源性可影响运动或被运动加重的异常情况（如感染、肾衰竭、甲状腺功能亢进）。

（9）急性心肌炎或心包炎。

（10）身体缺陷不能进行平板运动试验。

2. 相对禁忌证

（1）冠状动脉左主干狭窄。

（2）中度或重度主动脉瓣狭窄。

（3）不能控制心室率的心动过速。

（4）梗阻性肥厚型心肌病。

（5）高度及完全性房室传导阻滞。

（6）近期有卒中病史或有短暂性脑缺血发作病史。

（7）精神障碍不能合作者。

（8）静息血压 >200/110mmHg。

（9）显著贫血、严重电解质紊乱、高血压等。

（三）平板运动试验前准备

为确保 TET 的安全性，减少干扰误差，描记到正确的心电图，应做好以下准备工作：嘱患者试验前 3h 禁食、禁烟；某些药物，尤其是 β 受体阻滞剂可干扰试验结果，如果情况允许，建议停用至少 24h；简要询问病史和体检；向患者进行详细的解释，说明检查过程、危险性和可能的并发症，签署知情同意书；记录受试者休息时标准 12 导联卧位心电图；记录立位心电图和血压，以除外血管调节异常和体位改变所致的 ST 段压低。

电极放置的位置直接影响 ST 段斜率和振幅。平板运动试验前嘱患者取仰卧位记录仰卧位心电图（图 2-14），将前臂的电极尽量接近肩，腿部电极尽量接近脐。这样便于与标准 12 导联心电图进行比较。

（四）平板运动试验方案

运动方案的选择必须结合试验的目的和患者的情况。运动试验方案包括 Bruce 方案、改良 Bruce 方案、Cornell 方案、Naughton 方案、Balke 方案等。每个方案均包括三个阶段：热身运动（低负荷）、负荷量逐渐增加的分级运动、运动终止恢复期。

目前应用最广泛的是 Bruce 方案（表 2-6），它是一种变速变斜率运动，其运动 1 级能量消耗相当于 4~5 个代谢当量（metabolic equivalent，MET），IMET 即休息时每分钟每千克体重耗氧的毫升数，约为 3.5mL/（kg·min）氧耗量。此做功负荷相当于纽约心脏协会心功能分级（NYHA 分级）的Ⅱ、Ⅲ级。运动 2 级相当于 7METs，运动 3 级相当于 10~11METs，运动 4 级相当于 13~14METs。

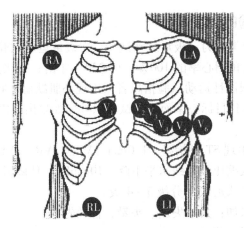

图 2-14 12 导联心电图电极位置

RA：右上肢；LA：左上肢；RL：右下肢；LL：左下肢，放置部位如图所示。$V_1 \sim V_6$ 为胸导联

表 2-6 经典的 Bruce 方案和改良的 Bruce 方案

功能分级	临床表现				MET	平板运动方案			
						改良 Bruce 方案		经典 Bruce 方案	
						每级 3min		每级 3min	
						速度	坡度	速度	坡度
正常和Ⅰ级	健康（取决于年龄、活动）					6	22	6	22
						5.5	20	5.5	20
						5	18	5	18
					16				
					15				
					14	4.2	16	4.2	16
					13				
					12				
					11	3.4	14	3.4	14
		休息时正常			10				
					9				
					8				
					7	2.5	12	2.5	12
Ⅱ级					6				
					5				
Ⅲ级			受限	有症状	4	1.7	10	1.7	10
					3	1.7	5		
					2	1.7	0		
Ⅳ级					1				

注：速度单位：英里/小时（1 英里/小时 =0.45m/s）；坡度单位：%，百分数级别。

试验过程中逐渐增加运动量，每 3min 增加 1 级，并相应增加坡度，直到达到目标心率后，立即停止运动并测量卧位或者坐位血压，每 2min 1 次，同时记录即刻 2min、4min、6min 心电图，直至恢复正常。Bruce 方案氧耗量值及做功递增量较大，心功能差或病重患者不易耐受。运动能力稍差的患者可应用改良 Bruce 方案（表 2-6）。根据 TET 所测得的代谢当量可判断患者心功能分级。表 2-6 中的功能分级与纽约心脏协会心功能分级一致。

（五）终止平板运动试验的指征

平板运动试验按运动负荷分类分为：极量运动试验、次级量运动试验和症状限制性运动试验。极量运动试验是指目标心率达按年龄预测心率的100%，即220－年龄；次极量运动试验指目标心率达极量运动心率的85%~90%；症状限制性运动试验指患者因出现心肌缺血症状或证据而终止运动。

在运动过程中，除了因为达到目标心率而终止试验以外，如果出现以下情况，也应立即停止试验。

1. 终止试验的绝对指征

（1）无病理性Q波的导联出现ST段抬高>1.0mm（V_1及aVR、aVL导联除外）。

（2）随运动负荷的增加，收缩压较基线水平下降>10mmHg，伴随其他缺血证据。

（3）中至重度心绞痛（加拿大心绞痛分级3~4级）。

（4）出现中枢神经系统症状如：共济失调、头晕、昏厥先兆。

（5）灌注不良的征象：发绀、苍白。

（6）持续室性心动过速或者其他心律失常，如二度或者三度房室传导阻滞。

（7）心电图及血压监测出现技术故障。

（8）患者要求终止试验。

2. 终止试验的相对指征

（1）相邻两个导联的ST段在J点后60~80ms，水平或下斜型下降>2mm。

（2）随运动负荷的增加，收缩压较基线水平下降>10mmHg，不伴随其他缺血证据。

（3）进行性胸痛。

（4）疲乏、气短、耳鸣、腿痉挛或跛行。

（5）除持续性室性心动过速外的其他心律失常，如多形性室性早搏、短阵室速、室上性心动过速、有可能导致更复杂的心律失常或者导致血流动力学不稳定的心动过缓。

（6）血压增高［收缩压>250mmHg和（或）舒张压>115mmHg］。

（7）出现不能即刻与室性心动过速相鉴别的束支传导阻滞。

三、平板运动试验的诊断价值

对147项运动试验相关报道进行Meta分析，显示TET检测CAD的敏感性为23%~100%，平均为68%，特异性为17%~100%，平均为77%。

TET的敏感性受疾病严重程度和抗心绞痛药物等因素影响。对于潜在的患者群，该试验具有更高的敏感性。例如，平板运动试验在三支病变患者中的敏感性高于双支病变患者，在双支病变患者中的敏感性高于单支病变患者。

TET的特异性受药物如地高辛、运动前心电图、左室肥厚的影响。与男性相比，平板运动试验对女性患者诊断的特异性有所降低。在有胸痛症状的中高危患者中，平板运动试验对于冠状动脉造影证实冠状动脉狭窄超过50%的患者的特异性高，敏感性低。Nieman等选取了471例稳定型心绞痛患者，其中98例进行了血管造影检查，比较了TET与冠状动脉CT的诊断价值。结果提示冠状动脉CT有更好的敏感性而TET有更好的特异性。

临床工作中，以下因素会造成试验结果出现假阳性和假阴性。

1. 假阳性的常见原因

（1）药物，如洋地黄、抗抑郁药。

（2）主动脉瓣严重狭窄、二尖瓣脱垂。

（3）左室肥厚劳损、主动脉瓣及二尖瓣反流。

（4）心肌病、预激综合征。

（5）自主神经功能失调、过度换气等。

（6）代谢影响，如饱食、低血钾等。

（7）贫血、中度高血压、严重缺氧。

2. 假阴性的常见原因

（1）药物：如 β 受体阻滞剂。

（2）陈旧性心肌梗死使 ST 段向量改变或受到室壁瘤 ST 段抬高的影响。

（3）右室肥厚或完全性右束支传导阻滞。

（4）单支病变或有侧支循环。

四、平板运动试验的影响因素

（1）药物

1）β 受体阻滞剂：可降低达到出现缺血的心率 – 压力乘积，使患者具有较高的运动耐力而较少出现 ST 段压低和心绞痛，从而导致诊断准确性降低。

2）洋地黄：在正常或 CAD 患者中，洋地黄可以诱发或使 ST 段压低加重，洋地黄导致的 ST 段改变，其 QT 间期正常。而缺血、I 类抗心律失常药、电解质紊乱等其他原因导致的 ST 段改变，其 QT 间期延长。停用洋地黄后，运动诱发的 ST 段压低仍可持续 2 周。

3）利尿剂：绝大多数利尿剂对心率和心脏活动几乎没有影响，但因减少血容量和血压，导致低钾血症，从而引起肌肉疲劳、室性早搏，偶尔也可导致 ST 段压低。

（2）激素

1）月经周期：有报道月经周期对冠状动脉正常女性的运动心电图有影响。一项研究报告提示黄体期 ST 段压低更频繁、运动时间更短。GrzyboWski 等发现 ST 段压低出现的时间与雌二醇/黄体酮比存在正相关（r = 0.29），即雌二醇/黄体酮比越高，ST 段压低出现的时间越早。此外，心绞痛、缺血的女性在很低运动量时就能诱发 ST 段压低，在卵泡早期能更早地记录到 ST 段压低，这可能与体内雌激素水平降低有关。

2）外源性性激素：口服避孕药的女性更容易在运动时出现心电图异常。采用雌孕激素双联治疗的妇女运动时出现异常心电图的假阴性率高于雌激素单联治疗的妇女。雌激素引起的 ST 段异常改变仍有待进一步探究。

五、平板运动试验报告的解读

目前国内、外公认的平板运动试验阳性标准：①出现胸痛的症状。②以 R 波为主波的相邻两个导联 ST 段在 J 点后 80ms 水平或下斜型压低≥0.1mV，持续 2min。若运动前有 ST 段压低，应在原基础上出现上述改变。ST 段下斜型压低比水平或上斜型压低更有意义。ST 段压低的各种形式如图 2 – 15 所示。

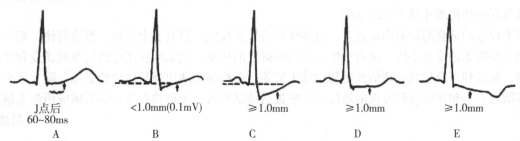

J点后
60~80ms
A　　　＜1.0mm(0.1mV)　　　≥1.0mm　　　≥1.0mm　　　≥1.0mm
A　　　　　B　　　　　C　　　　　D　　　　　E

图 2 – 15　平板运动试验中 ST 段压低的各种类型

A. 无 ST 段压低；B. J 点后 ST 段压低；C. ST 段上斜型压低；D. ST 段水平型压低；E. ST 段下斜型压低

分析平板运动试验报告时，除了判断试验结果阳性、阴性外，还需关注：是否完成平板运动试验，未完成的原因；运动总时间；心率、收缩压峰值乘积是否 >18 000；有无症状及心电图改变，两者共存更有价值；ST 段下降的形态、导联、出现及持续的时间；有无其他因素影响心电图改变；有无非心电图异常反应（心率和血压）。

平板运动试验对明确冠状动脉病变程度有一定的提示作用，以下列举了提示冠状动脉多支病变的参数：

（1）症状限制性运动试验运动耐量<6METs。

（2）运动达峰时收缩压（SBP）不能达120mmHg，或SBP下降>10mmHg。

（3）ST段下降>2mm，呈下斜型，出现早，持续>5min，出现改变的导联广泛。

（4）除aVR导联外出现运动诱发的ST段抬高。

（5）运动中出现心绞痛。

（6）出现持续或有症状的室性心律失常。

六、平板运动试验的预后价值

近些年研究显示，平板运动试验在评价心血管患者预后方面同样具有重要价值。

（1）Duke评分：研究显示，Duke评分系统与冠状动脉病变严重程度有显著相关性，且不受性别因素的影响。Duke评分被用来预测患者死亡的风险，它综合了运动时间、ST段下移和运动中出现的心绞痛的症状和性质。Duke评分=运动时间-（5×ST段偏移）-（4×心绞痛指数）。运动时间的单位为分钟。运动诱发的ST段偏移指任一导联最大ST段净偏移，单位为毫米。心绞痛指数计算方法：无胸痛发作=0分，出现胸痛发作=1分，因胸痛发作而停止运动=2分。Duke评分范围：低危≥5；中危-11~+5；高危≤-11。平板运动试验Duke评分是评估运动耐量、心绞痛的独立因子。Manini等发现，对于低危急诊胸痛患者，Duke评分对30天无事件生存率有较好的阴性预测价值。

（2）心肌梗死后评价：平板运动试验可评价心肌梗死后患者的预后。以下列出了心肌梗死后提示患者预后不良的指标：

1）缺血性ST段压低>1mm，特别是在低运动水平或存在代偿性心功能不全时。

2）运动耐量<5METs。

3）血压反应不足（峰收缩压<110mmHg或较静息水平升高<30mmHg）。

（3）慢性缺血性心脏病的预后评价：在已经被证实患有冠心病的患者，平板运动试验可以检出高危和低危患者。通常在较低的运动水平出现心绞痛症状及明显的ST段压低为高危（年死亡率>5%），运动能力>5METs的患者为低危（年死亡率<1%）。Bourque等研究证实运动耐量超过10METs的患者出现心肌缺血的可能性小。

（4）冠状动脉血管再成形术后评价：平板运动试验可评价冠状动脉旁路移植术（coronary artery bypass graft，CABG）患者的预后，CABG术后晚期（>5年）的运动试验，其诊断和判断预后价值均高于较早进行的运动试验。另外，平板运动试验还可评估心脏瓣膜疾病，用于制定运动量、复制运动诱发的症状以及评估药物或外科干预的反应。

虽然平板运动试验的影响因素较多，敏感性和特异性较低，但其安全有效、经济简便，至今仍为心血管疾病重要的无创检查手段。随着平板运动试验研究的积累，其临床应用已经从单纯诱发和诊断冠状动脉疾病，发展到评价疗效、评估预后和指导康复等。近些年不断出现新的评价指标，确立了平板运动试验在诊断冠心病和评价预后方面的地位，使平板运动试验这一无创检查方法的临床应用越来越广泛。

（吴建林）

第四节　起搏心电图

起搏器植入人体之后，在心脏自身的激动起源点之外又引入了新的激动起源而使心电图表现更为复杂。这主要表现在以下几方面：①起搏电极的位置影响心肌除极和复极顺序，使起搏的心电波形发生变化；②起搏器的计时周期可影响患者自身节律，而患者的自身节律反过来也可以影响起搏器的计时，两者相互作用，使心电的节律变化复杂；③起搏器生产厂家不断推出新的自动功能，使心电图表现复杂多变；④如果起搏器发生故障或患者出现了心律失常，则更增加了心电图表现的复杂性。为了准确分析起搏心电图,需要了解患者所植入的起搏器的生产厂家、类型、技术特点及程控参数。

一、起搏心电图的基本表现

起搏器通过连接在心内膜上的起搏电极发放足够的电能,使心脏除极而达到起搏的目的。这种来自于脉冲发生器的电能引起心肌除极称为"起搏夺获"。

(一)起搏脉冲

分析起搏心电图时,首先要寻找起搏器发放的钉样信号,它代表着起搏器发放的一次起搏脉冲。起搏器输出脉冲在体表心电图表现为一条窄而垂直的线,称为"钉样信号"或"起搏刺激信号"。通常情况下起搏脉冲持续 0.3~0.4ms,但由于极化电位影响,体表心电图中的钉样信号的宽度可达数十毫秒。钉样信号的极性呈"直立""倒置"或"正负或负正双向"。起搏脉冲信号分为双极脉冲和单极脉冲,前者振幅较低而后者振幅较高(图 2-16)。

心电图机阻尼、脉冲衰减等均可影响钉样信号的形态。描记动态心电图(即 Holter)时,原来的磁带式(模拟信号)描记仪可以真实还原记录起搏刺激信号,新型的数字采样式描记仪则要求采样达到1 000Hz,否则采样频率过低时起搏刺激信号可能缺失而影响阅图及分析。

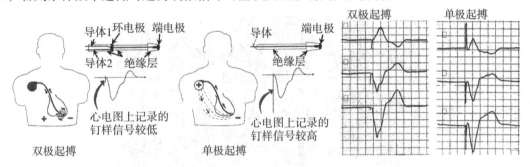

图 2-16　双极起搏与单极起搏"起搏刺激信号"的心电图表现差别及形成原因

(二)起搏夺获的判断

起搏脉冲能否有效地夺获相应心腔,需要观察钉样信号后是否立即出现除极波(心房波或心室波)来判断。心室是否被起搏夺获,主要依靠心室波的额面心电轴变化以及图形变化来确定。心房是否被起搏夺获,可以直接观察钉样信号后是否紧跟随有心房除极波,如果患者存在自身房室传导功能,也可以通过观察心房起搏能否通过房室结下传引起自身心室除极来确定。

1. 心室起搏夺获的心电图表现

(1)右心室心尖部起搏夺获的心电图特点(图 2-17):①QRS 波群呈类左束支传导阻滞(LBBB)伴左前分支阻滞样改变;②额面心电轴左偏(指向左上象限)-30°~-90°,Ⅰ 导联波群呈巨 R 形,Ⅱ、Ⅲ、aVF 导联呈宽 QS 形,aVL 导联为振幅最大的直立偏折波;③左胸导联也呈宽阔的 QS 波样而不符合典型 LBBB 图形,个别情况也可出现左胸导联以 R 波为主。

(2)右心室流出道起搏夺获的心电图特点(图 2-18):①QRS 波群呈类左束支传导阻滞型;②额面心电轴正常,如果电极向肺动脉瓣偏移时电轴右偏,Ⅱ、Ⅲ、aVF 导联的 QRS 波群主波向上;③胸前导联的 QRS 波群形态与右心室心尖部起搏相似。

(3)左心室起搏夺获的心电图特点:①QRS 波群呈类右束支传导阻滞型;②额面心电轴多数右偏;③V_1~V_3 导联呈特征性高 R 波。

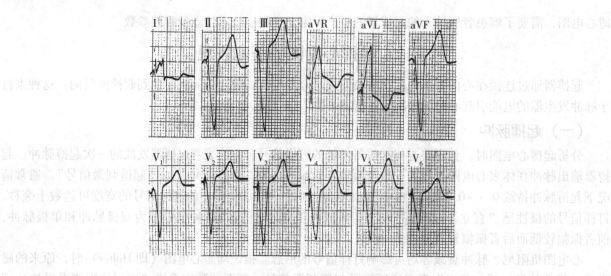

图 2-17　右心室心尖部起搏夺获心电图

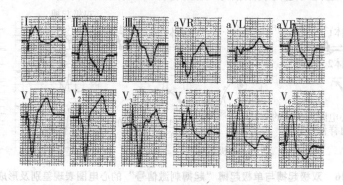

图 2-18　右心室流出道起搏夺获心电图

2. 心房起搏夺获的心电图表现

（1）高位右心房起搏夺获的波形特点：①起搏的 P' 波形态与窦性 P 波相似；②Ⅱ、Ⅲ、aVF 导联 P' 波直立，aVR 导联倒置；③胸前导联起搏 P' 波正向部分较窦性 P 波振幅更低或倒置。

（2）低位右心房起搏夺获的波形特点：Ⅱ、Ⅲ、aVF 导联起搏的 P' 波倒置，而 aVL、aVR 导联直立。

二、起搏模式

描记一份起搏心电图后，首先应确定起搏器的工作模式（方式），才可能进一步判断心电图是否正常。不同起搏模式正常工作时的心电图表现不同。

（一）起搏模式的编码规则

起搏模式是反映起搏器基本功能状态的参数，临床采用北美起搏电生理学会（NASPE）和英国起搏电生理学会（BPEG）制定的 NBG 起搏器编码中的前 3 位表示，有频率应答功能者在第 4 位加注"R"表示。第 1 位注释起搏的心腔，A、V 分别代表心房、心室，D 代表心房心室均可起搏；第 2 位注释感知的心腔，A、V 分别代表心房、心室，D 代表心房心室均可感知；第 3 位注释感知后的反应方式，T、I、D、O 分别代表感知后触发、感知后抑制、感知后触发＋抑制、无感知功能。

（二）单腔起搏器的基本工作模式

1. VOO 模式　心室起搏而无感知功能。心电图表现起搏脉冲按固定频率发放，自身心搏包括心房波和心室波对其均无影响，钉状刺激信号后可跟随宽阔畸形的 QRS 波群（即起搏夺获心室），当自身心律的频率快于起搏频率时可能产生竞争（图 2-19）。

2. AOO 模式 心房起搏而无感知功能。心电图表现为起搏脉冲按固定频率发放，自身心搏包括心房波和心室波对其均无影响，钉状刺激信号后可跟随起搏夺获的 P 波。夺获的心房波可下传心室，亦可不下传心室。

3. VVI 模式 起搏并感知心室，感知后抑制起搏脉冲的发放。心电图特点是仅有心室起搏脉冲，自身心室波可以重整基础起搏间期，自身的心房波对脉冲的发放无影响。从图 2－20 可以看出起搏脉冲按需发出，其距离前面感知到的 QRS 波群（窦性下传或室性早搏）或起搏脉冲的时间等于基础起搏间期。

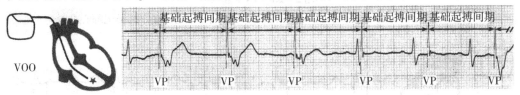

图 2－19　VOO 起搏

（左图中 ★ 代表起搏功能，VP：心室起搏）

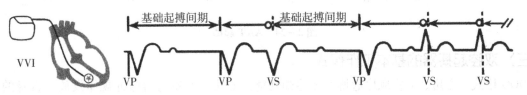

图 2－20　VVI 起搏模式示意

（左图中 ★：起搏，O：感知，VP：心室起搏，VS：心室感知，以下同）

4. AAI 模式 起搏并感知心房，感知后抑制起搏脉冲的发放。心电图特点是仅有心房起搏脉冲，起搏脉冲距离前面感知到的 P 波（窦性或房性期前收缩）或起搏脉冲的时间等于基础起搏间期。自身心房波可以重整基础起搏间期，有无自身的 QRS 波群对其无影响（图 2－21，图 2－22）。

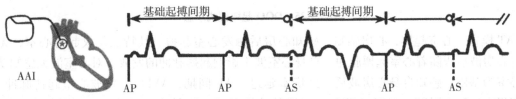

图 2－21　AAI 起搏模式示意

（AP：心房起搏，AS：心房感知，以下同）

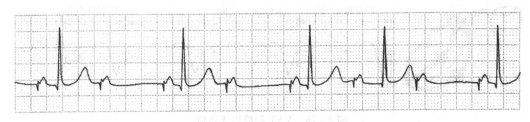

图 2－22　AAI 起搏伴二度房室传导阻滞

心房起搏脉冲按时发放并夺获心肌形成规律的心房波，心房波与心室波的比例为 2∶1 或 3∶2

5. VVT 模式 起搏并感知心室，感知后触发起搏脉冲的发放。心房波对起搏脉冲的发放无影响。当自身心室率快于基础起搏频率时，起搏器感知到心室波后发放起搏脉冲，心电图表现为刺激信号叠加于 QRS 波群上。若在基础起搏间期内未感知到自身 QRS 波群，则在计时结束时发放起搏脉冲，在钉样信号后可见夺获的心室波（图 2－23）。

6. AAT 模式 起搏病感知心房，感知后触发起搏脉冲的发放。心室波对起搏脉冲的发放无影响。当自身心房率快于基础起搏频率时，起搏器感知到 P 波后发放起搏脉冲，心电图表现为刺激信号叠加于 P 波上（图 2－24）。若基础起搏间期内未感知到自身 P 波，则在计时结束时发放起搏脉冲，在钉样信号后可见夺获的心房波。

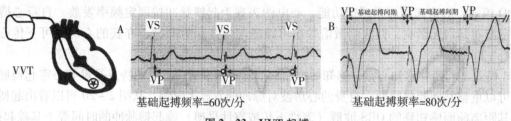

图 A、B 分别为同一位患者在 VVT 起搏模式下不同基础起搏频率时描记的心电图

图 2 - 23　VVT 起搏

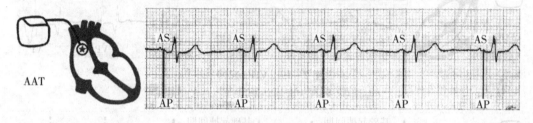

图 2 - 24　AAT 起搏

（三）双腔起搏器的基本工作模式

1. DOO 模式　心房、心室顺序起搏，无感知功能。心房、心室起搏脉冲规律发放，自身的心房波和心室波对其无影响（图 2 - 25）。

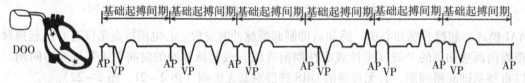

图 2 - 25　DOO 起搏模式示意

2. VAT 模式　心室起搏，心房感知，感知心房后触发心室起搏。其特点是仅起搏心室，无心房起搏，自身心房波后跟随着心室起搏脉冲。自身心室波不影响起搏脉冲的发放。对心室波无感知功能。其计时以心室为基础。感知自身心房波后，经房室延迟（AV 间期，AVI）后发放心室起搏脉冲，若 AV 间期结束仍未达到上限频率间期（URI），起搏脉冲推迟至 URI 结束时发放；若下限频率间期（LRI）结束时 AV 间期计时未结束，仍按时发放起搏脉冲（图 2 - 26）。

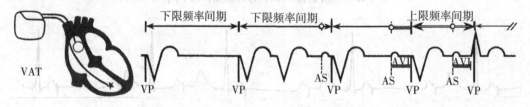

图 2 - 26　VAT 起搏模式示意

3. VDD 模式　心室起搏，心房心室感知，心房感知后触发心室起搏脉冲，心室感知后抑制心室起搏脉冲。心电图特点是仅起搏心室，自身心房波后可跟随心室起搏脉冲（图 2 - 27）。无感知心房事件时的起搏脉冲距前一心室波的间期等于下限频率间期。感知自身心房波后，经房室延迟（AV 间期）后发放心室起搏脉冲，若 AV 间期结束仍未达到上限频率间期（URI），起搏脉冲推迟至 URI 结束时发放；若下限频率间期（LRI）结束而 AV 间期计时未结束，则等 AV 间期计时结束时发放起搏脉冲。自身心室波出现后重整下限频率间期。

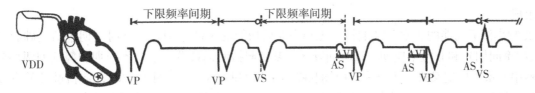

图 2-27　VDD 起搏模式示意

4. DVI 模式　心房心室顺序起搏，心室感知，感知后抑制起搏脉冲发放，可分为制约式 DVI 起搏和非制约式 DVI 起搏。制约式 DVI 的特点是心房无感知功能，自身心房波不影响起搏脉冲的发放；在 AV 间期内不感知心室，心房心室起搏脉冲成组发放（即心房脉冲发放后，无论 AV 间期内有无自身心室波都发放心室脉冲）。非制约式 DVI 的特点是心房无感知功能，自身心房波不影响起搏脉冲的发放；AV 间期内心室有感知功能（空白期除外）。图 2-28 是以改良的心房为基础计时方式的 DVI 工作示意图，无自身心室波的情况下，心房起搏脉冲的间期等于下限频率间期；感知到自身心室激动重整心房逸搏间期，等于下限频率间期减去 AV 间期。心电图的一个心动周期中可仅见到一个心房脉冲信号，也可同时见到心房心室两个脉冲信号，或者无脉冲信号。

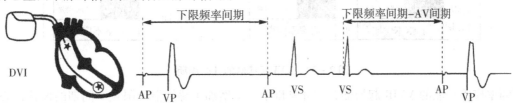

图 2-28　非制约式 DVI 起搏模式示意

5. DDI 模式　心房心室顺序起搏、心房心室感知，感知后抑制脉冲的发放。其心电图表现有下列情况：①自身心房心室频率都低于下限频率（基础频率）时，心房心室顺序起搏；②心室事件（感知或起搏）除了启动下一个下限频率间期的计时，同时还开始 VA 间期计时，计时结束时仍未感知到自身心房波则发放心房脉冲，在随后的 AV 间期（相当于下限频率间期）结束时亦未感知到自身 QRS 波群则发放心室脉冲，若感知到自身 QRS 波群则抑制心室脉冲的发放，同时开始下一个计时周期（图 2-29）。即 DDI 模式工作时，上限频率间期和下限频率间期均等于基础起搏间期。

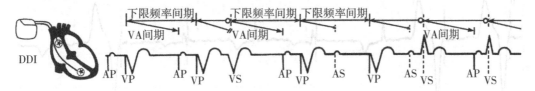

图 2-29　DDI 起搏模式示意

三、起搏器计时周期与心电图

起搏器计时周期是起搏器发放脉冲或感知自身激动后至下一次发放脉冲的时间间隔。它包括了一个完整起搏周期中所有可能的变化：从起搏（或感知）的心房激动到下一次心房激动（可以是起搏的，也可以是感知的）的时间，或者从起搏（或感知）的心室激动到下一次心室激动的时间。现代起搏器的计时周期又可以进一步分为不同的时段：警觉期、不应期、空白期、噪声采样期、房室间期（AVI）与交叉感知检测窗等。特定的计时器一旦启动后，有两种结局：①一直运行到周期完成而发放一个起搏脉冲和（或）启动另一个计时周期；②被心脏的自身激动重整而重新开始计时。

（一）单腔起搏器的计时周期与心电图

固率型（AOO 或 VOO）起搏器仅有一个计时周期即基础起搏间期，由于没有感知功能，计时周期不被任何自身事件所重整。按需抑制型（AAI 或 VVI）起搏器的计时周期由基础起搏间期和不应期及警觉期所组成。

1. 无频率滞后功能的正常 VVI 起搏　无频率滞后功能的 VVI 起搏器的计时周期包括基础起搏间期（即下限频率间期）和心室不应期。按时间顺序，基础起搏间期被分成心室不应期和警觉期两部分。现代起搏器中心室不应期又进一步分为空白期和噪声采样期两个时段（图 2 - 30）。起搏脉冲的发放或警觉期内的感知心室事件都会同时启动基础起搏间期和心室不应期。如果没有感知事件，相邻的两个起搏脉冲的间期就是基础起搏间期。如果出现了警觉期内的感知事件，基础起搏间期计时被提前中断而发生重整，起搏脉冲将延迟到下一个基础起搏间期计时结束时才发放。在空白期内起搏器无感知功能；在噪声采样期内起搏器具有感知功能，但所感知的事件不会重整下限频率间期而是延长心室不应期。

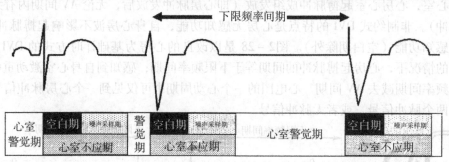

图 2 - 30　VVI 起搏器的计时周期

具有频率应答功能的 VVIR 起搏器，在此基础上，又增加了感知器上限频率间期的设置，心室起搏事件或在心室警觉期内的感知事件将启动心室不应期和感知器驱动频率间期（后者取代了下限频率间期）。

VVI 功能正常是指心室起搏功能和感知功能均正常。起搏功能正常是指起搏器按一定的周期、电压、脉宽发放刺激脉冲使心脏除极，这是起搏器的基本功能。心电图表现为按一定周期发放的起搏脉冲后有相应的宽大畸形 QRS 波群。感知功能正常则指心室的自身激动（除极波）可以被感知并抑制起搏脉冲的发放，心电图表现为自身心室激动后无起搏脉冲，而在其后间隔一个基础起搏间期后才出现起搏脉冲（图 2 - 31）。

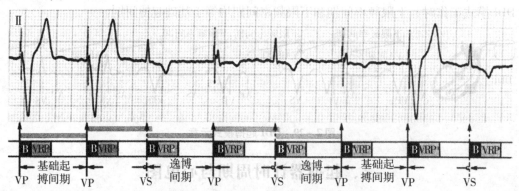

图 2 - 31　无滞后功能 VVI 正常起搏心电图

B：搏动；VRP：心室不应期（下同）

图 2 - 31 患者的自身心律为心房颤动，而基础起搏间期为 860ms（70 次/分）。自身下传的窄 QRS 波群可以抑制起搏脉冲，与其后起搏脉冲间距为 880ms。起搏信号与其前自身 QRS 波群间的时距也称为逸搏间期。无滞后功能时，逸搏间期理论上应等于基础起搏间期，但实际心电图中，逸搏间期略长于基础起搏间期，这是因为心室激动传到感知电极所在部位的心肌需要一定时间即起搏器的感知并非发生在 QRS 波群的起点。因此，可以说起搏器的感知功能良好，起搏脉冲按需发放。图 2 - 31 中第 1、2、5 个起搏脉冲后都跟随着宽大畸形的 QRS 波群，说明起搏完全夺获了心室肌。第 3、4 个起搏脉冲后 QRS 波群形态介于自身下传与完全起搏夺获心室肌的波形之间，说明一部分心室肌由自身下传的激动控制，

另一部分心室肌由起搏脉冲夺获所激动，形成了真性室性融合波。因而起搏脉冲都可以夺获心肌，即起搏功能正常。

2. 具有频率滞后功能的正常 VVI 起搏　具有频率滞后功能的 VVI 起搏器的计时周期也包括基础起搏间期和心室不应期，但增加了一个滞后频率间期（即逸搏间期）。起搏脉冲的发放会同时启动基础起搏间期和心室不应期；而警觉期内的感知心室事件则同时启动逸搏间期和心室不应期。心室单腔起搏是一种非生理性起搏，其血流动力学效应比自身下传的激动差，为了鼓励激动自身下传，起搏器在感知到自身激动时，将下次发放起搏脉冲的时间向后推迟，即逸搏间期长于基础起搏间期（图 2-32）。具有频率滞后功能的正常 VVI 起搏心电图，需要与心室过度感知相鉴别。前者表现为固定的逸搏间期；后者则不然，通过遥测起搏参数可以明确。

图 2-32 患者的基础心律为心房颤动伴 VVI 起搏，基础起搏间期为 860ms（70 次/分）。第 3 个心搏为自身下传，距前一个起搏脉冲 800ms 使起搏脉冲被抑制，并提前终止基础起搏间期计时，开始了滞后频率间期的计时，故自身的 QRS 波群距下次起搏脉冲的时距为 1 200ms（即滞后频率为 50 次/分），提示感知功能正常。起搏脉冲均能夺获心室形成宽大畸形的 QRS 波群，故起搏功能正常。

3. 感知功能异常的 VVI 起搏心电图与计时周期　起搏器感知异常主要分为感知低下（感知不良）和感知过度（超感知）。

（1）感知低下：感知低下指在起搏器感知灵敏度设置不当、电极导线发生故障（如导线断裂或电极脱位）等情况时，起搏器不能感知心室自身除极，仍按照设定的基础起搏间期发放起搏脉冲。心电图表现为起搏脉冲与其前自身 QRS 波群的间期小于基础起搏间期，而与更前的心室事件（起搏或感知）相距一个基础起搏间期（图 2-33）。感知低下严重时，可表现为无感知功能，起搏脉冲按固定频率发放（即 VOO 模式）。

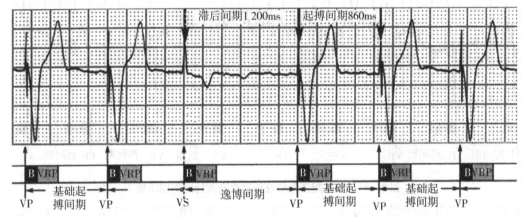

图 2-32　有滞后功能的正常 VVI 起搏心电图及其计时周期示意

图 2-33 患者的基础心律为心房颤动，基础起搏间期为 860ms。第 4 个心搏为自身下传的窄 QRS 波群（VS），由于已经脱离了心室不应期被感知，而抑制了随后的心室起搏脉冲，重整了基础起搏间期。第 5 个心搏（箭头示）亦为自身下传的窄 QRS 波群，虽然脱离了心室不应期但未能抑制随后的起搏脉冲发放，说明未被感知。其后的起搏脉冲与未被感知的 QRS 波群前面的心搏（VS）的间距等于基础起搏间期。本例心室感知后可抑制起搏脉冲发放，符合 VVI 起搏模式，但存在感知低下。除第 4 个起搏脉冲落入心室肌自身的不应期内而未夺获心室（功能性）外，其他起搏脉冲均夺获心室，表明起搏功能良好。

（2）感知过度：起搏感知过度是指起搏器感知到心室除极波以外的信号而抑制起搏脉冲的发放。引起感知过度的干扰源可分为外源性因素和内源性因素，前者包括交流电、电磁信号和静电磁场等；后者包括肌电信号、T 波和极化电位。感知过度的心电图表现为起搏暂停或起搏间期延长（图 2-34）。

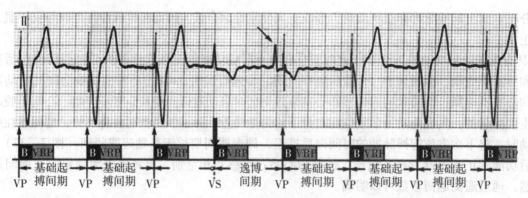

图2-33　VVI起搏时感知低下的心电图及其计时周期示意

图2-34患者心室起搏的基础间期为850ms。在连续3个心室起搏夺获之后出现长达3 200ms的长间歇，说明心室存在感知过度，连续感知到肌电干扰而抑制起搏脉冲的发放。示意图中前两个感知事件仅为示意，其实际出现的位置和数量无法确定，根据长间歇后的第1个起搏脉冲，仅能判断出其前850ms处一定出现了心室感知事件。发放的起搏脉冲均能夺获心室，说明起搏功能良好。

（3）感知过度导致假性感知低下：有时心室感知过度时，非心室除极信号使起搏器发生节律重整，重新启动基础起搏间期和心室不应期，使随后出现的心室自身激动落入起搏器的不应期内而不被感知，心电图表现为起搏脉冲与其前的自身QRS波群的间期小于基础起搏间期，但与更前的心室事件（感知或起搏）的时距≥基础起搏间期（图2-35）。

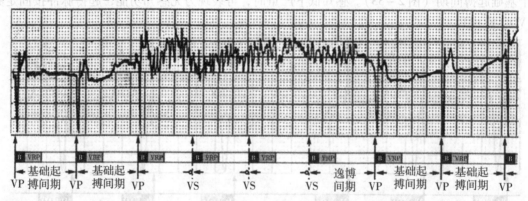

图2-34　VVI起搏时的感知过度及其计时周期示意

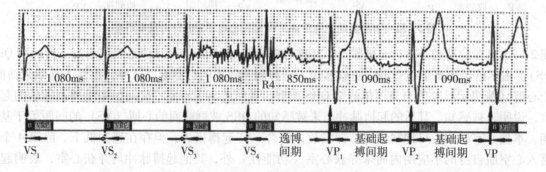

图2-35　VVI起搏时感知过度导致的假性感知低下及其计时周期示意

图2-35中前4个QRS波群为自身下传，RR间期为1 080ms。后3个QRS波群为心室起搏夺获，基础起搏间期为1 090ms。第1个心室起搏脉冲（VP1）与第4个自身下传的QRS波群（R_4）的间期为850ms，短于基础起搏间期，说明起搏器未感知到R_4。VP_1的发放说明其前1 090ms处应有一个心室感知事件（VS_4），自VP_1往回测量1 090ms可以发现起搏器感知到的是肌电干扰。由于心室感知事件启动了心室不应期（VRP），使随后的QRS波群（R_4）落入其中，而不被感知。所以此份心电图提示心

室感知过度并导致假性感知不良（也可称为功能性感知不良）。起搏脉冲均能夺获心室，即起搏功能正常。

4. 起搏功能异常的 VVI 起搏心电图与计时周期　起搏功能异常是指间歇性或持续性出现起搏脉冲不能按时发放，或发放后不能引起心室除极波，心电图表现为起搏间期长于基础起搏间期或逸搏间期，或起搏脉冲后无 QRS 波群。广义上感知过度、起搏脉冲电压过低或起搏阈值升高以及电极因素等均可以导致起搏功能异常；狭义上则不包括感知过度。

（1）起搏脉冲电压过低（或起搏阈值升高）导致起搏失夺获：当心肌的起搏阈值升高或起搏脉冲电压相对较低时，虽然发放的起搏脉冲已经脱离了心肌的不应期，但仍不能夺获心室使其除极，心电图表现为起搏脉冲后无被激发除极的 QRS 波群（图 2-36）。

心肌的起搏阈值升高可见于心肌局部发生炎症、水肿、纤维化或药物作用等情况。起搏脉冲电压低，可能是参数设置过低或者由于电池耗竭（虽然参数设置不低但实际输出的电压下降）。起搏器因素中电池耗竭最常见。电池耗竭时，首先出现起搏器的磁铁频率降低，以后出现基础起搏频率降低、起搏脉宽增加、感知及起搏功能障碍，最后，起搏器功能可完全终止。

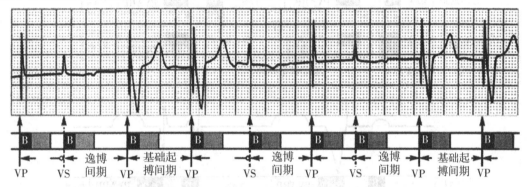

图 2-36　VVI 起搏失夺获心电图及其计时周期示意

基础心律为窦性心动过缓、房室交接区逸搏伴 VVI 起搏，基础起搏间期为 850ms。第 2、3、5、6 个起搏脉冲后有宽大畸形的 QRS 波群，第 1、4 个起搏脉冲之后无 QRS 波群，其中第 4 个起搏脉冲距离前面的自身 QRS 波群的间期为 860ms，此时心室肌已脱离不应期，故为起搏功能障碍失夺获。图中 3 个自身 QRS 波群均被感知而重整基础起搏间期，即感知功能良好

（2）电极因素导致起搏失夺获：由于电极脱位、电极导线断裂、导线绝缘层破裂以及电极导线与起搏器插口松动，都可能导致间歇性或永久性起搏功能障碍，可伴有感知功能异常。

（二）双腔起搏器的计时周期

双腔起搏器的计时周期比单腔起搏器更复杂，这里以 DDD 起搏器为例进行分析。总体上，DDD 起搏器的基本计时周期包括下限频率间期、上限频率间期、房室间期（AV 间期）以及心房、心室的各段不应期（图 2-37）。以心房为基础的计时中，在起搏或感知（警觉期内）的心房事件将启动下限频率间期、AV 间期和心房空白期，而起搏或感知（警觉期内）的心室事件将启动心室不应期、心室空白期、心室后心房不应期（PVARP，通常为 200~350ms）、心室后心房空白期（PVAB，通常 100ms±30ms）以及上限频率间期。心房的总不应期 = AV 间期 + PVARP。一旦 PVARP 计时完毕，则启动心房警觉期，落入其间的自身 P 波应该被感知并启动新的 AV 间期。心室不应期（通常 250~330ms）由空白期和噪声采样期两个时段组成。在空白期内起搏器无感知功能；在噪声采样期内所感知的事件不会抑制心室脉冲的发放而是启动新的心室不应期。起搏器的心房、心室两个通道彼此独立，又相互联系，AV 间期是连接两个通道的纽带。AV 间期内无感知事件时，计时完成则发放心室脉冲。为了预防心室通道感知到心房输出脉冲信号，起搏的心房事件还会启动心室通道的空白期，被称为心房后心室空白期（PAVB），通常 12~50ms。PAVB 计时结束时将启动一个交叉感知窗（CDW），在交叉感知窗内心室通道具有感知功能，所检测到的信号不抑制脉冲发放而是触发心室脉冲，但发放时间提前，AV 间期特征性缩短到 100~120ms，即心室安全起搏（又称非生理性房室延迟）。

图 2 - 37 显示了 DDD 起搏的四种组合的计时周期情况。图 2 - 38 所示的为房性期前收缩引起的上限频率反应，在心房通道的警觉期内感知到房性期前收缩将启动 AV 间期，如果 AV 间期计时结束时上限频率间期计时未结束，则心室起搏脉冲延迟到上限频率间期结束时才发放，这样可以保证心室起搏频率不会高于上限频率。

图 2 - 39 显示在起搏器定义的室性期前收缩（PVC）之后的计时周期现象。因为首先感知到的是心室事件（自身 R 波），所以不启动 AV 间期，但在启动心室通道的不应期的同时启动心房通道的 PVARP 和 PVAB。由于 PVC 可能逆传到心房而引起起搏器介导性心动过速（PMT），多数厂家设计在 PVC 之后 PVARP 自动延长，以避免 PMT。

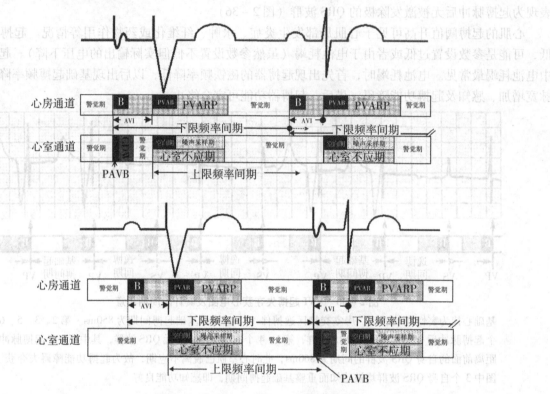

图 2 - 37　DDD 起搏器的计时周期

B：空白期；PVAB：心室后心房空白期；PVARP：心室后心房不应期；AVI：房室间期；PAVB：心房后心室空白期；CDW：交叉感知窗；●：提前终止（下同）

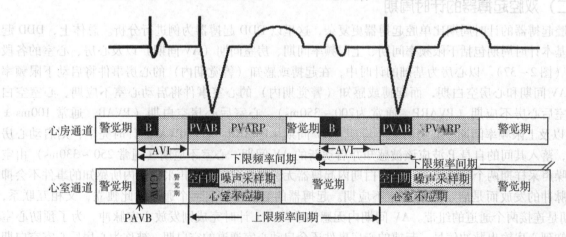

图 2 - 38　房性期前收缩引起的上限频率反应

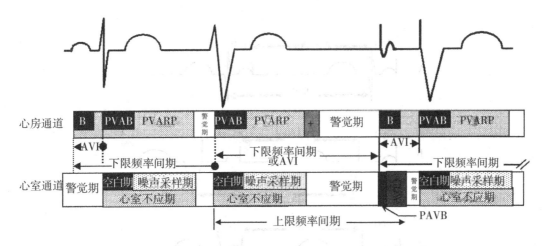

图 2-39　室性期前收缩之后的计时周期

四、起搏器的计时方式

不同起搏器采用的计时方式不同：单腔起搏器比较简单，只对电极所在心腔进行计时；双腔起搏器相对复杂，分为以心室为基础的计时、以心房为基础的计时及改良的以心房为基础的计时。我们首先讨论一下无滞后功能的双腔起搏器的计时方式。

（一）以心室为基础的计时

起初这种方式被广泛采用，目前趋向于被以心房为基础的计时或改良的以心房为基础的计时所取代，但有部分厂家仍沿用这种计时方式。采用以心室为基础的计时方式时，起搏器从感知或起搏的心室事件开始计算下一次心房脉冲应该发放的时间，即 VA 间期（也称为心房逸搏间期）保持恒定。例如当下限频率或传感器频率为 60 次/分，而起搏的 AV 间期为 200ms 时，则 VA 间期应为 800ms。当自身房室结下传较快时，如图 2-40A 中 AR 间期（从心房脉冲到感知的 R 波的时间）为 150ms，RR 间期为 950ms，频率约为 63 次/分。当房室结下传较慢或不能下传时，起搏器的 AV 计时结束而无自身心室激动，发放心室脉冲（图 2-40B），此时 RR 间期 = AV 间期 + VA 间期 = 1 000ms，频率为 60 次/分。这种计时方式在心电图中的表现为当房室间期变化时，心房间期以及心室间期随之变化，起搏频率可以高于下限频率或传感器频率，但 VA 间期是固定不变的。

1. 心室计时 DDD 起搏的心电图特点　采用心室计时方式时，起搏器从感知或起搏的心室事件开始计算下一次心房脉冲应该发放的时间，即 VA 间期（也称为心房逸搏间期，AEI）保持恒定。

2. 在几种情况下对心室计时 DDD 起搏的判断　图 2-41 示绝大多数为心房起搏，心室自身下传感知。第 4 个心搏为室性期前收缩，被起搏器感知而抑制了心房和心室起搏脉冲的发放。从标注可以发现不论是感知到经房室结自身下传的心室激动还是室性期前收缩后，心房逸搏间期均等于 VA 间期，所以提示该起搏器为心室计时方式。

图 2-42 中前 2 组心搏均为房室顺序起搏，可以判断下限频率间期为 870ms，起搏的房室间期为 160ms。两个箭头分别示落在 T 波终末部和 T 波峰上的房性期前收缩。这两个房性期前收缩后都无心房起搏脉冲信号，并分别在其后 240ms 和 300ms 左右发放心室起搏脉冲。说明起搏器感知到房性期前收缩，抑制了起搏器发放心房起搏脉冲，并且触发了心室起搏，但其房室间期远大于 160ms。测量后可以发现，这 2 个心室起搏脉冲与前一个心室起搏脉冲的间期固定，均为 640ms，故实际是由于上限频率间期的限制，心室脉冲在起搏的房室间期计时结束时并不发放，而是推迟到上限频率间期计时结束才发放。随后的心房脉冲则是在 VA 间期计时完成时发放，故两个心室起搏之间的间期等于下限频率间期，而从心房感知到心房起搏的间期却长于下限频率间期，故可推断该起搏器采用的是心室计时方式。

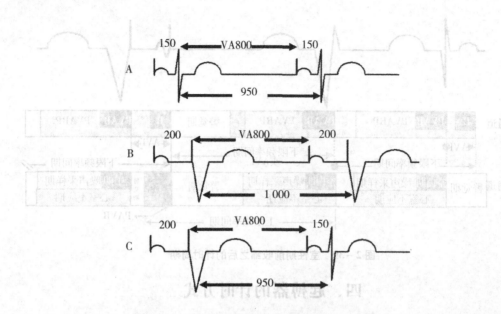

图 2-40 以心室为基础的计时方式示意（单位：ms）

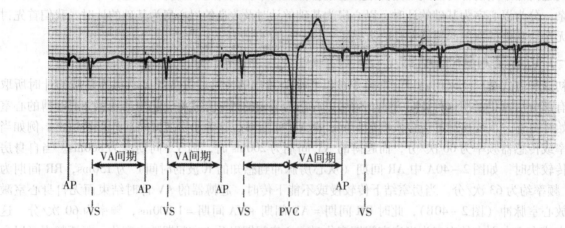

图 2-41 心室计时 DDD 起搏对室性期前收缩的反应

AP：心房起搏；VA：室房；VS：心室感知；PVC：室性期前收缩（以下缩写相同）

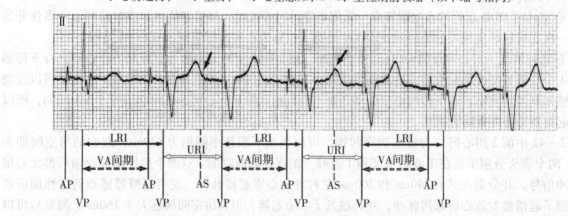

图 2-42 心室计时 DDD 起搏对房性期前收缩的反应

AP：心房起搏；AS：心房感知；VP：心室起搏；VA：室房；URI：上限频率间期；LRI：下限频率间期（以下缩写相同）

　　图 2-43 中第 2、4 组心搏为心房心室顺序起搏，这 2 组中心房起搏脉冲后无心房波，即失夺获提示心房起搏不良，2 个心室起搏脉冲均可夺获心室肌。根据第 2 个心室起搏脉冲与其后的心房脉冲，可以确定 VA 间期（540ms），测量心房逸搏间期均等于 VA 间期，感知或起搏的心室事件到下一个心室起

搏的间期固定等于下限频率间期，故可以判定该起搏器为心室计时的 DDD 起搏器。本图中有一个难点：第 1 个心室起搏脉冲之后的脉冲（箭头所示）前面似有一个 P 波，后面跟随着自身下传的 QRS 波群，需要判断其是心房起搏脉冲抑或心室起搏脉冲，若是前者，提示心房感知低下，若是后者则可能为心室起搏不良。该起搏脉冲与前面的心室起搏脉冲的间期恰好等于 VA 间期，若从其后的心房起搏脉冲回推测量一个 VA 间期，则提示起搏器感知到的是自身下传的 QRS 波群，这证实箭头所示的脉冲为心房起搏脉冲，故存在心房感知低下。除此，图 2-43 中还可观察到连续经房室结下传时，由于房室间期小于所程控的起搏房室间期，心房起搏的间期小于下限频率间期（即起搏频率快于下限频率），这也是心室计时 DDD 起搏的一个重要特点。

图 2-43 示房室顺序起搏，AV 间期固定为 160ms，但 VV 间期有两种，分别为 1 300ms 和 800ms。较短的 VV 间期应该为基础起搏间期（即下限频率间期）。出现长间期说明有心室过度感知（图 2-44），心室感知后启动新的 VA 间期，心房起搏脉冲延迟发放。从心房脉冲回推测量一个 VA 间期后，可以发现心室通道感知的是 T 波。

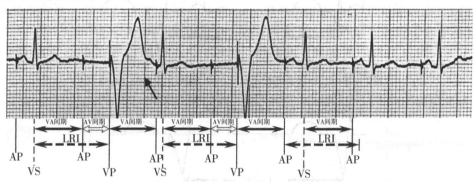

图 2-43 心室计时 DDD 起搏伴心房感知低下及心房起搏不良

AV：房室

（二）以心房为基础的计时

采用这种计时方式时，DDD 起搏器从感知或起搏的心房事件开始计算下一次心房脉冲应该发放的时间，即 AA 间期保持恒定。例如下限频率或传感器频率为 60 次/分，而起搏的 AV 间期为 200ms 时，无论房室间期是 150ms 还是 200ms，AA 间期都是 1 000ms，而 VA 间期不同（分别为 850ms 和 800ms），心室间期可以变化（如图 2-45A、B 中为 1 000ms；而图 2-45C 中为 1 050ms，心室起搏频率下降到 57 次/分）。这种计时方式在心电图中的表现为 AA 间期固定不变，房室间期变化时 VA 间期和心室间期随之变化，起搏频率可以低于下限频率或传感器频率。当出现起搏器定义的室性期前收缩后，心房逸搏间期等于 AA 间期，心室起搏频率就会明显低于下限频率或传感器频率（图 2-46B）。所谓"起搏器定义的室性期前收缩"是指起搏器所感知到的前面没有心房事件（起搏或感知）的自身心室激动，可能是真正的室性期前收缩，也可能是较早的房性期前收缩落入起搏器的心房不应期但经自身下传激动心室，或者是起搏器的心房感知低下仅感知到心室激动而未感知到自身的心房激动。

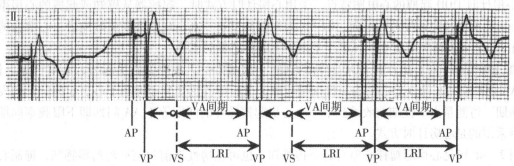

图 2-44 心室计时 DDD 起搏心室过度感知

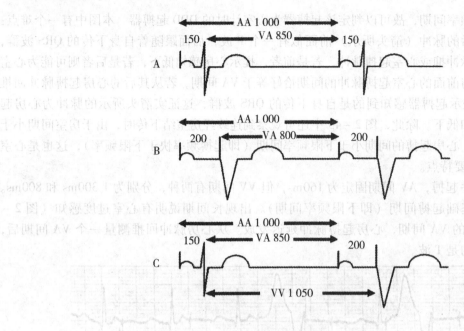

图 2-45　以心房为基础的计时方式示意图（单位：ms）

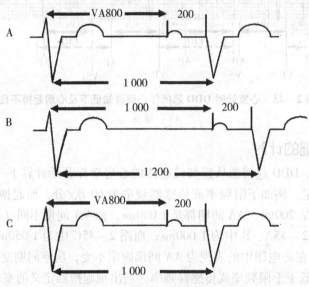

图 2-46　不同计时方式对室性期前收缩的反应（单位：ms）
　　A. 以心室为基础的计时方式；B. 以心房为基础的计时方式；C. 改良的以心房为基础
　　的计时方式

　　1. 心房计时 DDD 起搏的心电图特点　采用心房计时方式时，起搏器从感知或起搏的心房事件开始计算下一次心房脉冲应该发放的时间，即 AA 间期保持恒定。当出现室性期前收缩后，心房逸搏间期等于 AA 间期，心室起搏频率就会明显低于下限频率或传感器频率。

　　2. 在几种情况下对心房计时 DDD 起搏的判断　从图 2-47 表现为心房起搏，心室自身下传感知，起搏的 AA 间期相等。第 3 个心搏为室性期前收缩，被起搏器感知到而抑制了心房起搏脉冲的发放，重整计时间期。可测量出室性期前收缩到下一个心房起搏脉冲的间期等于 AA 间期即下限频率间期，所以该起搏器采用的是心房计时方式。

　　从图 2-48 可见心房起搏伴心室自身下传感知，也可见房性期前收缩被起搏器感知，抑制心房起搏脉冲并引发心室起搏脉冲。第 1 个心室起搏脉冲与自身下传的 QRS 波形成融合波，箭头所示为起搏脉冲的一部分。第 2 个心室起搏脉冲夺获心肌。根据第 2 个心室起搏脉冲与随后的心房起搏脉冲可确定

VA 间期（虚线横箭头代表），将其与前面的心室感知事件到心房起搏脉冲间期比较，可以发现心房起搏脉冲的发放与 VA 间期无关，而且 AA 间期固定等于下限频率间期。所以该起搏器采用的也是心房计时方式。

图 2-49 中可见第 2、6 个心房起搏脉冲后无夺获的心房波，大约 160ms 后才出现自身 P 波，所以为间歇性心房起搏不良。失夺获的心房起搏脉冲后跟随着心室起搏脉冲，可以判断设定的起搏房室（AV）间期为 250ms，VA 间期为 750ms。第 1 个感知的心室与其后的心房起搏脉冲的间期大于 VA 间期，且所有的 AA 间期相等，亦提示为心房计时的 DDD 起搏方式。感知的心室事件与其后的心室起搏脉冲的间期大于下限频率间期，即心室的起搏频率可以低于下限频率间期，这也是心房计时 DDD 起搏的一个重要特点。

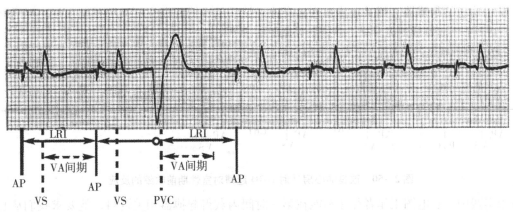

图 2-47　心房计时 DDD 起搏对室性期前收缩的反应

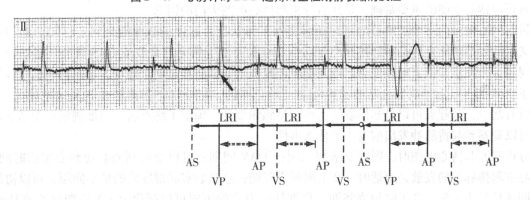

图 2-48　心房计时 DDD 起搏对房性期前收缩的反应

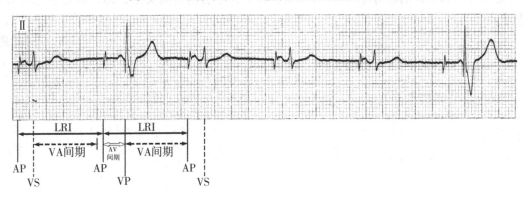

图 2-49　心房计时 DDD 起搏伴心房起搏不良

（三）改良的以心房为基础的计时

1. 改良的心房计时 DDD 起搏的心电图特点　采用改良的心房计时方式时，起搏器从感知或起搏的心房事件开始计算下一次心房脉冲应该发放的时间，即 AA 间期恒定等于下限频率间期。而当出现室性期前收缩后，心房逸搏间期等于"下限频率间期 - AV 间期"（即 VA 间期，相当于以心室为基础进行计时）。

2. 对改良的心房计时 DDD 起搏的判断　图 2-50 示室性期前收缩被起搏器感知，而抑制了心房和心室起搏脉冲的发放。而室性期前收缩到随后的心房起搏脉冲的时间小于心房起搏间期，提示并非为心房计时的 DDD 起搏，据此确定 VA 间期。进一步测量，可以发现心房的起搏间期固定等于下限频率间期，而与 VA 间期无关，所以本图为改良的心房计时 DDD 起搏心电图。

改良的心房计时 DDD 起搏只是对室性期前收缩的反应不同于心房计时，其他相同。因此，不再详细讨论。

具有滞后功能的起搏器，则是在感知到自身除极波后的逸搏间期在原来的基础上加上滞后间期。

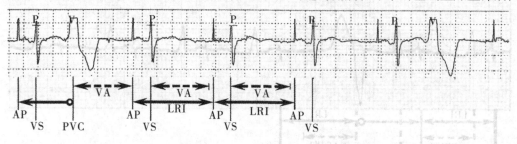

图 2-50　改良的心房计时 DDD 起搏对室性期前收缩的反应

在临床实践中，心电图工作者往往不能在第一时间内获得起搏器相关资料，就要求我们从心电图中寻找线索，对其做出初步诊断。而起搏器的计时周期就是分析起搏心电图的尺子。理解起搏器计时规则是准确解析起搏心电图的重要基础，是开启分析起搏心电图大门的钥匙。

分析起搏心电图的一个关键目的是判断起搏器工作状况，其中最基本的是判定感知功能和起搏功能。狭义上的起搏功能良好是指起搏脉冲可以夺获心肌而产生相应的 P 波或 QRS 波群。感知异常的心电图表现通常是在感知低下时表现为起搏间期短于程控值，而感知过度时表现为起搏间期长于程控值。

对于 AAI 和 VVI 起搏而言，基础起搏间期是最重要的一把标尺，起搏脉冲就是这把标尺的终点。有终点就有起点，其起点可以是起搏事件也可以是感知事件。确定了终点后，回推测量一个基本起搏间期，就可以观察到起搏脉冲发出前发生了什么事件。

在分析双腔起搏心电图时，则需要掌握三项：①AV 间期：可以帮助判断心房到心室的时间关系，即判断心室起搏脉冲的发放是否适时；②上限频率间期：这是心室起搏发放的最小间距，可以协助明确房室期间延长是否正常；③下限频率间期：根据计时方式的不同可以简化为 VA 间期（心室计时）和 AA 间期（心房计时和改良的心房计时），可以确定心室到心房的时间关系，即判断心房起搏脉冲的发放是否适时。

（吴建林）

第三章

24 小时动态血压监测

动态血压监测（ambulatory blood pressure monitoring，ABPM）技术经过三十多年的不断发展和完善，目前已被广泛应用于临床。动态血压监测不仅真实地反映了各时间点的血压状况，而且揭示了高血压患者血压波动特点及昼夜变化规律，较诊室偶测血压有诸多优点，有助于筛选临界高血压及轻度高血压，鉴别"白大衣高血压"，预示靶器官损害程度，还能更好地评价降压药物的疗效，指导合理降压治疗。包括 2007 年欧洲高血压指南和 2005 年中国高血压防治指南在内的多个版本的指南均对动态血压监测进行了推荐。

第一节　动态血压监测设备

动态血压监测技术包括直接（动脉内）和间接（无创性）动态血压记录两种。1966 年 Bevan 等设计了动脉内直接测压的方法：经皮穿刺，于肱动脉内留置 5cm 长的导管，直接与传感器相连，测压后记录在 Oxford 仪内，最后加以还原。该方法准确度高，受外界干扰少，目前在英国仍用于药物疗效观察。但具有价格高、有创性、需肝素持续抗凝、难以多次重复进行和偶有正中神经麻痹等缺点。

20 世纪 80 年代起开始采用无创性动态血压仪。1962 年 Hinman 等最先应用半自动动态血压测定仪，患者需自己充气测压，不能连续测量夜间血压，使用不方便。1966 年 Sokoloco 使用改良的 Remlev 仪，精密度增加、方便，目前仍被用于降压治疗的研究。1968—1975 年，Schneider 增加了有程序的电子定时器和电脑装置，发展成自动无创性动态血压测定仪，为盒式，携带方便，一种是通过装有传感器的听诊器获取 Korotkoff 音，经音换能器转换成血压，用数字显示并打印；另一种是通过振荡器，从肱动脉搏动中记录收缩压和舒张压。所测血压与动脉内测压高度相关，并与手测标准水银柱血压计测压相关，具有安全、价廉、使用方便等优点，但约 10% 资料不够满意，尤其是采取听诊器获取信号，易受外界干扰或肌肉抖动而产生误差。1989 年美国 Sunteck 公司制造了一种 Accutracker Ⅱ 型动态血压仪，利用与心前区心电导联同步原理，充分利用 R 波的阈值及复杂的后信号处理，能够消除噪声，比较精确。

动态血压仪能定时将血压及心率记录贮存。监测值超出有效测量范围时能自动删除后重测补充；重测 2 次仍超出读取范围内数值时，则该时刻测值被自动识别为无效。动态血压监测期间，被测者生活规律应照常。

使用 ABPM 监测血压时，日间至少测量收缩压及舒张压 14 次，夜间至少 7 次，如达不到这一标准，应重复 ABPIM。2007 年欧洲高血压指南建议测量时间一般选择日间 9：00 至 21：00 和夜间 1：00 至 6：00。对于有午睡习惯的患者，测量午睡时段的血压也很重要。

（吴建林）

第二节　诊断标准

1. 正常值　研究表明，正常血压者的动态血压往往高于或接近于诊所血压；相反大多数未经治疗的高血压病患者的动态血压低于诊所血压。因此，用诊所血压的标准作为 ABPM 的标准来诊断高血压显然是不合适的。虽然对于动态血压诊断高血压的标准还有不同的建议，但是目前中国高血压指南推荐如下正常值标准：24h 动态血压均值 < 130/80mmHg，白昼均值 < 135/85mmHg，夜间均值 < 125/75mmHg，夜间血压下降率 > 10% ~ 15%。

2. 血压负荷　血压负荷指收缩压或舒张压的读数大于正常值的次数占总测量次数的百分比。血压负荷较动态血压的平均值与心血管死亡率更密切相关，更能精确地预测心血管事件。有作者报道收缩压或舒张压负荷程度 > 30% 时，可有显著的心室舒张功能降低。24h 血压负荷与左室重量指数呈正相关，与左室充盈率呈负相关，收缩压及舒张压负荷 > 40% 是预测左室功能不全的指征。血压负荷为诊断高血压病及预测其靶器官受累程度提供了有用的信息，对指导临床高血压治疗具有重要意义。

3. 其他　24h 血压趋势图和夜间血压下降百分率等也作为判断血压水平和节律的指标。

（吴建林）

第三节　动态血压监测的临床意义

ABPM 特别适用于：可疑白大衣性高血压；难治性高血压；在诊室出现收缩期高血压的老年人及妊娠妇女；低血压状态；发作性高血压；直立性低血压及疑似自主神经功能不良的患者；查体发现有左室肥厚、微量白蛋白尿及脑卒中，但诊室血压相对正常的患者。

一、评价血压水平和节律

AMBP 不仅能更好地反映真实血压水平情况，还能观察 24h 内血压的变化，了解血压节律。

健康人血压波动呈"长柄勺"型，凌晨 2：00 ~ 3：00 时处于血压低谷，清晨起床后血压急剧上升，在 8：00 ~ 9：00 时达第一峰值，17：00 ~ 18：00 时可略高些，此为第二峰值，从 18：00 时开始缓慢下降，呈双峰一谷。收缩压波动范围大于舒张压，日间血压波动范围大于夜间。

大多数轻、中度高血压患者，血压昼夜波动曲线与健康人相类似，但总的水平较高，波动幅度较大。24h 内的血压波动度平均为 30/15 ~ 20mmHg。继发性高血压患者 24h 血压的变化小于原发性高血压患者。嗜铬细胞瘤患者的夜间血压反而升高，与原发性高血压的昼夜节律差异最大。肾性高血压患者的血压昼夜节律明显减弱，收缩压和舒张压的夜间下降值明显小于原发性高血压患者。

当夜间血压（主要是收缩压和平均动脉压）均值比白昼血压均值下降 > 10% 或 > 10mmHg，即为夜间血压下降或"勺形者"（dipper），反之夜间血压下降趋势 < 10%，昼夜血压曲线平缓，为"非勺形者"（non - dipper）。夜间血压下降百分率，即血压的昼夜节律，以（白天平均血压 - 夜间平均血压）/白天平均血压 × 100% 来计算。也有作者将夜间收缩压下降 > 10mmHg 或舒张压 > 5mmHg 定为勺型，反之为非勺型。

血压变异性即血压波动性，是个体在单位时间内血压波动的程度，反映了血压随心血管的反应性、昼夜节律、行为及心理变化的程度。一般分为三种类型：瞬时变异（几秒钟到几分钟）、长时变异（24h 内）、季节变异。瞬时变异大多由呼吸变化、脑力和体力活动引起；长时变异主要受睡眠和日常活动的影响，但也有中枢作用、神经反射、机械活动以及内分泌激素，如儿茶酚胺、血管升压素等因素参与。高血压患者阻力小动脉的结构重塑，壁/腔比值增加，造成血管收缩反应性增强。另外，机体压力反射敏感性下降也可导致血压变异性增大。血压升高对心血管的不良影响在一定程度上由血压变异的大小决定，但这种血压变异非短时性，而是长时性的，长时血压变异比短时血压变异能更好地代表整体血压变异，与靶器官损害程度有关。长时血压变异即 24h 动态血压均值的标准差。血压急骤升高可引起心肌梗死、猝死、脑卒中和短暂性心肌缺血发生率明显上升。血压波动大的高血压病患者,其靶器官损害的发生率与严重程度均明显升高。血压变异性对于判断高血压病患者靶器官损害情况及预后有一定参考价值。

二、诊断特殊类型高血压

据粗略估计,单纯的诊室血压测量不能识别出那些"隐性"高血压患者〔诊室血压正常(BP < 140/90mmHg),而动态血压显示白天血压增高(BP > 135/85mmHg)〕及"白大衣"高血压患者〔诊室血压增高,(BP ≥ 140/90mmHg)而动态血压正常(白天 BP < 135/85mmHg)〕。而动态血压监测是诊断白大衣高血压和隐性高血压的理想手段。

三、预测靶器官损害

24h 动态血压及日间与夜间的血压节律具有强大的心脑血管事件预测能力,因此血压控制不佳的患者以及诊室血压虽然正常,但存在难以解释的心、脑、肾等靶器官损害者均应接受动态血压监测,尤其应密切关注夜间睡眠期间的血压状态。

1. 左室肥厚 动态血压较诊室血压与左室心肌质量指数(left ventricular mass index,LVMI)的相关性更强。夜间的平均动态血压值较日均动态血压值与左室心肌质量指数有更高的相关性。左室心肌质量指数与动态收缩压水平呈显著正相关,与夜间血压下降率呈显著负相关。血压昼夜节律消失者的左室壁肥厚发生率增高。左室心肌质量指数与夜间血压正相关,提示夜间血压持续升高和变异节律消失使心血管系统更长时间地处于过重负荷状态,易导致和加重左室肥厚。

2. 脑卒中 昼夜节律消失的高血压病患者有较大可能发生脑卒中损害。动态血压昼夜节律消失的高血压病患者 24h 血压处于较高水平,特别是夜间血压也呈持续增高水平,由于脑血管长时间处于高负荷压力下,血管的舒缩作用减弱,势必造成器官受损,脑血管意外事件发生增多。夜间血压水平与心脑血管并发症的关系可能比白昼或总的血压水平更为密切,较低的夜间血压对脑血管有保护作用。在老年高血压病患者和老年健康人中,无症状的脑腔隙性梗死和脑室周围的白质损害的发生与动态血压的相关程度较偶测血压高,夜间平均血压较日均动态血压与腔隙性梗死和脑室周围的白质损害的相关系数大。纵向随访研究显示,24h 动态血压均值较偶测血压值低 10mmHg 以上者要比低 10mmHg 以下者有较低的心脑血管死亡率和病残率。另外,血压昼夜节律的存在也取决于组织器官是否灌注良好,有学者认为器官缺血,尤其是脑缺血可能激活维持器官血流量的心血管调节机制,抑制夜间血压下降。

3. 急性心肌梗死和心脏性猝死 临床和流行病学均显示,急性心肌梗死(AMI)和心脏性猝死更多发生于上午 6:00 ~ 12:00,即起床后数小时。AMI 和心脏性猝死可由冠脉内血栓形成或急性心肌缺血所致,发病时间相对集中的原因可能为以下几方面:①正常人的血小板聚集率最高值发生在上午 6:00 ~ 9:00 时,这可解释此时间内较多发生心脏急性事件。但当醒来后不起床活动,此种现象不再发生。②急性冠状动脉闭塞可能是动脉粥样硬化斑块破裂和继发血栓形成的后果。血压早晨升高,同时血中去甲肾上腺素、皮质醇浓度增高,循环中组织型血浆素原激活物活性降低,使冠脉收缩、斑块破裂,冠状动脉内血栓形成,使心肌供血急剧减少。③高血压患者清晨交感神经活性和血管张力增强,可导致心肌氧供需失衡,引起缺血。昼夜节律消失的患者较易出现心肌缺血。应用 24h 动态血压监测可更好地了解血压昼夜节律和变异性,预测高血压和冠心病患者的预后。

四、疗效评价

动态血压监测可显示 24 ~ 48h 内的降压疗效,证实在剂量相关的一定时间内药物的有效性,避免了诊所测压的随意性,所测血压趋向均值,反映患者真实的血压变化情况,可排除白大衣性高血压和安慰剂的降压作用,并能发现潜在的过度降压,从而指导临床医师更全面的掌握病情,进行合理的降压治疗。

降压谷峰比值是评价长效抗高血压药物降压疗效及持续时间的指标,于 1988 年由美国食品与药物管理局心肾药物顾问委员会首次提出，降压药物应在各效应时保持大部分峰效应，一般认为谷峰比值≥50%具有平稳降压疗效。降压峰值即抗高血压药物的最大降压效应，降压谷值即降压药物在再次用药前的最低降压效应。谷峰比率＝谷值/峰值×100%。目前计算降压谷峰比的方法尚不统一，最佳方法是随机交叉设计，结合使用安慰剂，但这在伦理上存在问题，一般采用自身前后对照的方法。由于动态血压可除外"白大衣效应"，故安慰剂的矫正作用很小。峰值计算主要有以下几种方法：①在服药后第2~8h内计算峰值。取服药后第2~8h均值中的最大降低值，或（最大降低值＋相邻的1个较大降低值）/2或（最大降低值＋相邻的3个较大降低值）/4或6个小时的血压降低均值。②将24h分为12个2h时段，计算每一时段的血压降低均值，取最大降低值。③将24h分为8个3h时段，计算每一时段的血压降低均值，取最大降低值。谷值的计算分别有计算服药间隔末1、2、3或4个小时的血压降低均值作为谷值。

平滑指数（smoothness index，SI）的计量方法是以血压变异性（CV）为基础，SI采用CV的倒数即1/CV，CV＝每小时血压降低值的标准差/24h平均降压值。根据药物的降压实际情况得出不同的SI，这种SI指标较好地克服了谷峰比测定中可能存在的虚假现象，能真正地表达药物的实际效果内涵，SI指标的分数越高，说明其平稳性越好，对降压效果有更好的保护作用。

目前国际更主张将动态血压、家庭自测血压配合诊室血压进行综合分析，一些药物治疗的对比研究（COSIMA）则采用诊室血压与家庭自测血压结合，综合评价药物与药物之间降压效果的差异。

（冯彩霞）

第四节　动态血压监测的优点和局限性

虽然动态血压监测较诊室血压测量具有明显的优势，已越来越广泛地应用于临床，但同时也有一定的不足之处，不能取代诊室血压测量。

一、动态血压测量的优点

（1）动态血压可获得较多的血压信息、无测量者偏差、无"白大衣"效应、重复性高、准确性好，有助于对影响血压波动的因素及机制的研究，并且能更为准确可靠地确诊高血压和判断药物疗效。

（2）大量研究提示安慰剂可明显降低血压，现发现安慰剂只降低诊所血压，而不降低动脉内测得的动态血压及无创性测量的动态血压，故应用动态血压评价抗高血压药物疗效可省去安慰剂对照。

（3）动态血压监测可使患者生活在完全熟悉的环境中，避免了环境紧张因素造成的血压升高。

（4）每15~30min测定的24h血压平均值与动脉内直接测压数据有很好的相关性。

（5）动态血压监测可避免对高血压患者的治疗过度，而诊所血压可致过度诊断及治疗。给动态血压正常者降压药物治疗是不妥的，而治疗过度导致血压过低会加重心、脑、肾靶器官缺血损害，引起不良后果。

（6）24h动态血压对疗效的判断更全面、详细、可靠。动态血压监测反映的血压水平、昼夜节律状况与心、脑、肾靶器官损害程度之间有较好的相关性。在同等水平诊所血压和同等程度靶器官损害者中，较高动态血压水平和血压昼夜节律消失者更易发生并发症。目前认为，评估血压升高的程度与波动状况要比单纯诊断高血压更为重要。动态血压监测可正确评价治疗过程中休息、活动状态下昼夜节律及药物作用的持续时间。动态血压监测能测定降压药物的降压谷峰比值，可根据血压高峰、低谷的发生时间，选择作用时间长短不一的降压药物，做到个体化选择用药，更有效地控制血压，减少药物的不良反应。

二、动态血压监测存在的局限性

（1）间断性测压不能获得全部24h的血压波动资料，无法取得短时间内血压波动的信息。

（2）剧烈活动或运动会导致较大的血压误差。

（3）动态血压监测过程中的仪器噪声虽已得到显著改善，但对患者的日常生活，尤其是夜间睡眠仍有影响，从而影响到血压水平。

（4）动态血压监测的参数分析尚未建立合理、科学的解释标准，动态血压监测的降压疗效标准和提供预后的参数指标均有待建立。

（冯彩霞）

第五节　诊室血压、动态血压监测和家庭自测血压

人们长期采用诊室血压进行血压监测，但诊室血压不能反映夜间高血压（非勺型血压）、凌晨高血压及白大衣高血压，而在高血压合并糖尿病、脑卒中及冠心病的患者中有更多的凌晨及非勺型高血压现象。因此，在高血压治疗中应重视将诊室血压与动态血压及家庭自测血压相结合，特别是合并冠心病、脑卒中及糖尿病的患者，更需要这种综合的血压测量。

中国高血压指南推荐动态血压监测在临床上可用于诊断白大衣高血压、隐性高血压、顽固难治性高血压、发作性高血压或低血压，评价血压升高严重程度，目前更多地用于临床研究，如评估心血管调节机制、预后意义、新药或治疗方案疗效考核等。

与动态血压监测相比，家庭血压监测价格更为低廉，应用更为方便，有利于诊断疾病、评估疗效、节省医疗资源，增加患者治疗依从性，从而更好地使血压达标。Ohasama 在研究中首次证实，在普通人群中，家庭自测血压值是缺血性和出血性脑卒中的独立预测因子。家庭自测收缩压/舒张压每升高 10/5mmHg，脑卒中风险增加 20%～30%。

近年来，国内外不同版本的高血压指南均倡导家庭自测血压。国外学者对 2005 年意大利 6 家医院、855 个门诊的调查研究显示，75% 的高血压患者规律性进行家庭自测血压，其中 54% 使用上臂式电子血压计，19% 使用腕式血压计，23% 使用水银血压计或气压式血压计。国内学者对 2005 年北京和上海多个门诊的调查研究显示，分别有 6.8% 和 41.7% 的高血压患者每天或每月自测血压，四成患者仅在头晕及头痛时自测血压。2007 年对北京部分社区的调查研究显示，高血压患者自测血压率升至 30%。

欧洲高血压学会建议在下列情况下进行自测血压：可疑白大衣高血压，可疑隐性高血压，抗高血压治疗指导，老年高血压，妊娠、糖尿病与难治性高血压。

总之，诊室血压与动态血压及家庭自测血压是目前广泛采用的血压测量措施，各有优点和不足。诊室血压测量目前仍是诊断、分级的主要手段，可以准确测量即刻血压，但是不能反映全天血压的水平和血压节律，无法判断白大衣高血压和隐性高血压。SAMPLE 研究中，动态血压和自测血压均与靶器官损害相关，而诊室血压则无此相关性。动态血压监测可以全面地反映真实状态下血压，预测靶器官损害，评价药物治疗效果，但是需要一定费用，且舒适性差，一定程度上影响患者的正常生活，也可能会出现测量误差，不能取代诊所血压测量。家庭自测血压最为便捷，容易被接受，在评价血压水平和指导降压治疗上已经成为诊所血压的重要补充，但准确性受测量人员和测量器具的影响较大，对精神抑郁或焦虑，或可能擅自修改治疗方案者，不建议自测血压。只有将三种血压测量措施合理地结合，才能够保证血压测量真实、准确、全面和便捷。

（冯彩霞）

心血管内科常用的治疗技术

第一节　电复律术

一、电复律概述

心脏电复律（cardioversion）是经胸壁、心外膜或心内膜，用电复律器（cardioverter）将一定量的电能导入整个心脏，使一些异位性快速心律失常转复为窦性心律的一种电治疗方法。临床上有人将电复律这一术语用电除颤（electric defibrillation）替代是不合适的，严格地讲电除颤是指心房或心室颤动转复为窦性节律的过程，而电复律还包括各种心动过速转复为窦性节律。与抗心律失常药物相比，电复律具有疗效迅速确切、无负性肌力及减慢心脏传导速度等不良反应，治疗时不需严格区分心律失常是室性还是室上性等优点，现已广泛应用于急诊处理，是心肺复苏的关键技术。

（一）机制

高能量短时限的电脉冲通过心脏，使所有心肌纤维瞬间同时除极，心脏各部分在此瞬间处于相同的兴奋状态，之后窦房结发挥其最高起搏点的作用而自动除极，控制整个心脏的活动，心脏恢复窦性节律；比较低的电能量通过心脏，虽然不能使整个心脏处于瞬间除极状态，但却足以使折返环路中的某一部分心肌去极化，使下一个激动到达该部位时恰逢该处的不应期，从而消除了折返激动，亦可达到终止异位性快速心律失常的目的。

电复律只能在极短的时间内起作用，复律是否成功尚取决于以下几点。

（1）窦房结起搏功能情况：如窦房结本身有疾病，缺乏控制心搏的能力，异位节律虽暂时消除也无法恢复正常的窦性节律。

（2）异位节律的兴奋性：如果异位节律的兴奋性高于窦房结，异位节律虽一时被动地除极，但其后的心搏仍会由兴奋性较高的异位节律所控制。

（3）能量低于电复律的极限，无法消除折返或环形运动等引起心律失常的电生理基础。

电复律脉冲现由原来的单相脉冲波改为正负双相波。因为双相波可以降低除颤的能量，节约能源，低能量放电也可以减少心肌损害，提高除颤的安全性。双相波优于单相波的机制尚不明确，但有如下可能：①除颤放电时正波所产生的极化作用可以降低负波的心肌阻抗；②正、负波间较大的电压差增加对心肌的刺激作用，有利于心肌的除极，增加效能；③正波促进钠通道的恢复，以利于第二个波消除颤动；④双相波减少刺激区由单相波高电除颤所引起的损害；⑤双相波降低除颤所需的电位阶度（potential gradient）；⑥双相波刺激有利于诱发心肌的动作电位或使不应期延长。

（二）适应证

凡是异位性快速心律失常药物治疗无效者都属于电复律治疗的指征。根据异位性快速心律失常对血流动力学有无影响，分为急诊电复律指征和择期电复律指征两种。

1. 急诊电复律指征

（1）心室颤动、心室扑动：各种情况下的心室颤动、心室扑动都是电复律的绝对指征，并应该分秒必争地尽快进行。

（2）室性心动过速：室性心动过速伴有明显的血流动力学改变并出现心力衰竭、休克等，应立即行电复律治疗。如果血流动力学改变不明显时，可先试用药物治疗，无效时可行电复律。

（3）预激综合征合并心房颤动、心房扑动：往往伴有快速心室率，R－R间期不等，易诱发室性心动过速或心室颤动，尤其伴有血流动力学改变的，需急诊电复律。

（4）极快心室率（240次/分）的室上性心动过速：经刺激迷走神经和药物治疗无效时，或已伴有血流动力学改变，需急诊电复律。

（5）急性心肌梗死合并较快心室率的室上性心动过速、心房颤动、心房扑动。

2. 择期电复律指征

（1）室上性心动过速：经刺激迷走神经和药物治疗无效时，需考虑电复律。

（2）心房扑动：阵发性心房扑动不需特殊治疗，对持续性心房扑动患者可先用药物转复，无效时改用电复律治疗。心房扑动电复律的成功率高，所需的能量低。

（3）心房颤动：是电复律最常见的适应证，下列情况应采用电复律治疗：①房颤持续时间在1年以内，心脏无明显增大，病因能消除者。②伴有心绞痛频繁发作或心力衰竭，药物疗效不佳，电复律后有希望改善者。③风湿性心脏瓣膜病或其他瓣膜病变引起的二尖瓣狭窄经二尖瓣分离术及球囊扩张术4~6周后仍有心房纤颤者。④预激综合征合并心房颤动。⑤心室率快速，药物治疗无效者。

（三）禁忌证

（1）洋地黄中毒所致的心律失常。

（2）室上性快速心律失常合并完全性房室传导阻滞。

（3）病态窦房结综合征合并心房颤动，如果复律必须有临时起搏作保护。

（4）快速心律失常伴有水、电解质、酸碱平衡失调（尤其是低钾）、缺氧，这类患者电复律可能发生严重的甚至是致命性心律失常，故列为禁忌证，纠正后可复律。

（5）中毒性心肌炎的急性期以及风湿活动时伴发快速心律失常者。

（6）近期内动脉或静脉发生栓塞者，左房有附壁血栓，心脏明显扩大，心功能严重不全者也属于禁忌或慎用的范围。

（四）复律的分类

（1）根据除颤器所用电源情况分为交流电与直流电：由于交流电复律可损伤心肌，故20世纪60年代后为直流电复律所替代，而后者具有安全、准确、便于同步等优点。

（2）根据脉冲是否由R波触发分为同步与非同步：同步电复律是指除颤器通过特殊装置感知心电图上的R波，经过一段时间的延迟后，发放电击脉冲，使其刚好落在R波的降支上，避开易损期，从而防止诱发心室颤动。室上性和室性心动过速、心房扑动、心房颤动均应使用同步电复律。非同步电复律是指揿按电钮后立即向心脏放电，因而电脉冲可落在心动周期的任何时相内，而落在T波前30ms易损期的概率常高达2%，当电脉冲一旦在易损期内放电会诱发极其严重的心律失常。心室颤动、心室扑动因心脏呈不同步除极或复极，已无正常的QRS波，这时只需要采用非同步方式除颤。

（3）根据电复律时电极与患者接触部位的不同分为胸外、胸内和心内电复律

1）胸内电复律也称心外膜电复律：开胸手术时直接将电极板置于心外膜，经心外膜电复律，所用电能较小。开胸手术时使用较多，有几点应加注意：①开胸电复律的电极板和体外电极板在外形上不完全相同，电极板的表面积较小，呈长方形，有一弧度使能紧贴心脏，使用时电极板、手柄、导线均需经环氧乙烷消毒，或用高温、75%酒精浸泡等。电极板放置在心脏的前后应以能覆盖最大心室表面积为宜，可用消毒盐水纱布包裹电极板使之与心脏有最大的接触面积。②开胸电复律的能量较体外电复律为小，一般在30~50J，有人认为5~10J的能量也足以使成年人的节律转复；儿童所需的能量则更低。

③除颤方式采用非同步除颤。

2）心内膜电复律：①经静脉插入除颤电极至心内膜进行电复律，所用电能量较心外膜电击复律更小，一般不超过5J。心内电生理检查时使用较多。②埋藏式自动复律除颤器：常用在反复发生致命性室性心律失常的患者。

3）胸外电复律：①直接经胸壁电击复律：这是目前临床上最广泛的电复律途径，本节将对其进行专门介绍。②经食管左房电击复律。

（五）相关监护

条件许可时，术前、术中、术后均应监护心电图、血压，有条件的还可以监护血氧饱和度。同时对于患者的全身情况，如电解质、酸碱平衡，要定期复查，及时纠正。这些对于患者病情的判断、电复律的效果和成功率、术后病情是否稳定、有无并发症的出现等重要情况，都有重要意义。

二、胸外电复律

（一）急诊电复律

当患者病情危急，需要紧急电复律时，无须麻醉或已来不及麻醉，而术前、术中的一些准备也常可以省略。对于急诊电复律，现代应强调及时、现场除颤。除医务人员外，应该训练警察、消防员、乘务人员等，并在人流较多的公众场合，如机场备用除颤器，在紧急情况下，使患者得到急诊电复律，有时只要提早1min，就能挽救一个患者的生命。

操作步骤如下。

1）评价患者情况：若患者已呈昏迷状态，无脉搏，心音听不到，可立即进行电击。如患者神志尚清醒，而需急诊复律时（如快速室性心动过速），可考虑静脉注射安定5~10mg，使患者处于镇静或嗜睡状态，呼之能醒，然后电击复律。

2）接通除颤器的电源，除颤器置于非同步方式。若患者情况不佳，可先盲目非同步除颤再接心电监护导联。如情况允许，可先连接心电的监护导联，观察心电波形，为快速性室性心动过速时，则应将除颤器置于同步方式复律。

3）电极板的安放有两种：①阴极电极板放在左腋前线心尖水平，阳极电极板放在胸骨右缘第二肋间。②阴极电极板放在胸骨左缘第4肋间水平，阳极电极板放在左背部肩胛下区。电极板应涂抹导电膏，紧急情况下可使用盐水纱布甚至浸水纱布代替，保持电极板与皮肤间接触良好，不留间隙，否则会引起火花放电而灼烧皮肤。

4）选择除颤能量使之迅速充电。对于急诊病例，如心室扑动、心室颤动，或血流动力学已经出现障碍的患者，初次电击就应选择较大的电击能量，力求一次成功，以免延误抢救时机。一般说来，快速室性心动过速可选择100~300J，而心室扑动、心室颤动需300~400J。如果达到最高能量还未能成功，可试将两电极板位置互换即改变电流方向后进行除颤。

5）治疗室性心动过速时，患者一般呈清醒状态。除注射安定使患者处于镇静状态外，还可同时静脉推注利多卡因50mg，然后再行电复律，以减少室颤的发生。

6）近代除颤器的充电按钮和放电开关均置于电极板的手柄上，两个手柄上的按钮同时按下便可放电。

7）电击后立即观察心电波形，未接通心电监护导联者应扪按脉搏，如果未能观察到正常的心电或扪及规则的脉搏则说明除颤无效。应立即增加能量再次除颤。

8）急诊电复律时，要考虑到患者合并有酸碱失衡、电解质紊乱存在的可能性，尤其休克时间较长时，会对电复律的成功率及复律后的正常心律维持产生不良影响，因此在复律时要及时给予纠治。

（二）择期电复律

对择期电复律的患者，必要的术前、术中准备可提高电复律的成功率，降低并发症，并减少复发。

1. 术前准备

1）术前谈话：对需电复律的患者及其家属，说明电复律的必要性及可能出现的并发症，取得家属和患者的同意，避免不必要的纠纷。

2）术前应常规检查电解质、血气分析，异常者予以纠正。

3）术前停用洋地黄和利尿剂24～48h。

4）术前服用抗心律失常药物数日，可增加电复律即刻的成功率，并为术后窦性心律的维持做好准备。现在广泛使用的药物是胺碘酮，术前5～7天开始，每日3次，每次0.2g。

5）心房颤动电复律后约有1.5%以下的患者出现栓塞，因而对有发生栓塞可能性的患者应服抗凝药物（华法林）3周，复律后再维持1个月。服用抗凝治疗的指征为左心房很大、新发的心房颤动、新近的心肌梗死、以往有栓塞史和心脏明显扩大的心肌病患者。现在有条件的医院，往往在术前进行经食管超声检查，判断心耳血栓形成，指导用药。

6）在电复律前晚给予安定5mg口服，或安定10mg肌内注射，保证较好的睡眠。施术当天应予以禁食6h以上，避免静脉麻醉或电击胃内容物的反流造成呼吸道窒息。

2. 电复律的步骤

1）患者仰卧于硬板床上，与周围金属物不能接触。常规测血压、听心律（率）、描记心电图以资对照，并连续心电监测。有条件的可给予血氧监测，尤其在采用静脉麻醉时。

2）建立静脉通道，以备随时给药。

3）吸氧，以防电复律时因缺氧而导致室颤。

4）测试电复律器的同步性能。

5）安定10～20mg静脉注射或用超短效静脉麻醉药（如异丙酚），当患者睫毛反射消失时，表明药物量已经足够，可开始电复律。

6）电极放置：将两个电极板涂以导电糊或垫放用生理盐水浸湿的纱布。放置位置有两种：①阴极电极板放在左腋前线心尖水平，阳极电极板放在胸骨右缘第2肋间。②阴极电极板放在胸骨左缘第4肋间水平，阳极电极板放在左背部肩胛下区。

7）充电：迅速使复律器电容充电。能量大小的选择主要根据心律失常的性质来决定。一般心室扑动、心室颤动需300～400J，房颤、室上性和室性心动过速需100～300J，房扑所需能量最小，仅需20～50J。对于选择性的病例，宜从较小能量开始，逐渐增加，以减少对心肌的损伤。

8）放电：室上性和室性心动过速、心房扑动、心房颤动应使用同步电复律；心室颤动、心室扑动应使用非同步电复律。首次电复律失败后，可再重复1～2次或增加电击能量，但最高电能量不宜超过400J。

3. 电复律术后　给予连续心电监护8h，密切观察生命体征（血压、呼吸、心率）的变化。需要时可给予维持剂量的抗心律失常药物，如：胺碘酮、心律平等。

4. 并发症

1）低血压：使用高能量放电时容易出现，不需要特殊处理，可平卧休息，数小时后自行恢复。

2）心肌损伤：由于电击时电流对心肌的直接作用，少数病例可造成不同程度的心肌损伤，心电图上可见ST-T变化，持续数天，在5～7日之后恢复。血清心肌酶可升高。多见于高能量电击时，一般为一过性，可给予心肌营养药物等支持治疗；增高也可以来自胸部骨骼肌，并不一定是心肌严重损伤的佐证。

3）心律失常：以各种性质的期前收缩最多见，历时短暂，一般不需要处理。I度房室传导阻滞预后良好，多可自行恢复。窦性停搏、窦房阻滞、II度房室传导阻滞，历时较长，可给阿托品、异丙肾上腺素等药物提高心室率、改善传导。如果有阿斯综合征发作、III度房室传导阻滞，则需起搏治疗。少数病例电击后由房颤转为房扑或由房扑转为房颤，无论何种情况，均应先观察，部分患者可自行转为窦性心律，不能转复者可加大能量再次电击。对诱发室性快速心律失常者可再次电击治疗。值得注意的是，少数病例在电击当时并不出现室性心律失常，而在电击后6h内发生，因此复律后应作心电监护8h或以上。

4）栓塞：少数病例可能发生肺或周围血管栓塞，如能严格掌握适应证，对有栓塞高危的患者予以抗凝治疗，则栓塞的发生率极低。应积极给予抗凝和对症治疗。

5）皮肤灼伤：电极和皮肤间的接触不良产生火花放电，或电击能量大时可引起皮肤灼伤，可给予外用药物对症治疗。

6）肺水肿：在高能量电击之后可出现肺水肿，有人认为是左心房机械功能的恢复慢于右心房所致。一般不需特殊治疗而自行恢复，但对于有严重二尖瓣狭窄的患者应予以重视。

5. 除颤器的维护　除颤器是一项紧急治疗的仪器，因此必须随时保持其完好性。可由临床工程师对仪器作定期检查。检查项目应包括仪器是否漏电或故障、应用示波器观察输出的波形、能量的核实以及同步功能的测试等。仪器的附件如电极板用后应以清水擦拭干净，电线应排列整齐，以免使用时因电板锈蚀和电线折断的原因不能应用。在每次试用仪器时都应测试同步功能，以免同步故障发生严重心律失常。

三、埋藏式自动复律除颤器

心源性猝死（sudden cardiac death）指突然发生的因心脏原因的死亡，约占心脏病死亡的一半。心源性猝死由致命性室性心律失常、室性心动过速或心室颤动导致的占近83%。在美国，院外发生心源性猝死患者中，仅有5%～15%能到医院，1%～20%幸存，并有50%在出院前再次发作。因此，除了对发生致命性室性心律失常的患者进行急救，如心脏电复律外，更重要的是对心源性猝死的预防。包括：①在流行病学基础上，建立预防和急救体系；②对高危患者进行筛选和识别，及危险分层；③对高危人群进行干预治疗，即展开一级和二级预防，寻找有效的治疗方式。

1980年2月，美国的Johns Hopkins大学安装了第一台植入式心脏复律除颤器（im-plantable cardioverter-defibrillator，ICD），为致命性室性心律失常的防治提供了一种非常有效的新方法。近20年来陆续有多个前瞻性多中心临床试验对ICD的临床效果进行了研究和评价。AVID和CASH试验结果显示，与胺碘酮或索他洛尔比较，ICD可降低发生过致命性室性心律失常（左室射血分数≤35%）患者的总死亡率。MADIT-I和MUSTT试验选择冠心病患者，左室射血分数≤35%和40%，非持续性室速，电生理检查可诱发室速或室颤，结果显示，ICD可降低总死亡率。而MADIT-II试验则选择心肌梗死后，左室射血分数≤30%的患者，是否伴有非持续性室速或室性早搏不作为入选标准，亦不作电生理检查诱发室性心动过速。随访20个月，ICD组总死亡率比常规药物治疗组降低31%（P=0.016），这一实验结果更引起极大反响。在我国，由于认识和经济上的限制，ICD的临床应用尚处于起步阶段。

（一）ICD简介

经过20年的改进和发展，ICD的外形和安装方式已与普通起搏器没有明显区别，并且亦有起搏功能。它的基本作用是在患者体内，识别是否有室速或室颤发生，并及时进行干预，终止室性心律失常，挽救患者生命。因此，植入术中还要诱发心室颤动以测定除颤阈值（defibrillation threshold，DFT），以及设置和输入ICD工作参数。

ICD包括脉冲发生器和导线电极。脉冲发生器的机壳现被利用作为除颤阳极，即所谓热壳（hot can）系统。现代的导线电极均为经静脉电极，电极可分为单线圈电极和双线圈电极，如图4-1所示。一般单线圈电极其头端为起搏感知电极，其后约1cm处为长约8cm的弹簧除颤电极，电击发生在弹簧除颤电极与ICD机壳之间。双线圈电极则要增加一个弹簧除颤电极，位于上腔静脉，两个除颤电极之间也有放电。

一般将电击电极称为HV（high voltage）电极，机壳为正极，记为HVA，心腔内电极为负极，记为HVB，双线圈电极的上腔静脉电极也为正极，记为HVX。电击时，电流方向为HVA→HVB，或双线圈电极的HVA+HVX→HVB，如图4-2，电极的极性可以程控。现代ICD都采用双相电击脉冲，放电能量比单相脉冲大10%，治疗效率更高。

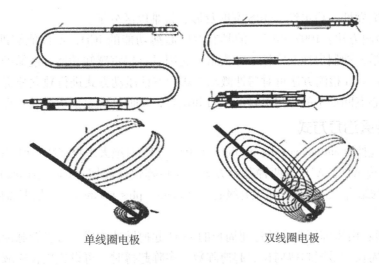

单线圈电极　　　　　　　双线圈电极

图 4 – 1　ICD 电极示意图

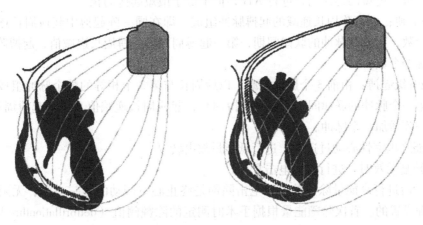

图 4 – 2　不同电极电击时电流方向

（二）快速性室性心律失常的识别

ICD 只有正确识别室性心动过速和心室颤动，才能进行及时的治疗，同时避免不必要的放电。ICD 对心律失常的识别是按照基本识别标准和加强识别标准进行的。基本识别标准是用来识别心动过速或心室颤动的发生，而加强识别标准是用来进一步分辨室性与室上性心动过速。

（1）基本识别标准包括

1）心率：即室性心动过速或心室颤动的频率阈值。室性心动过速频率阈值设置要比实际室性心动过速频率低 20 次/分，而心室颤动频率一般设为 200 ~ 220 次/分。当心率超过频率阈值时，ICD 便认为可能有室性心动过速或心室颤动发生。

2）持续时间：即快速性心律失常的最短持续时间。只有当发作持续时间超过设定值，ICD 才认为发生了持续性室性心动过速和心室颤动，需要进行干预，避免在短阵室性心动过速时频繁放电。

（2）加强识别标准包括

1）突发性：指心动过速开始的联律间期或频率比此前窦性心律的改变程度。室性心动过速的特点是突发突止，而窦性心动过速一般都是逐渐发生和逐渐停止的，因此可用来鉴别。

2）稳定性：指心动过速时不同心动周期间所允许的最大差别，一般设为 20 ~ 40ms。心房颤动也会出现快速心室率，但心律不齐，而室性心动过速时一般心律整齐，因此可用来鉴别。

3）QRS 宽度及形态：一般室上性心动过速时 QRS 窄，而室性心动过速时 QRS 宽，可兹鉴别。即使原有束支传导阻滞或显性预激，由于激动顺序不同，室性心动过速时 QRS 波形态将会改变，因此对照形态可用来鉴别。

但是，若发生室上性心动过速伴有频率依赖性束支传导阻滞，或发生房室旁路下传的逆向性房室折返性心动过速，使用突发性、稳定性、QRS 宽度及形态就难以区分了。

4）PR Logictm 检测方法：1997 年问世的具有双腔起搏功能的 ICD，不仅能够进行房室顺序起搏，提供更好的血流动力学，抑制房性及室性心律失常，还因具有房室感知功能，能够准确鉴别诊断房性及室性心律失常。PR Logictm 检测方法可对房性激动方式和室性激动方式进行独立分析，同时还可分析房室关系，分析相邻两心室间期中的心房事件的数目和位置，从而准确鉴别房性及室性心动过速。

（三）ICD 的分层治疗方式

（1）抗心动过速起搏（antitachycardia pacing，ATP）：ATP 对绝大多数室性心动过速有效，且耗电少，因此室性心动过速首选 ATP。ATP 有两种基本方式，即短阵快速起搏（burst pacing）和周长递减起搏（ramp pacing），两种的结合方式即周长递减升级起搏（ramp - plus pacing）。可根据需要选择 ATP 治疗程序的个数和种类。

1）短阵快速起搏：由短阵短于心动过速周长的 VOO 起搏脉冲构成。可设置脉冲的个数、第一个脉冲的联律间期、起搏周长、最短起搏周长、起搏阵数。多阵起搏时，可设置周长递减数值，ATP 未终止室性心动过速时，可以更短的起搏周长进行 ATP，但不低于最短起搏周长。

2）周长递减起搏：由短阵周长递减的起搏脉冲组成，即在同一阵起搏中起搏周长逐渐降低。可设置首阵起搏脉冲个数，第一个脉冲的联律间期，第一起搏周长，起搏周长递减值，起搏阵数。每阵起搏会比上一阵增加脉冲个数。

3）周长递减升级起搏：由前 3 个周长递减，以后周长与第 3 个相等的数个脉冲组成。可设置首阵起搏脉冲个数，第一个脉冲的联律间期，第一起搏周长，起搏周长递减值，最短起搏周长，起搏阵数。每阵起搏会比上一阵增加一个脉冲。

（2）ATP 未能终止室性心动过速后，进行低能量放电转复。

（3）低能量转复无效时，进行高能电击复律。

（4）心室颤动时进行高能量除颤放电：电击除颤是终止心室颤动的唯一方法，无须同步。复律和除颤的能量是单独设置的。首次除颤能量根据手术时测定的除颤阈值（defibrillationthreshold，DFT）而定，一般以 DFT 的两倍能量放电。若首次除颤不成功，从第二次电击开始便应该使用 ICD 具有的最大能量进行，以争取挽救患者的时间。在一套治疗程序中，可设定 4～6 次电击，并可改变除颤电流方向。

（5）抗心动过缓起搏：现代 ICD 都具有起搏功能。因为：①30% 的植入 ICD 患者合并有心动过缓；②抗心律失常药物如 β 阻滞剂可使部分患者心率减慢；③心动过缓、长 - 短周期现象可诱发心动过速产生。有些患者起搏增加心律后，快速性室性心律失常明显减少或消失。

（四）ICD 植入适应证

随着对 ICD 的使用和研究，ICD 治疗的适应证在不断修改。根据 2002 年 10 月 ACC/AHA 及 NASPE 制定的临床应用指南，ICD 治疗适应证分为 Ⅰ、Ⅱ、Ⅲ类。

Ⅰ类：有充分的证据和（或）得到公认，治疗是有用的和有效的。

Ⅱ类：关于治疗是有效和有用，存在不同意见。

Ⅱa 类：证据和多数意见认为是有用和有效的。

Ⅱb 类：较少的证据和意见认为是有用和有效的。

Ⅲ类：充分的证据和（或）公认，治疗是无效和无用的，某些情况甚至是有害的。

每一类适应证根据资料来源分为 A、B、C 三级，A 级：依据资料来源于多个随机临床试验，包含了大量临床病例。B 级：治疗来源于数目有限的临床试验，包含的病例数相对较少。C 级：以专家们的一致意见作为建议的主要依据。

（1）ICD 治疗的 Ⅰ类适应证

1）非一过性或可逆性原因引起的心室颤动（室颤）或室性心动过速（室速）所致的心搏骤停（A）。

2）伴有器质性心脏病的自发的持续性室速（B）。

3）原因不明的昏厥，在心电生理检查时能诱发有血流动力学显著临床表现的持续性室速或室颤，而药物治疗无效、不能耐受或不可取（B）。

4）伴发于冠心病、陈旧性心肌梗死和左心室功能不良的非持续性室速，在心电生理检查时可诱发室颤或持续性室速，而不能被Ⅰ类抗心律失常药物所抑制（A）。

5）无器质性心脏病的自发性持续性室速，对其他治疗无效（C）。

（2）ICD治疗的Ⅱa类适应证：心肌梗死后1个月或冠脉搭桥术后3个月，左心室射血分数（LVEF）≤0.30（B）。

（3）ICD治疗的Ⅱb类适应证

1）推测心搏骤停是室颤所致，而由于身体其他原因不能进行心电生理检查（C）。

2）心脏移植前持续性室速，症状严重（C）。

3）诸如长Q-T综合征或肥厚性心肌病等有致命性室性快速心律失常高危的家族性或遗传性疾病（B）。

4）伴发于冠心病、陈旧心肌梗死和左心室功能不良的非持续性室速，在心电生理检查时可诱发持续性室速或室颤（B）。

5）不明原因反复昏厥，合并左心功能低下，心电生理检查诱发室性心律失常，而排除了其他可引起昏厥的原因（C）。

6）不明原因的昏厥或有家族史的不明原因昏厥伴有典型或非典型的右束支阻滞和ST段抬高（Brugada综合征）（C）。

（4）ICD治疗的Ⅲ类适应证

1）原因不明的昏厥，没有可诱发的室性快速性心律失常（C）。

2）无休止的室速或室颤（C）。

3）室速或室颤，其起源处可被外科手术或导管消融所消除，例如伴随预激综合征的房性心律失常、右室流出道室速、特发性左室室速或分支性室速（C）。

4）由于一过性或可逆性病症（如急性心肌梗死、电解质紊乱、药物、创伤）所致的室性快速心律失常（C）。

5）明显的精神性疾病，可能被器械植入术所加重，或是不能进行系统的随访（C）。

6）预期生存期≤6个月的终末性疾病（C）。

7）有左室功能不良和QRS时限延长而无自发的或可诱发的持续性或非持续性室速的、准备进行紧急冠状动脉旁路手术的冠心病患者（B）。

8）NYHA分级Ⅳ级的、非等候心脏移植术的药物难治性充血性心力衰竭患者（C）。

对于电生理检查的意义目前认为：①可以评估高危患者，阳性结果确能预测为高危患者；②阴性结果的可靠性较差，并随时间进一步不可靠；③对非缺血性心脏病预测价值较差；④指导用药预防心源性猝死价值较差。

对于单形性室速，以往的观点认为心源性猝死中仅有1%有单形性室速病史，因此单形性室速不易发生心源性猝死，但2001年NASPE报道中发现，单形性室速患者发生心源性猝死的危险性不比多形性室速低，因此也要引起重视。

对于几个遗传性疾病，如长Q-T综合征、Brugada综合征、肥厚性心肌病、致心律失常性右心室发育不良，有家族猝死史的，有昏厥、室性心律失常病史的，均有安装ICD的指针。但对于无症状、电生理检查阴性的患者，随访中心源性猝死发生率较低，是否应该进行ICD治疗仍然有争议。

对于双腔ICD，因其有利于对房性心律失常的识别，减少误放电；有较好的血流动力学，避免心功能恶化；起搏心房预防房性快速性心律失常；对要植入ICD的肥厚梗阻性心肌病，可避免分别植入ICD和双腔起搏器。建议双腔ICD应用于：任何合并心动过缓或潜在心动过缓的患者（使用抗心律失常药物），合并阵发房性心律失常和室上速患者，合并心功能不全患者，合并肥厚梗阻性心肌病患者。

（五）ICD 植入技术

1. **术前准备**　完善检查。Ⅰ类抗心律失常药物明确影响 DFT，需停用至少 5 个半衰期。索他洛尔及胺碘酮对 DFT 影响不大，一般不必停药。术前停用阿司匹林 1 周，服抗凝药者应保持 INR＜1.5。为保证患者手术安全，减少并发症，手术应在消毒无菌良好的专门导管室或手术室进行。备有自动血氧饱和度和血压监测，有 1～2 台性能优良的体外除颤器，一组训练有素、熟练掌握安装起搏器技术的医生，有丰富临床经验的护士，具有专业技能的影像学技师和了解起搏器和 ICD 的工程技术人员。对 ICD 来说，还需要有 1 名麻醉医生现场负责患者麻醉，保证呼吸道通畅。术者应具有切开头静脉和穿刺锁骨下静脉两套技术本领。手术开始前可予镇痛、镇静剂。

2. **囊袋制作**　对于非 hot can 的 ICD，囊袋左右胸均可；而对于 hot can 的 ICD，为增加除颤电流覆盖心脏的面积，最好在左胸制作囊袋。ICD 体积较小或患者体型较胖，可制作皮下囊袋，方法与起搏器相同。ICD 体积大或患者较瘦时，需制作胸大肌下囊袋。局麻下在锁骨下约 2cm 处做约 10cm 切口，切口方向与胸大肌纤维走向一致。在胸大肌胸骨组与锁骨组之间钝性分离，其内侧有神经血管存在，小心分离推开。用手指在胸大肌与胸小肌之间分离出囊袋。制作囊袋应适合脉冲发生器和血管外导线的置入，既不能太紧又不能太松，彻底止血，防止形成血肿增加感染机会。

3. **电极植入**　穿刺锁骨下静脉或切开头静脉，送入导线电极头端至右室心尖部。弹簧除颤电极在右心室内应尽量长，以使放电时电流覆盖较大的心肌面积。右室发育不良、易脱位者可使用螺旋电极。

4. **电极测试**　电极测试包括起搏阈值、R 波振幅、高压阻抗（HVI）及除颤阈值（DFT）。起搏阈值要求小于 1.0V，R 波振幅要求大于 5mV。R 波振幅关系到 ICD 的感知和对心律失常的诊断，因此一定要满足条件，若无法找到合适位置，需加用或换用心室螺旋电极。

测定电击阻抗和 DFT 前，可静脉注入异丙酚（1mg/kg）进行麻醉，避免麻醉过深。高压阻抗要求 30～130Ω，以证明 ICD 系统连接及电极位置合适。可直接使用 ICD，亦可使用 ICD 模拟器。以 0.2J 同步电击心脏，测定高压阻抗。若高压阻抗不在范围，需调整电极位置，或检查 ICD 连接系统。符合要求后可进行 DFT 测定。

首先需诱发室颤。可采用 T 波同步电击法（T shock），或 50Hz 交流电刺激法。采取 T 波同步电击法为佳，成功率高，安全性大。采用心室起搏，T 波顶点附近电击最易成功，电击能量一般从 0.6J 开始，不成功时可逐渐增加。

DFT 是指最小除颤能量，但在临床中逐渐减少电击能量多次放电来测定是不现实的。因此，实际上只要用比 ICD 最大电击能量小 10J 以上的电击，除颤成功便符合要求。可采用中位数法，如目前 ICD 最大电击能量一般为 34J，可采用 17J 进行第一次测定。若成功，可再降为 9J 进行，成功说明 DFT＜9J，不成功则 DFT 在 9～17J。若 17J 不成功，可加为 24J 进行，成功说明 DFT 在 17～24J，不成功则 DFT＞24J。若需要，可再增减能量继续测定 DFT，能够减少电击次数。若 DFT 高于要求，可尝试交换电击极性，也可加用皮下片状电极或电极列阵。一般测定 DFT 只需 2 次，如病情很重，心功能差，也可以只诱发一次心动过速，但必须为室颤。在诱发心室颤动前，要做好体外除颤的准备，ICD 测定能量除颤不成功，第二次使用 ICD 最大能量电击除颤，再不成功及时进行体外除颤。

5. **缝合切口**　缝合前需关闭 ICD，以免缝合时肌电感知引起放电。将 ICD 缝扎固定在胸大肌下，避免移位，逐层缝合皮下组织及皮肤。

（六）ICD 设定

（1）设置工作区：根据患者快速心律失常发作及治疗特点设定 1 个 VF 区、1 个 VT 区，临床 VT 发作范围较大或有明确两种频率相差 20 次/分以上的，设 2 个 VT 区。

（2）设定快速心律失常诊断程序

1）设置每个工作区频率阈值：VF 区一般为 200～220 次/分，VT 区比临床发作频率要低 10～20 次/分。

2）设置 VF 及 VT 持续时间：VF 初始识别时间设为 18/24 个心动周期或 5 秒内。VT 初始识别时间

16～20 个心动周期或 5 秒内。

3）可选择开设突发性、稳定性和 QRS 宽度及形态。

4）设置再识别标准，心律失常持续时间应短于初始识别时间。

（3）设定快速心律失常治疗程序

1）VF 电击程序：第一次电击为 DFT + 10J，第二次电击开始用 ICD 最大电击能量。以后的 1～2 次可考虑交换电击极性。亦有人主张为了争取时间，尽早除颤成功，第一次便使用最大电击能量。

2）VT 分层治疗：可先试用 ATP 方式终止，设定短阵快速起搏或周长递减起搏模式。短阵快速起搏从 VT 周长的 80% 开始，每阵 4～10 脉冲，阵间递减 10ms，最小周长 200ms，共设 4～5 阵；周长递减起搏从 VT 周长 90% 以上开始，每阵 3～4 个脉冲，共设 3～4 阵，阵间阵内均可递减 10ms。ATP 后可进行低能量放电转复，首次 1～10J，第二次增加 5～100J。不成功即进行最大能量高能电击复律。

3）设置心动过缓起搏工作参数。

4）设置信息储存工作参数。

（七）ICD 术后随访

随访有无与 ICD 植入相关并发症，如囊袋感染、导线断裂、绝缘破坏、电极脱位等。处理方式方法与起搏器相似。

患者室性心律失常发生情况及 ICD 工作情况，可由平日的心电图检查记录和 ICD 储存记录了解。若不能识别或误放电发生，需要及时调整 ICD 识别参数。因此，原则上有放电时，便需随访。

有些患者在植入 ICD 后出现室性心律失常频发，ICD 频繁放电，称之为植入后心律失常"风暴"（postimplantation arrhythmic "storm"）。除了术后疼痛、心理障碍等因素外，常见与停用抗心律失常药物有关。因此植入 ICD 患者若室性心律失常发作较多，仍需用抗心律失常药物治疗，如索他洛尔或胺碘酮，可减少不必要的放电，提高生活质量，延长 ICD 使用寿命。

植入 ICD 的患者，多数在思想上有一定的压力，尤其在清醒状态下被电击过的患者，感到恐惧不安，甚至发生精神失常。应该加强对患者及其家属的心理教育和给予适当治疗，消除其恐惧、焦虑的心理不适，使其更能适应 ICD 治疗。

（冯彩霞）

第二节 体外反搏术

体外反搏（external counter pulsation，ECP）是一种无创性人工体外辅助循环技术。它是用体外反搏装置，以人体心电图 R 波为触发信号，在舒张期对人体肢体和臀部，通过气囊充气，进行无创序贯加压，将血流驱向主动脉，使机体整个循环系统形成搏动性的高灌注压力，增加心脏、脑等主要脏器舒张期的血液灌注，从而达到心、脑等重要器官缺血性疾病的治疗效果。其实质是一项生物物理工程应用于临床的高科技治疗技术。

一、体外反搏的历史沿革

体外反搏技术是在 1953 年美国哈佛大学 Kantrowitz 兄弟提出的升高舒张压以增加冠状动脉血流灌注的设想基础上发展起来的。

在临床上治疗缺血性心肌疾病的两条重要措施是减轻心肌耗氧量和增加冠状循环的供血。然而药物治疗往往不能两全，扩血管药，扩张冠状循环的供血，却往往同时增加心率，增加耗氧量，而减少耗氧量的 β 受体阻滞剂类药物，却不能增加冠状循环的供血，故药物治疗的效果受一定的限制。而 Kantrowityz 提出的设想能达到理想的效果。1962 年 Moulopoulos 首先设计出主动脉内气囊反搏术（IABP）。1967 年该技术被应用于临床，治疗急性心肌梗死合并心源性休克及心脏直视手术后的低排血量综合征取得良好效果。由于该方法能增加舒张压，提高冠状动脉灌注压，增加冠状循环的供血，又能降低收缩压，减轻心肌后负荷，减轻心肌耗氧量，故得到了临床普遍的承认。但由于主动脉内气囊反搏技术有创伤性，易导致血栓栓塞及交叉感染的危险性，在使用上受到一定限制。故几乎在此同时，体外反搏技术设想产生了，1962 年，Dennis 等人开始研究无创伤性体外反搏技术。1968 年 Soroff 等人制成下肢非序贯式正负压体外反搏装置，商品名为 Cardiassist，并应用于临床。由于其设计主导思想上以降低收缩压、减轻后负荷为主，但对提高舒张压缺乏足够重视，因而在临床上疗效不甚理想，而未获成功。

1972 年中国开展对反搏技术的研究，在主动脉内气囊反搏技术的实验研究的基础上，分析了"降收缩压"和"升舒张压"两者的关系，明确以提高舒张压为设计目标，并以建立稳定的侧支循环为目的，故很快在 1976 年成功制造出四肢气囊序贯式正压体外反搏装置（SECP）。并很快应用于临床，对冠心病、脑梗死等缺血性疾病进行治疗，取得了良好的临床效果。1992 年进一步改进力学设计，加上臀部反搏能更有效提高动脉舒张压，命名为增强型体外反搏装置（EECP），更广泛应用于临床各种缺血性疾病的治疗。但由于冠脉造影术在我国到 20 世纪 80 年代才开始开展，因此对体外反搏的科学验证尚不充分，许多医学家尚未认可，因此到 80 年代末治疗技术的应用又进入了低潮。但仍有许多单位继续深入研究，上海交大和上海第一人民医院 1988 年联合研制成功全自动体外反搏装置（AECP），到 1995 年上海交大与上海港医院又联合研制成功移动式体外反搏装置（AECP）。尤其突出的是广州郑振声教授在美国期间与美国 Soroff 等学者开发研究，使体外反搏装置通过了美国 FDA 论证，正式在美国应用。1995 年在纽约心血管年会上发表了 17 例晚期冠心病患者（多次搭桥术后，仍发生心绞痛）经体外反搏治疗效果良好，并且有 3 年远期效果，因此得到重视，并展开了大规模正式研究。美国五个大学医学中心开展了为期 5 年多中心研究，发表了"must－EECP"的论文报告，肯定了体外反搏在治疗缺血性心脏病的作用，中国将该课题列入"九五"国家攻关计划，并获得通过。因此，近二十年来体外反搏已成为治疗缺血性心脑血管病的一项有效方法，目前国内有数千家医院或中心开展体外反搏治疗，治疗了上百万患者，美国政府 FDA 已通过体外反搏对冠心病的治疗。美国去年医疗保险公司同意报销体外反搏治疗冠心病的费用，表明美国政府和公众对体外反搏治疗的认可。

二、体外反搏的治疗原理

体外反搏是由体外反搏装置实施的一项人工辅助循环技术。体外反搏装置由计算机控制部分、专用床体、专用阀体三部分组成，在心室舒张期，把人体外周血管的血流通过机械挤压的方法流向主动脉。增加心脏冠状动脉的灌注压。其具体方法是把人体上下肢及臀部分别裹上 10 只气囊袋（有的单纯下肢型的为 6 只气囊袋）。通过管道分别与反搏器相连，利用人体心电图 R 波作为触发信号，在心室舒张期，10 只气囊分别由远端向近端迅速序贯充气，挤压四肢和臀部，将其动脉血液挤向心脏方向，心室舒张时主动脉瓣处于关闭状态，血液不会反流入心室，致使主动脉弓的血容量和压力明显增加，而冠状动脉起始于主动脉根部，心脏的供血 75% 在舒张期，因此冠状动脉灌注压明显升高，冠脉血流量明显增加。由于主动脉弓处的血流量和压力明显增加，除供应冠状动脉外，主动脉上的另外 3 支动脉容量和压力同样增加，这部分血流可直接流向脑部，使脑动脉血流量明显增加。在心室收缩时，主动脉瓣开放，在此同时，气囊迅速放气，解除肢体压迫，放气时产生一个虹吸作用，使血管外周阻力降低，使心脏收缩压下降、后负荷减轻。在下一次心室舒张时再充气，如此反复循环，心室舒缩与气囊充放气有节奏地密切配合，使机体的整个循环系统形成搏动性的高灌注压力，增加心脏及其他重要脏器的舒张期灌注血流。

经过 30 余年的研究证实，体外反搏作为一项无创伤、简便、安全的辅助循环治疗手段，对机体带来多方面的影响，其已明了的作用机制包括以下几个方面。

（1）提高冠状动脉舒张期灌注压，增加心肌血液供应；同时降低收缩压，减轻心脏后负荷，减低心肌耗氧量，从而改善心功能。

（2）促进冠状动脉侧支血管的形成和开放。

（3）促进全身血液流动，降低血液黏滞度，改善机体微循环。

（4）由于搏动性高灌注压力，提高血管内皮切应力，激活血管内皮细胞，表达一系列细胞因子和生长因子。

（5）影响血管生物活性物质，如使循环中心房肽、一氧化氮、前列环素，以及组织型纤溶酶激活剂水平增加，降低循环内皮素、血栓素 A_2、血管紧张素 II 的水平。从而降低了血管阻力，抑制血小板聚集，抑制平滑肌细胞增生，消除组织细胞水肿等。

三、体外反搏在心脏急诊中的应用

（一）对冠心病的治疗

大量的动物实验证实急性心肌梗死的早期，体外反搏能使心肌梗死范围明显减少，可挽救缺血心肌细胞，改善缺血心肌的缺氧损伤，恢复心肌收缩力，明显改善左心舒缩功能，提示临床上急性心肌梗死应尽早开始体外反搏治疗。在临床应用中也已得到证实，患者心绞痛的改善最为迅速显著，心电图、心功能均得到明显改善。此外对于劳累型心绞痛、自发型心绞痛、隐匿型冠心病、陈旧性心肌梗死伴心肌缺血、经皮腔内冠状动脉成形术（PTCA）和冠脉搭桥术后再阻塞均有疗效，连续体外反搏治疗 35~60天，侧支循环建立后远期效果可达 3 年左右。

（二）体外反搏治疗冠心病的疗效判断

如条件许可，可做冠状动脉造影，见有冠脉侧支循环较治疗前明显增加。条件不许可，许多无创性的辅助检查亦可判断。体外反搏后心电图改善为 55%~75%，X 线摄片肺瘀血改善，使扩大的心脏逐渐缩小，超声心电图示心脏舒缩功能改善。目前最常用的是运动平板试验，发现体外反搏后患者运动耐量提高，ST 段下降 1mm 所需的时间延长，心肌核素扫描可发现心肌缺血面积明显减少。

（三）对冠心病合并心力衰竭的治疗

体外反搏可降低收缩压，因而可减轻心脏后负荷，改善心功能。在冠心病合并心力衰竭的患者中，心功能 II 级以下者可获良好效果，但在心功能 III 级及以上者，可因静脉回心血量增加而引发急性左心衰竭。因此在心功能 III 级及以上者，应慎用，如需用体外反搏治疗，必须在体外反搏过程中做血流动力学监测；如 PCWP 超过 22mmHg 应停止体外反搏，用内科治疗使 PCWP 恢复正常。

四、体外反搏禁忌证及操作注意事项

（一）禁忌证

（1）主动脉疾病：主动脉瓣闭锁不全、主动脉瘤、主动脉夹层瘤。

（2）脑出血倾向：血栓性静脉炎、全身性出血倾向者。

（3）右心衰竭、严重高血压（180/110mmHg 以上）、严重糖尿病。

（4）有肝硬化、肝腹水及门静脉高压。

（5）年老体弱者、80 岁以上患者一般不做或慎做体外反搏。

（二）操作注意事项

（1）气囊袋必须与患者肢体裹紧，不能松动，否则会直接影响疗效。

（2）操作者必须密切观察患者心率、心律及生理感觉、反应。如在心脏急诊时必须密切观察患者血流动力学监测指标、血氧饱和度，尤其是 PCWP，如大于 22mmHg 必须停止反搏。

（3）初次患者的基础充气压力不能低于 0.03mPa，如患者不能适应基础气压，可暂低于 0.03mPa，但不能超过 10min，否则可能增加患者心脏负荷。

（杨　闯）

第三节 主动脉球囊反搏术

在严重的心室功能衰竭，经积极药物治疗仍血流动力学恶化时，有时可应用主动脉内球囊反搏术（intraaortic balloon pumping，IABP）。这是一种以血管内导管为基础的辅助循环装置，自1967年Kantrawitz将主动脉球囊反搏术应用于临床，现在IABP已是心脏内外科抢救泵衰竭时重要的辅助循环方法。

一、原理

IABP的主体是1根放置在主动脉内的导管，其前端为1个30~40mL容积的可充放的球囊，球囊位于胸主动脉内，左锁骨下动脉下端1~2cm到肾动脉开口近端，导管连接在体外的仪器，仪器感知心电和血压，与心动周期同步驱动氦气使球囊急速地扩张和缩小。

IABP的生理效应为：①升高舒张期血压，增加冠脉灌注；②降低收缩期左室负荷，总的结果是心肌氧供需比率改善，并伴有外周灌注的轻度增加。具体如下。

心脏舒张开始后主动脉瓣即关闭，在动脉压力波表现为重搏波"切迹"，这也是球囊急速充气膨胀的时间点，膨胀的球囊促使血液反流向主动脉根部，舒张压提高11~20mmHg，冠状动脉血流量增加5%~100%，心肌氧供因此得到改善。随后心脏收缩开始，主动脉瓣开放前瞬间，球囊骤然放气萎陷，主动脉内压力立即降低，此时主动脉瓣开放，左室射血阻力降低约20%，即后负荷降低，左室射血量可有少量增加，心脏排空较完全，引起心腔收缩末、舒张末压力降低，心脏前负荷也降低，前后负荷降低意味着心肌氧耗减少。所以IABP可同时增加心肌氧供和减少心肌耗氧，从而使心肌缺血的范围和程度减轻。

IABP对肾、脑、肢体灌注情况的影响，大多数研究认为IABP不直接影响血流，如果球囊位于肾动脉口则肾血流有明显下降，所以一定要注意球囊位置正确。全身灌注增加小于0.5L/min，但在泵衰竭情况下使用IABP后心肌缺血改善，心输出量增加，反射性调节神经体液对周围血管阻力的影响，周围脏器的灌注可有改善，临床上可见到四肢变暖、尿量增加、神智转清等表现。

二、临床使用指征及使用效果

（一）心脏内科指征

（1）急性心肌梗死伴心源性休克，包括室间隔穿孔、二尖瓣关闭不全、室壁瘤等机械性并发症。心源性休克的定义包括心脏输出指数<1.8L/（min·m²），收缩压<90mmHg，肺毛细血管楔嵌压>20mmHg，外周血管阻力>2 100dyn·s·cm²，尿量<20mL/h，四肢苍白湿冷，神智淡漠等，以上症状经积极强心利尿、扩血管、补充血容量等药物治疗仍有恶化趋势，如多巴胺>10μg/（kg·min）。在约75%的病例IABP可有效逆转器官低灌注，若能迅速再血管化，早期生存率可达93%，但若无冠状动脉再灌注和血管重建治疗，死亡率仍高达83%。急性心梗并发室间隔穿孔常合并心源性休克，IABP可降低左向右分流并增加冠状动脉灌注，减低肺毛细血管嵌楔压，升高血压，维持血流动力学稳定，为手术创造条件，但手术生存率小于50%。对于乳头肌功能失调或断裂而二尖瓣关闭不全的患者如合并心源性休克，IABP增加冠状动脉灌注，改善乳头肌功能和减低后负荷，从而减少二尖瓣反流和降低肺毛细血管压，急诊手术死亡率高。有些文献提出应在休克早期就安装IABP，不必等到药物不能维持循环、病情恶化时再用。我们的体会是在休克早期，大剂量多巴胺尚能维持血压时安装IABP，时间充裕、反搏效果显著、撤机较早、存活率高，至休克晚期肺、肾、脑亦发生明显功能损害时安装IABP效果差。PiK回顾分析129例IABP应用，死亡64例，EF值低下和泵衰竭是主要死亡原因。

（2）顽固的不稳定心绞痛或变异型心绞痛，药物控制不满意，准备行介入治疗或外科搭桥手术，无论伴或不伴有血流动力学改变，可用IABP增加冠脉灌注，终止或明显减轻心肌缺血的发作，为手术作准备。随后的再血管化手术有很好的近期和远期生存率。急性心梗后梗死面积有扩大趋势，也可考虑IABP治疗。

（3）高危冠心病在心血管造影和介入治疗时可保护性使用 IABP 支持，如严重的三支病变和左主干病变、急性心肌梗死、顽固不稳定心绞痛、心力衰竭、心源性休克，可减少术中心肌缺血和急性心梗的危险。国内有报道院内存活率高达 93%，心源性休克存活率 85.7%（6/7）。尤其在冠脉造影时有缺血症状的左主干病变，病情凶险，常迅速发生室速室颤，如不能立即置入 IABP 改善心肌灌注，病死率近100%，及时的 IABP 支持可迅速缓解缺血，随后搭桥手术成功率很高。

（4）顽固的室性心动过速，伴血流动力学不稳定者，尤其病因是心肌缺血者，IABP 可改善异位兴奋灶和折返通路的心肌氧供需平衡，从而终止室速。有报道对于心梗后顽固室性心律失常者有效率 100%。

（二）心脏外科指征

（1）心脏术后低心排综合征，血流动力学不能维持，脱离体外循环机困难或需要左心辅助装置，其原因包括术前心功能差、手术难度大，术中心肌梗死或严重心肌缺血、体外循环时间长，具体指标包括低心排综合征的表现，正性肌力药达到多巴胺 $>10\mu g/$（$kg \cdot min$），肾上腺素 $>0.1\mu g/$（$kg \cdot min$）。有指征应及早安装，拖延则死亡率增加。国外报道 1983—1990 年共 6 856 例生存率 56%，存活者远期生存率高。需安装 IABP 的各病种中冠心病手术占主要比例，我国北京阜外医院报道占 81%，存活率也最高，达72%。预计术后严重心功能低下的高危围术期患者可在术前就预防性安装 IABP，如大室壁瘤、室间隔破裂、EF $<30\%$、病变广泛、血管细小等，存活率高（18/20）。预防性 IABP 与术中术后 IABP 相比能明显降低死亡率。术后在 ICU 发生围术期心梗、低心排也是安装 IABP 的指征。瓣膜置换术后低心排应用 IABP效果各家报道不一，有的认为较差（33%），有的认为好（78%）。一项国外大规模回顾分析表明，瓣膜置换术需 IABP 支持住院存活率 50%，1 年生存率 38%，换二尖瓣合并搭桥术且心功能差的男性患者需要IABP 支持的可能性大于 50%，而单纯主动脉瓣反流手术需 IABP 支持者预后最差（近期 28%，远期13%），因为瓣膜病引起的低心排难以经增加冠脉灌注而获益，而且 IABP 增加心输出量的作用较小。对先天性心脏病则难有疗效。

（2）近年来非体外循环下冠状动脉搭桥术（OPCABG）广泛开展，已成为微创。心脏外科的代表术式，尤其对于严重左心功能不全、急性心梗，合并其他重要脏器病变者，因避免体外循环的损伤而明显获益。但严重左心功能不全、心脏明显扩大者可能难以耐受对心脏的搬动，循环不平稳而使 OPCABG无法完成。IABP 能在很大程度上稳定循环，使手术顺利进行，极少需改用体外循环。术中需要手术医生、麻醉师、IABP 操作者密切配合，熟练操作。

（3）心脏移植前辅助，用于等待供体而血流动力学失代偿者。在心脏移植前需 IABP 辅助的患者，1 年生存率平均 72% ~ 77%。

（三）禁忌证

（1）绝对禁忌证：严重的主动脉瓣关闭不全（轻度主动脉瓣关闭不全可用 JABP），胸主动脉瘤和夹层，终末期心功能衰竭不准备心脏移植，不可逆的脑损伤。

（2）经股动脉置管禁忌证：髂股动脉严重的硬化狭窄，腹主动脉瘤。

（四）撤除指征

升压药减量或停药后，收缩压 $>90mmHg$，心率稳定，无严重心律失常，尿量 $>50mL/h$，心脏超声提示心功能明显改善，IABP 辅助减至（1:3）~（1:8），1 ~ 3h，无恶化表现。

三、使用方法

（一）置入技术

（1）最常用的方法是经股动脉经皮穿刺置入。连接心电图，检查机器状态，根据患者身高体重选择合适的球囊容量（30 ~ 40mL），准备肝素盐水（0.9% 生理盐水 500mL + 肝素 100mg），术前检查患者股动脉和足背动脉的搏动情况，消毒双侧腹股沟皮肤，铺巾宜较大以便导管伸展，打开球囊包装，取动脉穿刺针穿刺股动脉，插导引钢丝小心推送，拔出穿刺针，用扩张管扩张皮肤后，置鞘管，也可不放鞘管以减少股动脉堵塞可能（称为无鞘置入）。球囊抽真空后取出，先在体外比量从胸骨角到股动脉的长度，距离为穿刺点至胸骨角，然后将球囊管穿进导丝经鞘管沿导丝推进，至预定位置，取出导丝，冲洗中心腔，缝线固定于腿部皮肤，连接送气管及测压管，启动 IABP，血压调零，设定触发模式（心电图或血压），根据主动脉内压力波形调整充放气时相，选择反搏比例（1：1 或 1：2），设定报警范围，具体方法在监护常规中详述。

（2）如果股动脉穿刺失败，可手术切开股动脉鞘穿刺，或切开股动脉缝接一段人工血管后置管；手术中如果因股髂动脉硬化狭窄而置入困难，可经降主动脉缝接人工血管后置入，并发症相对较高（13%）。有经腹壁经髂内动脉置入的报道，用于等待心脏移植的患者，特殊的固定装置使患者能自由活动，4 例平均支持 32 天。

（二）监护常规

（1）反搏有效表现为：主动脉根部收缩压稍降，舒张压升高，大于收缩压，舒张末压下降 5～10mmHg（0.7～1.3kPa），患者神智转清，四肢变暖，尿量明显增加（>50mL/h）。

（2）注意保持球囊的正确位置：患者置管的下肢要制动，每天摄胸片观察球囊顶端，应位于第 2 或第 3 肋间隙（主动脉弓降部下 1cm 处）。

（3）注意保持正确的反搏时相：在反搏比例 2：1 的状态下，观察主动脉波形，调节球囊充放气时相。

1）充气位于主动脉波下降支切迹处，切迹不可见，放气位于舒张末压力最低点，充气始和放气末的曲线都应呈"V"形，反搏压高于收缩压，反搏的心动周期舒张末压比不反搏的心动周期的舒张末压低，不反搏的心动周期的收缩压比反搏的心动周期的收缩压低（图 4-3）。

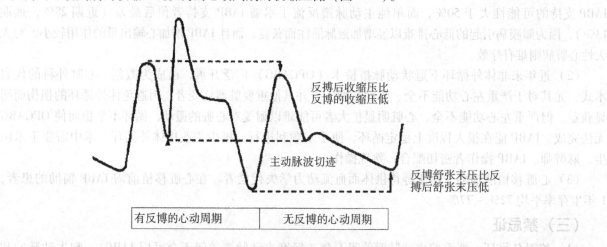

图 4-3 IABP 反搏时相正确的主动脉内血压波形

2）如见反搏开始点血压高于主动脉波切迹，是充气过早，会使主动脉瓣提前关闭，减低心排量，增加左室前负荷（图 4-4）。

3）如反搏开始点血压低于主动脉波切迹，或反搏波起始段波形呈"U"形，说明充气过晚，使反搏压升高不多，冠脉灌注不多（图 4-5）。

4）如反搏放气末曲线呈"U"形，下一收缩压不减低，说明放气过早，使主动脉内压力回复基础值，左室射血阻力未减轻，左室做功和耗氧不减少（图 4-6）。

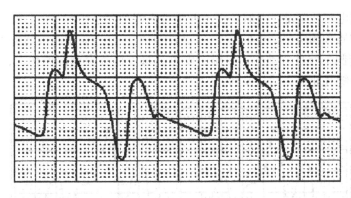

图 4 - 4 IABP 充气时相过早
反搏开始点血压高于主动脉波切迹

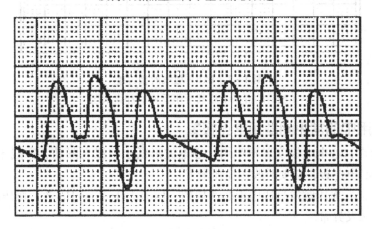

图 4 - 5 IABP 充气时相过晚
反搏波起始段波形呈 "U" 形

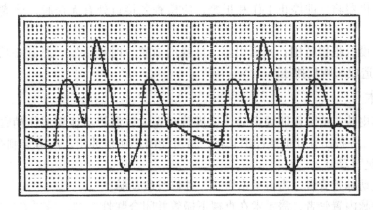

图 4 - 6 IABP 放气时相过早反搏放气末曲线呈 "U" 形,下一收缩压不减低

（4）如反搏的舒张末压不低于不反搏的舒张末压,可能放气过晚,会增加左室后负荷和心肌氧耗,减少心排量（图 4 - 7）。

（5）血容量不足、心排量极低、心率过快、球囊位置不对、球囊过高反搏压也偏低。

1）使用 IABP 过程中需抗凝,可用肝素保持 ACT 150～200s,手术后不能用肝素的可用低分子右旋糖酐（20mL/h）。现用球囊管已有肝素包被技术,不易发生血栓附着,如有出血危险则抗凝要求可降低。

2）球囊导管中心腔用肝素盐水定时冲洗保持通畅,常用的方法是塑料瓶外套加压袋,保持150mmHg 压力,每隔 2h 冲洗 1min。严禁从中心腔抽取血标本。

3）监测血气、血电解质变化,因为反搏后组织灌注改善,酸性代谢产物进入循环,以及尿量增加，可能会发生血气血电解质紊乱，及时矫正才能维持血流动力学稳定。强心药物减量后仍需维持一段时间。另外补充营养物质和预防感染也很重要，低血压时间较长者需用制酸剂预防消化道出血。

4）每1h检查穿刺侧下肢足背动脉、皮温、皮色。每天检查穿刺部位伤口，有无感染出血，如有异常则及时处理，压迫缝扎止血，清洁换药。

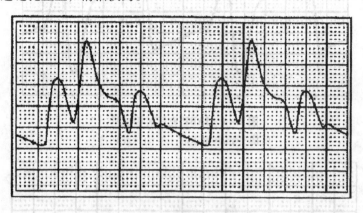

图4-7　IABP放气时相过晚
反搏的舒张末压高于不反搏的舒张末压

（三）IABP使用中的常见问题和常见报警

（1）心电触发异常：心电电极安置不牢固，心电波形低小，患者躁动、寒战干扰大，都会使心电图触发失常。应检查心电电极，必要时改用血压触发。

（2）血压触发异常：血压触发只适用于心率规则、压差大于15mmHg者。血压过低，中心腔堵塞，心律失常，可使血压触发异常。

（3）球囊管打折：患者或机器移动可使管道打折，轻微时影响送气效率，严重时机器停止工作并报警，必须经常检查管道位置。

（4）氦气漏气：机器将立即停止工作和报警，应检查各接口处有无松脱，球囊破裂时可见血液进入氦气管道内。

（5）反搏压低于设置报警范围：原因很多，球囊的放置、时相触发、患者心功能、血容量、测压管道通畅情况都可能造成影响反搏压。

（四）撤除技术

（1）先消毒局部皮肤，剪除皮肤固定缝线，拔管时先退球囊管至球囊顶住鞘管，然后压迫股动脉近端，将球囊和鞘管一齐拔出并让血流冲出几秒，将可能的小血栓冲出。压迫穿刺孔30min，加压包扎制动24h，注意检查足背动脉。

（2）手术切开股动脉置管者，需再手术撤管，并修补股动脉。

（3）经胸升主动脉内置管者，需手术在直视下撤管并闭合胸骨。

四、并发症

并发症发生率6%～46%，主要是主动脉和股动脉的血管并发症，发生并发症则死亡率增加，危险因素包括冠心病、糖尿病、女性、周围血管病变。

（1）主动脉破裂、穿孔，动脉内膜夹层，发生率小于5%，但一旦发生死亡率几乎100%。在穿刺过程中轻柔操作，避免用力过猛，以及在X线透视下操作是防止主动脉损伤的办法。

（2）肾功能衰竭：原因是球囊管位置过下阻塞肾动脉开口，肾动脉栓塞。及时调整球囊位置或拔除可使部分患者恢复。选择大小合适的球囊及保持球囊的正确位置是预防的方法。

（3）肠系膜动脉栓塞，引起肠梗阻和败血症，发生率小于1%，死亡率很高。

（4）下肢缺血：表现为下肢苍白、无脉、疼痛，多普勒超声无血流信号，严重者肢端坏死和骨筋膜室综合征。发生率 2%～14%，原因有：IABP 导管阻塞动脉管腔影响下肢供血；血栓栓塞。大多情况轻，取出球囊管即好转，有血栓栓塞时需溶栓、手术取栓、血管内成形术或做血管旁路手术治疗。用无鞘置管是否有改善作用尚有不同意见。切开股动脉置入并发症发生率相似。

在施用大剂量血管活性药物时，也会发生下肢供血不足的现象，应仔细鉴别。

在存活出院患者中有 14% 会发生远期下肢缺血，危险因素有急性期下肢缺血史、吸烟。

（5）感染：多为局部感染。原因：IABP 后需抗凝治疗者，置球囊管处切口渗血多引起继发感染；无菌操作不严格。有时局部的感染可能扩散为败血症。

（6）出血：多为股动脉穿刺部位出血，轻者压迫止血，重者需手术修补股动脉。

（7）气囊破裂：置管不顺利或置管中球囊壁被主动脉壁粥样硬化斑块刺破，一旦发生需立即拔管。

（8）血小板减少症：少见，有些是球囊机械运动破坏血细胞。有些患者可能是肝素诱发的血小板减少。

（9）经胸 IABP 的并发症：发生率为 0%～13%，包括伴纵隔炎的人工血管侧支感染，冠状动脉或主动脉弓部血栓，胸骨不能闭合等。

（杨　闯）

第四节　体外无创伤心脏临时起搏术

体外无创伤心脏临时起搏术（nomnvasive temporary pacemaker，NTP）是 1952 年由 Zoll 首先研制成功，并应用于临床，为及时抢救心搏骤停患者提供了一项新的技术。以后，经过增加脉冲刺激宽度，加大经皮起搏面积，在监视系统中加入消隐和阻尼电路等方面的改进，提高了疗效并明显减轻患者痛苦，逐步走向临床的实用阶段。

（一）仪器与设备

由体外起搏器（包括脉冲发生器、起搏电极和导线）、心脏监护仪、除颤器和记录装置，共由三个部分组成。较大的起搏电极面积是起搏成功的关键问题。起搏电极的面积一般要超过 $100cm^2$，电极面积过小会引起皮肤损伤和减弱抢救效果。监护仪能感知心脏去极化或起搏器频率和振幅的电压变化；脉冲类型为线性恒流；起搏方式为同步化（心室抑制按需型、VVI 型）和非同步化（固定频率型）。脉冲宽度为 40ms，电流强度为 60～140mA，起搏频率为 30～180 次/分，每次充电后可连续使用 6h 左右。

（二）使用方法

将两个具有高阻抗的巨大电极，分别置于患者的左肩胛下角与脊柱之间（正极）及心前区（负极），放置前宜用酒精搽洗局部皮肤，去除皮肤上的油脂，再涂以导电膏以降低电阻。分别连接好心电监护导联和起搏脉冲发生器，将起搏器输出电流置于"0"位，然后启动电源开关，测量起搏频率，使标志起搏脉冲落于舒张期内，在心脏停搏的情况下，置于 60 次/分，然后增加起搏脉冲振幅，直到在紧跟标记脉冲后出现刺激心脏并产生 QRS－T 波为止。刺激脉冲振幅宜保持在刺激阈值以上；若用超速抑制起搏术来控制快速心律失常，起搏频率应高于基础心率 10 次/分左右。

（三）适应证

（1）各种原因引起的心脏停搏。

（2）症状性心动过缓（包括病态窦房结综合征、高度房室传导阻滞）。

（3）室上性心动过速。

（4）室性心动过速。

（5）给有潜在上述危险患者作备用性抢救手段。

（6）某些药物中毒（如洋地黄、维拉帕米等）。

（7）埋藏式起搏器失败或感染。

（8）全身麻醉时的预防性起搏。

（9）其他的预防性起搏准备（如迷走神经反射、低血钾、心导管术、冠状动脉造影术、心脏瓣膜置换术、先天性心脏病手术及临终心脏等）。

（四）临床评价

（1）成功率：无创伤体外临时起搏术迄今已成功地抢救了数以千计的危重患者。Zoll 等试用于 134 名患者，103 例能有效起搏。Belang 等对 22 名儿童以高于自身心率 10 次/分的频率起搏，均获成功。Fall 等对 16 名正常人和 15 例患者，试用无创伤性体外临时起搏术，除 1 例患者和 1 名正常人外，其余均获起搏成功。但对于心脏停搏时间过长的患者，往往难以奏效。

（2）耐受程度：从目前报道资料分析，绝大部分患者能够耐受。Zoll 等报道 82 例神志清醒的患者中，有 73 例能够耐受，9 例因局部皮肤刺激而不能耐受，起搏阈值是决定起搏耐受程度的主要因素。起搏阈值越低，刺激越小，患者越容易耐受。反之，患者难以耐受。一般起搏阈值多在 40～60mA，最小为 17mA，最高可达 98mA。起搏阈值高低与电极大小、电极位置、胸壁厚度、心脏大小、胸腔大小及心脏功能状态有关。为增加清醒患者的配合，必要时可在起搏治疗前给患者使用小剂量吗啡、哌替啶或安定等镇痛和镇静剂。

（3）血流动力学效应：通过动物实验和临床观察证明：无创伤体外临时起搏术，具有良好的血流动力学效应。Varghese 等的研究证实：无创伤体外临时起搏术与右室起搏术的血流动力学效应是相似的。Zoll 等在 21 例患者身上分别使用无创伤体外临时起搏术和临时心内膜起搏术做血流动力学效应的序贯试验，结果表明两者的血流动力学效应极为相似。

（4）并发症：无创伤体外临时起搏术多系其较强的电流刺激胸壁所致，表现为局部肌肉抽动，局部皮肤灼伤、灼痛。

使用无创伤体外临时起搏术终止室性心动过速时，有致其病情恶化的可能。Luck 等观察 16 例次，致室性心动过速恶化 1 例。室上性心动过速患者用无创伤体外临时起搏术进行心室起搏，有诱发室性颤动的可能，故使用时应备有随时除颤的设备。

（杨　闯）

第五节　心脏永久起搏器植入术

心脏起搏器和起搏技术的发明，挽救了成千上万因心动过缓而有生命危险的患者。目前心脏起搏的技术和适应证仍在不断发展中。估计世界上每年约植入起搏器 40 万台。由于起搏器植入的数量及起搏器本身功能复杂性的增加，内科医师可能会更多地遇到植有起搏器的患者及其可能出现的临床复杂情况。这就迫切需要内科医师了解心脏起搏器的基础知识及起搏的主要技术，以便更好地诊治这些患者。

一、人工心脏起搏器的组成

人工心脏起搏器由脉冲发生器和电极导线组成。

（一）脉冲发生器

脉冲发生器是起搏系统的主体，使用时埋置在患者体内的称埋藏式起搏器，放在体外的称体外式起搏器。

（1）埋藏式起搏器：包括①能源：由两个锂系列电池组成，预计能提供 7～10 年的能源，有可能达 14～15 年。②集成电路与传感器。③附件：包括外壳、插孔、电极固定装置。

（2）体外起搏器：只供临时起搏用，一般采用叠层式干电池，可随时更换。

（3）脉冲发生器作用

1）提供电源。

2）电路作用：①输出电路可控制输出脉冲特性，包括输出电压和脉宽。②感知电路可感知心腔内电图，包括放大和过滤信号，提供其他诸如对外界电磁干扰信号的处理。过滤器可使某些频率的信号通过而阻止或减弱其他频率的信号。起搏器利用过滤器区分心肌除极、复极或心脏外信号。③计时器电路控制起搏间期、感知间期和不应期。计时器可被通过感知电路输入的信号所调整。④遥测电路可以使体外程控器与体内脉冲发生器进行信息交流，如对起搏器进行程控或恢复程控过的参数。⑤微处理器：某些起搏器具有计算机记忆芯片，使其储存能力提高。如它可通过遥测并下载新的起搏器特性和增加诊断数据库的储存容量。⑥感受器电路用于频率适应性起搏。

（二）电极导线

由导体和绝缘体构成。导体电极材料一般用铂 – 铱合金，近年有用热解炭电极和激素多孔电极。电极包括起搏和感知电极。导体将起搏电极、感知电极和电极终端相连。心室电极导线的电极结构有长锚状、短锚状、螺旋状、伞状和多孔伞状等。心房电极导线的电极结构有 J 形翼状电极和螺旋电极等。导线绝缘层最常用的材料为硅橡胶或聚氨基甲酸乙酯。

（三）极性

包括起搏导线的极性和脉冲发生器的极性。可分为单极和双极。有些起搏器可程控为一个极起搏而另一个极感知（只有为双极导管电极时）（图 4 – 8）。

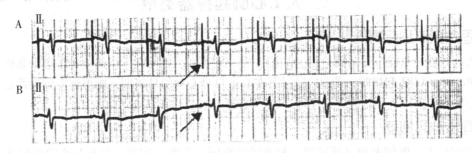

图 4 – 8　单极与双极起搏脉冲信号
A. 单极心房起搏；B. 双极心房起搏

1. 单极
（1）通常阴极（负极）在电极顶端，而阳极（正极）为起搏器外壳。
（2）可引起大的感知场。
（3）由于起搏回路与心电图电极接近，因此可在体表心电图上产生较大的起搏刺激信号。
（4）优点：对室性早搏、低输出的信号和心电轴的偏移有较好的感知。
（5）缺点：①易过感知体外信号，尤其是胸部肌肉的活动（产生肌电位）；②刺激骨骼肌；③心电图上大的起搏刺激信号可能干扰对自主波形的识别。

2. 双极
（1）导线末端有两个电极——阴极（负极）在导线头远端，而阳极（正极）在导线头近端。
（2）较小的感知回路。
（3）在体表心电图上的起搏信号小。
（4）优点：①少有肌电感知；②少有骨骼肌刺激；③体表心电图上起搏信号小，不易干扰自主信号的识别。
（5）缺点：①复杂的电极设计更易出现故障；②太小的起搏信号可能在心电图上不易被识别。

二、起搏器的编码

心脏病学会国际委员会/北美心脏起搏电生理学会（NASPE）/英国心脏起搏与电生理学组（BPEG）起搏器代码（ICHD/NBG 代码）是由 NASPE 和 BPEG 制定的五位字母代码（表 4 – 1）。

表 4 -1 NASPE/BPEG 起搏器代码

位置	I	II	III	IV	V
	起搏心腔	感知心腔	反应方式	程控和频率适应功能	抗心动过速功能
代码字母	0＝无	0＝无	0＝无	0＝无	0＝无
	A＝心房	A＝心房	T＝触发	P＝简单程控功能	P＝抗心动过速起搏
	V＝心室	V＝心室	I＝抑制	M＝多程控功能	
	D＝双腔	D＝双腔	D＝兼有	C＝遥测	S＝电转复
	（A＋V）	（A＋V）	（A＋V）	R＝频率适应	D＝兼有
					（P＋S）
制造商专用	S＝单腔	S＝单腔			
	（A 或 V）	（A 或 V）			

注：NASPE，北美心脏起搏电生理学会；BPEG，英国心脏起搏与电生理学组。

三、人工心脏起搏器类型

（一）固定频率型起搏器（AOO，VOO）

为第一代起搏器，只能按设定频率固定单腔起搏，无感知，不同步。若自身心率快于起搏频率，则出现两者的竞争心律。VOO 起搏时，若起搏脉冲落在心室自身心动的易损期，则可促发致命性心律失常。目前主要用于心脏电生理检查和有电磁干扰时，如外科使用电刀。

（二）同步型起搏器

为第二代起搏器，既能起搏又能感知，起搏感知在同一心腔，实现了与自身心律的同步化，按需发放起搏脉冲，不产生竞争心律。

（1）P 波触发型起搏器（AAT）和 R 波触发型起搏器（VVT）：若自身心率慢于起搏频率，则起搏器按设定频率发放起搏脉冲。若自身心率快于起搏频率，则起搏器感知较早的自身 P 波或 R 波，起搏脉冲提前发放，落于自身心动的绝对不应期中，沦为无效放电脉冲。该型起搏器无效放电多，功耗较大，已少用。

（2）P 波抑制型心房起搏器（AAI）：又称心房按需起搏器，若自身 P 波频率慢于起搏频率，则起搏器按设定频率发放脉冲起搏心房。若自身 P 波频率快于起搏频率，则起搏器感知提早的 P 波，并取消随后的一个起搏脉冲，从感知 P 波开始重整起搏周期。AAI 起搏器可保证房室顺序收缩，属生理性起搏，主要用于病窦综合征而房室传导功能良好者，但房颤和房扑不能使用 AAI，如图 4 -9B 所示。

（3）R 波抑制型心室起搏器（VVI）：又称心室按需起搏器，若自身 R 波频率慢于起搏频率，则起搏器按设定频率发放脉冲起搏心室。若自身 R 波频率快于起搏频率，则起搏器感知提早的 R 波，并取消随后的一个起搏脉冲，从感知自身 R 波开始重整起搏周期。VVI 起搏器适应证最广，既用于 AVB，又用于病窦综合征，但房室不能顺序收缩，甚至产生室房逆传，使心排量降低 10% ~ 35%，易致起搏器综合征，如图 4 -9A 所示。

（三）心房同步心室起搏器（VAT）

为第三代起搏器，感知电极置于心房，起搏电极置于心室，P 波触发心室起搏，起搏延迟 0.12 ~ 0.20s，符合生理性起搏，但心室无感知可出现心室竞争心律。仅适合于 AVB 而窦性心律正常者，实际上目前很少应用，如图 4 -9D 所示。

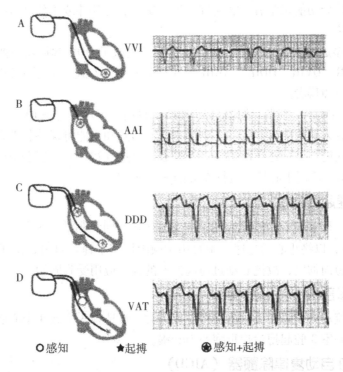

○感知　★起搏　◉感知+起搏

图4-9　不同类型起搏器及心电图

（四）心房同步 R 波抑制型心室起搏器（VDD）

为第三代起搏器，在 VAT 起搏器基础上增加了心室感知功能，心室感知和心室起搏俱存，避免了心室竞争心律。有心房感知而无心房起搏，且可致起搏器介导性心动过速，故适用于窦房结功能正常的缓慢性心律失常。

（五）R 波抑制型房室顺序起搏器（DVI）

为第三代起搏器，在 VVI 起搏器基础上增加了心房起搏功能。心房有起搏而无感知，心室兼有起搏和感知。心房起搏后经正常房室延迟再心室起搏，符合生理性起搏。若窦性心律＜程控下限频率，且 PR 间期＞起搏器 AV 间期，则实行房室顺序起搏。若窦性心律＜程控下限频率，且 PR 间期＜起搏器 AV 间期，则实行心房起搏。若窦性心律＞程控下限频率，且 PR 间期＜起搏器 AV 间期，则起搏器停止起搏。适用于病窦综合征或伴有 AVB 者。

（六）房室全能型起搏器（DDD）

也称全自动型起搏器，为第四代起搏器，具有房室顺序起搏，房室双腔感知及抑制触发双重反应方式，而且可程控选择 DDD、DVI、VVI 或 DOO 等工作模式。在 DDD 工作方式，可自动转换 4 种起搏方式：①心房心室双抑制：在自身心房率＞起搏器程控下限频率，且自身 PR 间期＜起搏器 AV 间期时实施；②心房同步心室起搏：在自身心房率＞起搏器程控下限频率，且自身 PR 间期＞起搏器 AV 间期时实施；③心房起搏心室抑制：在自身心房率＜起搏器程控下限频率，且自身 PR 间期＜起搏器 AV 间期时实施；④房室顺序起搏：在自身心房率＜起搏器程控下限频率，且自身 PR 间期＞起搏器 AV 间期时实施。DDD 起搏器适用于病窦综合征或伴有 AVB 者，但禁用于房颤和房扑患者，如图 4-9C 所示。

（七）频率应答型起搏器（RRPM）

为第五代起搏器，起搏器能以机体的生理，生化指标为感知参数，追随机体生理需要，自动调整起搏频率。目前，起搏器感知方式以压电晶体为传感器的体动（肌肉收缩）感知最为常用，其他尚有呼吸频率感知、血液 pH 感知、中心血液温度感知、Q-T 间期感知、每搏量感知、混合静脉血氧含量感知、每分通气量感知、右室 dp/dt 感知和右房压力感知等。

（1）单腔频率应答型起搏器：有心房感知起搏（AAIR）和心室感知起搏（VVIR）两种。AAIR 适用于病窦综合征但房室传导功能正常者。病窦综合征、房颤、房扑伴或不伴 AVB 且不适合 VDD 或 DDD 者，可选用 VVIR 起搏器。

（2）双腔频率应答型起搏器（DDDR）：DDDR 起搏器克服了 DDD 起搏器不能自动调整起搏频率的缺点，可程控选择 DDDR、DVIR、DDIR、AAIR 或 VVIR 等工作方式。适用于病窦综合征合并 AVB 及阻滞同时心房变时性反应障碍者。

（3）单导管双腔感知频率应答型起搏器（VDDR）：只用一根电极导管便可完成心房感知、心室感知和心室起搏，消除了置入两根电极导管的不利因素，心房感知功能可保持长期稳定。设有非同步事件后心房反拗期自动延长功能，故可避免起搏器介导性心动过速（PMT）。此型起搏器最早（1993 年）由 Intermedics 公司研制推出。适用于心房变时性充分的三度 AVB。

（八）抗心动过速起搏器

通过感知心房 P 波，确定为心动过速发作，即发放亚速非同步刺激（S_1S_1）、程控期前刺激（AS_2）或猝发脉冲刺激（S_1S_1），以终止心动过速。主要用于顽固性室上速。目前，由于射频消融术用于治疗快速性心律失常效果理想而彻底，故抗心动过速起搏器的推广应用受到限制。

（九）多心腔或多部位心脏起搏器

近年来，为改善血流动力学障碍或防治某些心律失常。可选择 3 个或 4 个心腔进行起搏。目前比较公认的是右心房、左右心室 3 腔起搏治疗重症心力衰竭。

（十）埋藏式心脏自动复律除颤器（AICD）

ICD 系统主要包括两个基本部分：脉冲发生器和识别心律失常、释放电能的电极导线系统。为恶性室性心律失常的治疗提供了一个确实有效的治疗方法，开辟了一个新的治疗领域。

四、人工心脏起搏器的电参数

（1）起搏阈值：引起心脏有效收缩的最低电脉冲强度称起搏阈值，以 V 或 mA 表示。测定阈值时统一脉宽为 0.5ms，心室起搏时要求起搏阈值 <1V 或 2mA，心房起搏时要求起搏阈值 <1.5V 或 3mA。

（2）感知灵敏度：起搏器感知 P 波或 R 波的能力称感知灵敏度，以 P 波或 R 波振幅（mV）表示。感知灵敏度值增大，则感知灵敏度降低。心室感知灵敏度值一般为 1.5~2.5mV，心房感知灵敏度值一般为 0.8~1.25mV。

（3）起搏频率：起搏器连续发放脉冲的频率称起搏频率，起搏频率范围一般为 40~120 次/分，通常取 60 次/分或 72 次/分为基本频率。起搏器硬件设计中，允许基本频率存在 ±4 次/分的差值。

（4）起搏脉宽：单个起搏脉冲的持续时间称起搏脉宽，以 ms 表示。永久起搏器的脉宽一般为 0.5ms。缩小脉宽必须增高电压才能保证有效起搏，增大脉宽则耗电增多。

（5）起搏电压：保证正常起搏所需要的电压称起搏电压，以 V 表示，也即起搏器的实际输出强度。起搏电压至少为起搏阈值的 2 倍，一般使用 3.0~5.0V，增高电压则耗电增多。

（6）反拗期：亦称起搏器不应期，相当于心脏不应期。自起搏脉冲发出后，起搏器对外来信号不能感知的时限称反拗期，以 ms 表示。若室早落于反拗期中，则起搏器不能感知室早。若缩短反拗期，使室早的联律间期 >反拗期，则起搏器可感知室早。设置反拗期在于防止对 T 波的误感知，R 波同步型起搏器的反拗期一般取 325ms，P 波同步型起搏器的反拗期一般取 400~500ms。

（7）滞后：自身心搏（QRS 或 P 波起始）与其后相邻的第一个起搏脉冲的间距称起搏器逸搏间期。起搏器按设定频率连续起搏时，两个相邻起搏脉冲的间距称起搏间期。在起搏器设计中，一般使逸搏间期大于起搏间期 10%~15%。起搏器逸搏频率慢于起搏频率称滞后。若起搏频率设为 70 次/分，滞后设为 9 次/分，则自身心率低于 61 次/分时起搏器才开始起搏。

（8）阻抗：为电极与心肌组织间的电阻值，也称心肌阻抗，用 Q 表示。心肌阻抗 = 起搏电压/起搏电流，正常值 300~1 000Ω。阻抗正常示电极与心内膜接触良好，阻抗增高可致起搏阈值增高及感知失灵。

（9）其他特性：①干扰转换频率：当起搏器治疗者进入50Hz交流电场或高频电磁场受到干扰时，为防止起搏器被抑制而停止起搏，同步型起搏方式将自动转换成固定频率起搏方式，以干扰转换频率暂时维持起搏；当患者脱离干扰环境时，重新恢复起搏频率。一般干扰转换频率比起搏频率高10%～20%。②磁铁频率：将一块永久磁铁放在埋藏式起搏器的体表，在磁场作用下，同步起搏方式会转换成固定频率起搏方式。磁铁频率一般较起搏频率高10%～15%。当自身心率高于起搏频率，起搏器停止起搏时，若检测磁铁频率正常，则可确认起搏功能良好。③除颤保护：一般起搏器均设有除颤保护功能，即安置起搏器患者可耐受400J的电复律脉冲，起搏器不被损坏。

五、人工心脏起搏器的适应证

（一）成人获得性房室传导阻滞

（1）具有下列任意一种情况的Ⅲ度房室传导阻滞和进展性Ⅱ度房室传导阻滞，不论阻滞的解剖水平（Ⅰ类）：①假设是由房室传导阻滞引起的心动过缓症状（包括心衰）（C级）；②由药物治疗心律失常和其他症状所引起的心动过缓症状（C级）；③记录到心搏停止＞3s或清醒时逸搏心率＜40bpm，但无症状的患者（B、C级）；④经房室结导管射频消融术后（B、C级）；⑤无法治愈的外科术后房室传导阻滞（C级）；⑥神经肌肉性疾病所致的房室传导阻滞（例如强直性肌营养不良、Kearns–Sayre综合征、Erb's综合征和腓肠肌萎缩等），伴或不伴症状，因为其可能发展为房室传导疾病（B级）。

（2）有心动过缓症状的Ⅱ度房室传导阻滞，不管阻滞的类型和位置（Ⅰ类）（B级）。

（3）ⅡA类适应证：①阻滞于任何解剖水平的无症状的Ⅲ度房室传导阻滞，清醒时心室平均频率＜40bpm或更快，尤其是存在心脏扩大或左心功能不全者（B、C级）；②无症状的Ⅱ度Ⅱ型房室传导阻滞，伴窄QRS。当Ⅱ度Ⅱ型房室传导阻滞伴宽QRS波时，起搏变成Ⅰ类适应证（B级）；③在因其他指征作电生理检查时，发现其阻滞部位在希氏束或希氏束以下的无症状Ⅱ度Ⅰ型房室传导阻滞（B级）；④存在提示起搏器综合征的Ⅰ度房室传导阻滞或Ⅱ度房室传导阻滞（B级）。

（4）ⅡB类适应证：①显著的Ⅰ度房室传导阻滞的患者伴左室功能障碍及充血性心力衰竭；对于该类患者，更短的AV间期可改善血流动力学，通常认为与降低了左心房充盈压相关（C级）；②神经肌肉性疾病（例如强直性肌营养不良、Kearns–Sayre综合征、Erb's综合征和腓肠肌萎缩等）伴任何程度的房室传导阻滞（包括Ⅰ度房室传导阻滞），伴或不伴症状，因为其可能发展为高度房室传导阻滞（B级）。

（二）慢性双束支和三束支阻滞

（1）Ⅰ类适应证：①间歇性Ⅲ度房室传导阻滞（B级）；②Ⅱ度Ⅱ型房室传导阻滞（B级）；③交替出现的束支传导阻滞（C级）。

（2）ⅡA类适应证：①当其他可能的因素（特别是室性心动过速）被排除后，不能证明归因于房室传导阻滞的昏厥（B级）；②对于无症状的患者，偶尔在电生理检查中发现显著的HV间期延迟（≥100ms）（B级）；③偶尔在电生理检查中发现起搏引起的非生理性希氏束水平以下阻滞（B级）。

（3）ⅡB类适应证：神经肌肉性疾病所致的房室传导阻滞（例如强直性肌营养不良、Kearns–Sayre综合征、Erb's综合征和腓肠肌萎缩等），伴任何程度的三束支阻滞，无论有无症状，因为其可能发展为高度房室传导阻滞（C级）。

（三）心肌梗死急性期后

主要根据ACC/AHA（急性心肌梗死患者管理指导）而制订。

（1）Ⅰ类：①急性心肌梗死后阻滞水平在希浦系统中的持续性Ⅱ度房室传导阻滞，伴随双侧束支传导阻滞或在希浦系统之内或以下的Ⅲ度房室传导阻滞（B级）；②短暂的高度（Ⅰ度或Ⅲ度）房室结以下房室传导阻滞以及相关的束支传导阻滞；如果阻滞部位不能确定，应该进行电生理检测（B级）；③持续的症状性的Ⅱ度或Ⅲ度房室传导阻滞（C级）。

（2）ⅡB类：持续房室结水平的Ⅱ度或Ⅲ度房室传导阻滞（B级）。

（四）窦房结功能障碍

（1）Ⅰ类：①表现为症状性心动过缓的窦房结功能障碍，包括频发性窦性停搏；有些患者心动过缓系医源性，需要长期定型定剂量药物治疗别无选择（C级）；②有症状的变时性功能不全（C级）。

（2）ⅡA类：①特发性窦房结功能障碍或因药物治疗导致的窦房结功能障碍，其心率<40bpm，而显著的症状与心动过缓之间有明显关联（C级）；②不能解释的昏厥，而存在窦房结功能异常或在电生理检查时可被诱发出来（C级）。

（3）ⅡB类：有轻微症状的患者，清醒时长期心率<40bpm（C级）。

（五）抗心律失常性永久起搏治疗

（1）Ⅰ类：①药物和导管消融治疗均无效时，可重复起搏终止的有症状反复发作的室上性心动过速（C级）；②作为自动除颤系统一部分的有症状反复发作的持续室性心动过速（B级）。

（2）ⅡA类：反复发作的症状性室上性心动过速可被起搏终止，但射频消融和（或）药物不能控制心律失常或产生不能耐受的不良反应（C级）。

（3）ⅡB类：反复发作的室上性心动过速或房扑，可由起搏诱发与终止，作为药物治疗或消融治疗的替代方法（C级）。

（六）颈动脉窦过敏和血管迷走性昏厥

（1）Ⅰ类：由颈动脉刺激引起的发作性昏厥：很轻的颈动脉窦压迫可导致心室停搏>3s，且此时并无其他抑制窦房结和房室传导的药物治疗（C级）。

（2）ⅡA类：①无明显刺激而伴高度心脏抑制反应的发作性昏厥（C级）。②昏厥病因不明但在电生理检测中发现或诱发窦房结功能或房室传导功能明显异常者（C级）。③严重的症状性和反复发作的神经心源性昏厥伴有记录的自发的心动过缓或在倾斜试验中诱发心动过缓者（B级）。

（七）儿童和青少年永久性心脏起搏

（1）Ⅰ类：①伴有症状性心动过缓、充血性心力衰竭或低心输出量的Ⅱ度、Ⅲ度房室传导阻滞者（C级）。②年龄不相称的心动过缓，窦房结功能障碍与症状有关，心动过缓症状的定义随年龄差异而不同（B级）。③无法痊愈或在手术后持续至少7天的Ⅱ度或Ⅲ度房室传导阻滞（B、C级）。④宽QRS波逸搏节律的先天性Ⅲ度房室传导阻滞，心室异位综合征或伴心功能障碍者（B级）。⑤婴儿心室率<50~55bpm的先天性Ⅲ度房室传导阻滞或伴先天性心脏病且心室率<70bpm（B、C级）。⑥持续性频率依赖型室性心动过速，无论有无Q-T间期延长，被证实起搏有效（B级）。

（2）ⅡA类：①除洋地黄外需要长期进行抗心律失常治疗的慢-快综合征（C级）。②平均心率<50bpm的大于1岁的先天性Ⅲ度房室传导阻滞患者，或突然心室停搏期间为基本心率的2~3倍，或伴随症状性变时功能不全者（B级）。③长QT综合征伴2∶1房室传导阻滞或Ⅲ度房室传导阻滞者（B级）。④伴无症状窦性心动过缓的复杂先天性心脏病儿童，休息时心率40bpm或心室停搏时间>3s（C级）。⑤有先天性心脏病由于窦性心动过缓致血流动力学障碍或丧失房室同步患者（C级）。

（3）ⅡB类：①短暂性术后Ⅲ度房室传导阻滞，并可转换为伴有双束支传导阻滞的窦性节律者（C级）。②具有心率基本正常、窄QRS波和心功能正常的无症状先天性Ⅲ度房室传导阻滞婴儿、儿童和青少年或年轻人（B级）。③伴无症状窦性心动过缓的复杂先天性心脏病青少年，休息时心率<40bpm或心室停搏时间>3s（C级）。④神经肌肉疾病伴有任何程度的房室传导阻滞（包括Ⅰ度房室传导阻滞），伴或不伴症状，因为其可能发展为高度房室传导。

（八）特殊疾病的心脏起搏治疗

1. 肥厚型心肌病

（1）Ⅰ类：如前所述的窦房结功能障碍或房室传导阻滞Ⅰ级适应证者（C级）。

（2）ⅡB类：药物难治的有症状的肥厚型心肌病，伴有显著的休息或运动时左心室流出道梗阻者（A级）。

2. 扩张型心肌病　Ⅰ类：①前所述的窦房结功能障碍或房室传导阻滞Ⅰ级适应证者（C级）。②双心室起搏对于药物难治性心力衰竭、纽约心脏协会分级心功能Ⅲ级或Ⅳ级的扩张型或缺血性心脏病，QRS间期延长（≥130ms），左室舒张末径≥55mm和射血分数≤35%者（A级）。

3. 心脏移植后永久性心脏起搏

（1）Ⅰ类：无法痊愈的有症状的缓慢性心律失常/变时性功能不全以及其他永久起搏的Ⅰ级适应证者（C级）。

（2）ⅡB类：有症状的缓慢性心律失常/变时性功能不全，虽然短暂但可能持续数月而需要介入治疗者（C级）。

六、不同原因的症状性心动过缓建议选用起搏方式

（1）窦房结功能正常完全性AVB或高度AVB可选用VDD、DDD；变时性反应不良者可选用DDDR、VDDR。

（2）窦房结功能异常而房室传导功能正常者可选用AAI；变时反应不良者可选用AAIR。

（3）表现为频发的房颤、房扑、室上速并发窦性停搏或明显窦缓者（慢-快综合征）可选用VVI、VVIR，或有抗心动过速功能的起搏器。

（4）窦房结功能及房室传导功能都有障碍者可选用DDD、DDDR。

七、永久起搏器植入步骤

（一）术前准备

1. 一般准备　停用阿司匹林等抗凝抗血小板药物，必要时可做食管电生理了解窦房结频率应答功能，备皮和碘过敏试验。

2. 器械准备

（1）X线机带电视监视器：用于透视定位起搏导管。

（2）心电图机：用于记录体表心电图和心内膜电图。

（3）心电监护仪和除颤器：用于术中心电监护，备用除颤。

（4）多导生理记录仪：用于电生理检查，记录希氏束电图。

（5）起搏分析仪：用于临时起搏和起搏参数测试。

（6）手术包：直头大止血钳2把，弯头大止血钳2把，弯头中、小止血钳各2把，蚊式直、弯头止血钳各1把，手术刀1把，三角缝针2枚，剪刀1把，眼科剪1把，肌肉拉钩1只，静脉拉钩1对，注射器2副，粗、细缝线若干。

（7）锁骨下静脉穿刺器械：需7F或8F外鞘管，或8F～10F可撕裂外鞘管，必须核实电极导管能通过外鞘管。

（8）鳄口夹导线：须消毒，用于连接起搏分析仪和起搏导管。

3. 起搏器和导管电极准备　根据患者的适应证和经济条件，以及医院的技术条件，选定起搏器牌号、型号和起搏方式，以及配套导管电极。近年改进的双极导管电极细度增加，硬度减小，可做首选。注意起搏器和电极应在消毒期内使用。导管电极包装盒配备有特制血管切口拉钩。

（二）手术过程

1. 皮肤消毒　患者平卧手术台，颈胸部常规消毒铺巾，注意消毒范围宜大，颈胸部消毒范围，上至下颌骨下缘，下至乳头水平及上臂中下1/3，左右侧均消毒，消毒效果要可靠。拟行电生理检查者，同时消毒腹股沟区。

2. 起搏器安置部位及导管电极插入途径　起搏器通常埋藏于上胸部皮下组织深面，左右侧均可。一般认为，在右侧安置时，医生操作较顺手且便于透视观察，但导管电极较难经三尖瓣进入右室，患者右上肢活动会受到一定程度的限制。在左侧安置时，医生操作不顺手且不便于透视观察，但导管电极较

易经三尖瓣进入右室，患者右上肢活动不受限制。目前导管电极安放均采用经静脉心内膜起搏。国内一般首选头静脉切开，安全，几乎无并发症，特别适用于经验不足者；次选锁骨下静脉穿刺，方便，经验丰富者常用；再选颈外静脉切开，但目前已被遗弃。国外一般首选锁骨下静脉穿刺，次选头静脉切开。

（1）经头静脉切开行心内膜起搏：经一侧头静脉切开行心内膜起搏，可在一个切口内显露血管及埋植起搏器，是经静脉心内膜起搏的首选电极进路（图4-10至图4-12）。

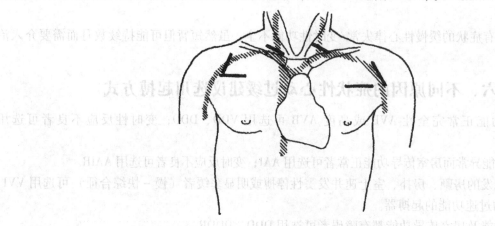

图4-10　经静脉植入心脏起搏器的常用切口图

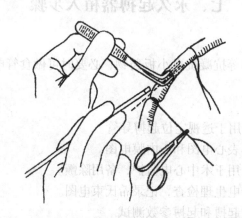

图4-11　结扎头静脉近端经静脉小切口沿静脉拉钩或膝状镊将电极导管送入静脉内

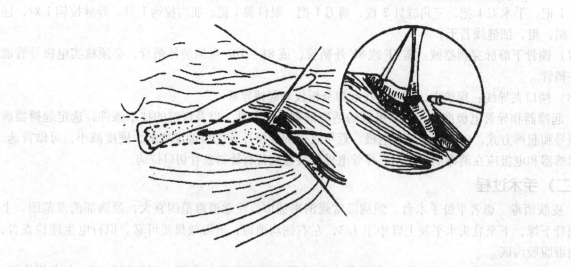

图4-12　经头静脉切开植入心内膜起搏电极

1）患者仰卧于X线手术台上，常规皮肤消毒，铺无菌巾及（粘）贴皮肤切口保护膜后，用0.4%利多卡因溶液行局部麻醉。

2）于一侧锁骨下胸壁，在三角肌胸大肌沟（delto‐pectoralis groove）表面皮肤上做长3~4cm的斜切口或横切口。

3）分离皮下组织后，显露出三角肌‐胸大肌沟，其解剖标志为一纵行之脂肪垫。该脂肪垫的外侧为三角肌，内侧即为胸大肌，头静脉即位于脂肪垫下方的沟内。

4）用剪刀剪开脂肪垫表层之包膜，钝性分离头静脉。分离头静脉时操作应轻柔、准确，否则会引起静脉痉挛变细，造成插管困难。

5）游离静脉约2cm，近端及远端各绕一根固定线。

6）结扎静脉远端的固定线，在远端及近端固定线之间用小尖刀或眼科剪刀切开静脉。

7）用静脉拉钩或小膝状镊将静脉切口提起，确认已将静脉壁切开而进入血管腔内，沿静脉提钩之凹面将心内膜电极送入静脉内。

（2）经锁骨下静脉穿刺行心内膜起搏：锁骨下静脉是颈根部最粗的静脉，直径约2cm，它跨越第1肋骨及颈胸膜走行于锁骨的内侧1/2，位于锁骨下动脉的前下方。锁骨下静脉与锁骨下动脉及第1肋骨的关系见图4‐13。位于自锁骨下静脉在锁骨内侧后方至头静脉锁骨下静脉开口处的一段是穿刺的安全区，因为在此处穿刺易进入锁骨下静脉。此段锁骨下静脉的后方有宽而扁的第1肋骨内侧段，可防止进针时损伤胸膜，而锁骨下动脉位于静脉之后上方，因此可避免将其损伤（图4‐13至图4‐15）。

1）患者平卧于X线手术台上，按常规皮肤消毒，铺无菌巾及切口保护膜，见图4‐14锁骨下静脉穿刺部位。嘱患者头部转向穿刺对侧，头部可垫薄枕或不垫枕或在两肩胛间垫小长枕使锁骨与第1肋骨间隙增大以便于穿刺。

2）锁骨下静脉穿刺可直接经皮肤小切口或先做皮下囊袋，经囊袋穿刺。局部麻醉后，用盛有10mL注射用生理盐水的注射器及18号薄壁针头，在锁骨中及内1/3交界处与皮肤呈10°~15°的角度，针尖指向胸骨上切迹进针，用左手示指尖触摸胸骨上窝做穿刺方向的参考点。

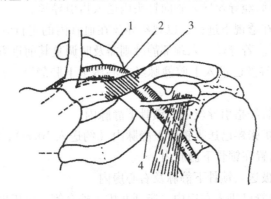

图4‐13　锁骨下静脉与锁骨下动脉，第1肋骨的解剖关系
1. 第1肋骨；2. 锁骨下动脉；3. 穿刺的安全区；4. 锁骨下静脉

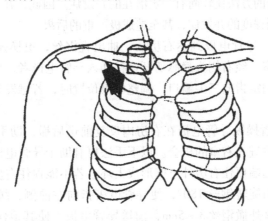

图4‐14　锁骨下静脉穿刺部位

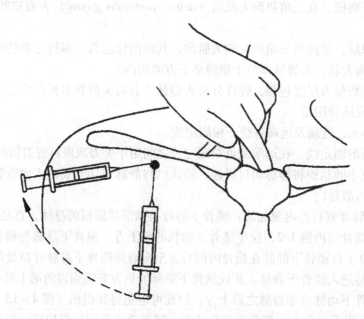

图4-15　左手示指尖置胸骨上窝做穿刺方向参考点

3）进针要缓慢，边进针边保持针筒内负压，针头在锁骨与第1肋骨的间隙中前进，方向朝向胸骨上窝。当针头进入锁骨下静脉内时，有静脉血涌入注射器内，但压力并不大，此时再进针2～3mm并保持固定位置。

4）当确认针头已进入锁骨下静脉且回血通畅，针头暂留置在静脉内。为防止针头移动，助手用止血钳固定住针头，术者取下针筒经导丝导入管向针头内送入指引导丝。

5）送入指引导丝时必须在透视下进行，以观察导丝在血管内的走行方向。正常情况下，导丝顺利地经锁骨下静脉进入上腔静脉。若导丝进入颈部静脉则需及时调整其前进方向。

6）经X线透视确认指引导丝已进入上腔静脉经右心房至下腔静脉，拔出穿刺针头及导丝导入管，指引导丝仍留在上腔静脉内。

7）将静脉扩张器及外套管经指引导丝送入锁骨下静脉内。

8）当确认外套管及静脉扩张器已送入锁骨下静脉内（约送入10cm），将指引导丝及静脉扩张器由外套管内拔出，而外套管仍留置在锁骨下静脉内。

9）经外套管将心内膜电极送入锁骨下静脉及右心房内。

10）在透视下确认电极导管已进入右房内，撕开并拔去外套管，电极即留置在右房内。

总之，锁骨下静脉穿刺是一种方便、快捷、安全的植入心内膜电极的方法，作为起搏医生必须要掌握的一种方法，但和头静脉切开的方法比较尚有一定潜在的并发症。因此，在具体应用时一定要掌握其操作原则及要领，否则会导致不同程度的并发症，甚至造成极严重的后果。

3. 导管电极导入右心室　导管电极到达右房后，抽出直钢丝，更换弧形粗钢丝，按右心导管技术使电极通过三尖瓣口进入右室。经右侧头静脉切开途径插入导管电极者，导管电极总是自然指向右房外侧壁，即使旋转钢丝也不易固定指向三尖瓣口。调整电极位置时，若触发频发室早或短阵室速，可给予利多卡因。

（1）跨越三尖瓣口：术者操纵导管电极在右房内反复前送后撤，助手连续定向旋转钢丝尾端，可增加导管电极指向三尖瓣口并进入右室的机会。以下手法更有助于导管电极进入右室：①将弯钢丝插到底，前送导管，使导管电极远端顶住右房外下壁形成大环。若不能顶住右房外下壁，可增大钢丝远端塑形弧度。顺时针向或逆时针向旋转钢丝180°，使导管电极指向左前侧，缓慢后撤导管电极，导管电极易在后撤过程中弹入右室。②外撤钢丝3～5cm，前送导管电极，使其顶住右房壁而致前端弯曲，再向三尖瓣旋转电极，便可进入右室。③在动作②条件下，继续前送电极，使其在心房内打圈，旋转导管使电极圈落入右室，前送钢丝同时外撤导管，电极可弹入右室。④嘱患者左侧卧位，外撤弯钢丝 3～5cm，利用血流动力，直接向右室推送。⑤将电极导管送到右心房中部，退出导引钢丝 4～5cm，推送导管形成襻状跨越三尖瓣，再将直导引钢丝插至右心室心尖部，回撤导管，导管头端即进入右室（图 4－16A、B、C、D）。

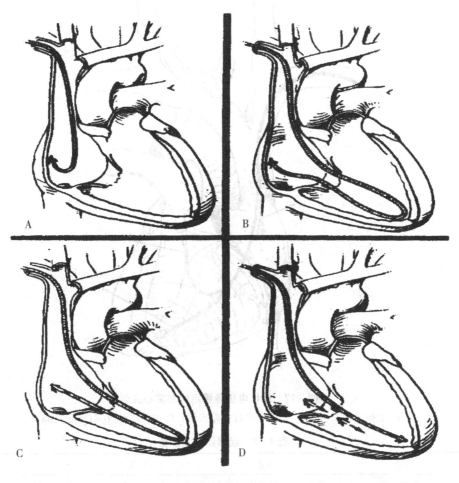

图 4－16 电极导管跨越三尖瓣口（方法⑤）

（2）定位心尖部：导管电极进入右室后，最好按右心导管术推送导管电极，进入右室流出道，抵达肺动脉。撤出弯钢丝，插入直钢丝，回撤导管电极至右室，并继续推送到右室心尖部（图 4－17），行影像定位。若导管电极不宜送入右室流出道，也可直接送至右室心尖部，但必须进行仔细的影像定位。左侧位透视，若电极指向脊柱或指向后，则位于冠状窦内，须撤回右房重新进入右室。若影像定位满意，则轻轻推送导管电极，适当增加导管张力，以使电极嵌入肌小梁内。若回撤电极有阻力，则初判电极已嵌入肌小梁。若观察不触发室早或短阵室速，则行起搏参数定位。若影像定位满意，起搏参数不好，则必须调整电极位置。若局部调整无理想定位点，则应撤回右房重新送入右室。若经反复调整导管电极位置，而影像定位与起搏参数定位仍不能兼顾，则以起搏参数定位为主，以影像定位为辅，决断定位结果。

（3）心室导管电极定位标准：①影像定位：正位观，电极指向左下方心尖部，吸气末位于膈上，呼气末位于膈下 1～2cm。肺气肿患者，呼气末也可位于膈上。一般距脊柱左缘 3～4cm，在心影左缘内侧 1～2cm。侧位观，电极指向前，几乎与前胸壁相贴。电极头端随心室舒缩同向运动。导管走行自然，张力适当。②心内膜电图定位：将导管电极的端电极与心电图机 V_1 导联连接，记录 V_1 导联心电图。若 V_1 呈 rS 型，则示导管电极位于右室心尖部；若 ST 段弓背上抬 >0.4mV，则示电极与心内膜接触良好，但 >8mV 易致心肌穿孔。若深呼吸和体位变化不影响心内膜电图，则示电极已嵌入肌小梁，固定满意。③起搏参数定位：将起搏分析仪负极通过黄鱼夹导线与导管电极的端电极（负极）连接。若为单极导管电极，则起搏分析仪正极与患者皮下组织连接。若为双极导管电极，则起搏分析仪的正极与导管电极的环电极（正极）连接；开启起搏分析仪，先以5V电压起搏，若起搏心电图呈完全性左束支阻滞图形，则示右室起搏，随后测定起搏参数（表4-2）。

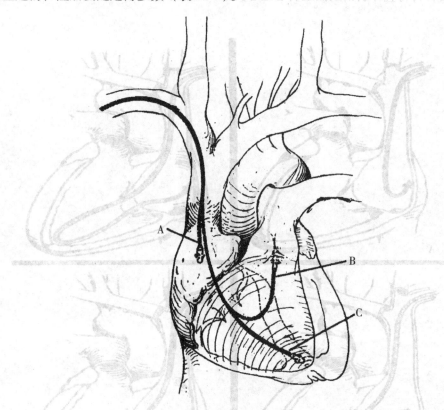

图4-17 操作电极导管定位右室心尖部

A. 电极到达右房；B. 电极到达右室流出道；C. 电极定位在右室心尖部

表4-2 起搏器技术参数

	项目	满意	可接受	不能接受
心房	起搏阈值	≤1.0V	≤1.5V	>1.5V
	A波幅度	>4.0mV	>2.0mV	≤2.0mV
	阻抗	500~1 000Ω	300~1 200Ω	<300Ω，>1 200Ω
心室	起搏阈值	≤0.5V	≤1.0V	>1.0V
	V波幅度	>8.0mV	>5.0mV	≤5.0mV
	阻抗	500~1 000Ω	300~1 200Ω	<300Ω，>1 200Ω

注：a. 起搏阈值：脉宽取0.5ms，逐渐降低电压。要求起搏阈值<1V或<2mA，通常≤0.7V，最好≤0.5V。

b. 阻抗：通常在5V起搏时测定，阻抗正常值300~1 000Ω，以500~700Ω最好。

c. 心内R波振幅和斜率：由起搏分析仪直接测知，要求心内R波振幅≥5mV，R波斜率>0.75V/s，以保证良好的感知功能。

d. 心外刺激试验：用起搏分析仪以10V电压起搏心室，若无膈肌跳动，则导管电极位置满意；若致膈肌跳动，则需调整电极位置。

4. 固定电极导管 嘱患者用力咳嗽并适当转动体位，重复导管电极定位标准检测程序。若仍符合定位标准，则调整电极导管张力。导管张力弯曲部位主要在右心房段。深吸气时，导管右心房段不易过直，不致牵拉电极头，以贴近脊柱右缘为宜；深呼气时，导管右心房段弯度不易过大，以不触及中右房外侧壁为宜。在头静脉或颈外静脉切口近端，用丝线将静脉和导管一起结扎，再用细线缝扎一道。若经锁骨下静脉穿刺法导入电极，则应在穿刺切口处，将电极缝扎在深筋膜上。电极导管上的固定片，可用来与周围组织加强结扎固定，也可剪开弃去。

5. 安放心房电极（图 4 – 18）

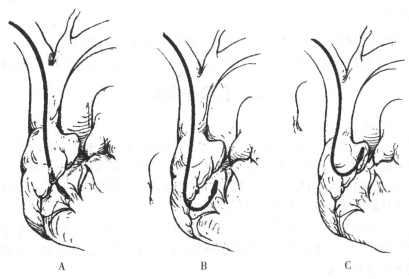

图 4 – 18　心房电极的安放

（1）导管电极导入右房：可选 J 型翼状电极，将直钢丝插入心房 J 型翼状电极内腔，使远端 J 形变直。将导管电极经静脉途径送至右房下部（图 4 – 18A）。取右前斜位 45°透视，轻轻后撤钢丝至电极头端呈 J 形，旋转导管使电极指向前方（胸骨）。固定导管撤出钢丝，电极恢复 J 形（图 4 – 18B），轻轻回撤导管，使电极头嵌入右心耳内（图 4 – 18C）。若为螺旋电极，则通过塑形导引钢丝导入心房，使电极头嵌入右心耳内，轻轻旋转电极尾端，使头端螺旋钩入心耳壁内。仔细进行电极定位。若定位满意，则调整张力，并与静脉和皮下组织结扎或缝扎固定。

（2）心房导管电极定位：①影像定位：右前斜 45°或侧位观，电极指向前上；正侧观，电极指向左前上。导管电极随心房舒缩呈左右摆动，随呼吸呈短距离上下移动。右前斜 45°或侧位观，若在深吸气时 J 型电极头端向下张开近似 L 形，在深吸气时 L 形又复原为 J 形，则电极在右心耳已可靠固定。②起搏参数定位：用起搏分析仪测试：a. 起搏阈值 <1.5V 或 <3mA。b. 阻抗 300 ~ 1 000Ω。c. 心内 P 波振幅 >2.5mV，P 波斜率 >0.5V/s。

6. 埋置起搏器

（1）起搏器囊袋制作：起搏器一般埋置在导管电极静脉进口的同侧，脂肪下筋膜与胸大肌前筋膜之间。若胸壁很薄，也可在胸大肌前筋膜下。通常取锁骨下 2cm 与胸大肌三角肌间沟内侧 2cm 的交点，向内侧作横切口，切口长度随起搏器大小而定。局麻后切开皮肤到皮下脂肪层，结扎止血。向深层钝性分离至脂肪下筋膜深面、胸大肌前筋膜浅面。再向足侧分离形成囊袋，注意勿损乳房动脉。试将起搏器放入囊袋，以囊袋略大于起搏器，起搏器易于放入，也易于取出，囊袋表面皮肤无紧张感，切口对合无张力，也无剩余空腔为宜。盐水纱布填塞，充分压迫止血。

（2）起搏器与电极连接：用血管钳经皮下组织做隧道，夹住电极尾端金属柱，拉入起搏器囊袋切口。正位透视观察导管电极位置和张力，复测起搏参数。若结果满意，则将起搏电极远端插入起搏器插孔内，必使电极金属柱进入起搏器插孔远端固定孔内。用专用螺丝刀拧紧固定螺丝，有些起搏器只要推下固定侧锁即可，有些起搏器尚需用硅橡胶栓密封螺帽孔。此时双极电极可立即起搏，单极电极需将起搏器接触皮下组织才可起搏。

（3）闭合起搏器囊袋：观察记录起搏心电图，透视观察心内电极位置。若无异常，则如数取出囊袋内纱布。若仍有活动性出血，则应可靠止血。若渗血较多不易止血，可放置橡皮片引流。把电极导管圆滑地打成圈状置于起搏器背面，勿成锐角。使起搏器有字母标记面（单极起搏阳极）朝向皮肤，与电极一并置入囊袋。试对合切口，若张力偏大，可向上稍做钝性分离。将粗丝线经起搏器上缘固定孔穿过，与切口深部筋膜缝扎固定。间断缝合皮下组织，挤压囊袋排尽残血，间断缝合皮肤，纱布包扎。透视观察电极位置与走行，记录 12 导联起搏心电图，拍胸片，若一切正常则结束手术。

（三）术后处理

平卧 5~7 天，也可左侧卧，伤口压纱袋 6 小时，起搏器侧上肢限制活动，心电监护至少 24 小时，若放引流条者务必 24 小时内拔除，用抗生素 5~7 天，术后 7~8 天拆线，并做首次随访测试。

八、手术并发症

（1）感染、局部出血。

（2）锁骨下静脉穿刺并发症：①穿刺点太偏外，可能刺破肺尖，并发气胸；②穿刺过深，可能损伤动脉或静脉，血液流入胸腔，造成血胸；③穿刺点太偏外，可能误入锁骨下动脉；④损伤臂丛神经时患者有肩膀酸麻触电感，损伤喉返神经可有咳嗽、声音嘶哑表现，损伤肺实质可引起咳血，应及时纠正穿刺方向和部位；⑤从静脉穿刺口漏入空气可产生气栓。

（3）颈内静脉穿刺并发症：①穿刺太深，可损伤胸膜，发生气胸，负压缓慢进针可避免之；②误入颈动脉，应充分压迫止血，以避免进一步积血压迫气管；③穿刺颈内静脉后壁，易损伤迷走神经、喉返神经，故应力图避免穿刺太深。

（4）电极导线移位或心肌穿孔、接插件松动等。

（5）与脉冲发生器有关的并发症：①体外电磁干扰（electro-magnetic interference，EMI），如电烙、电复律除颤、植入型心律转复除颤器（ICD）、放射线、磁共振显像、移动电话（手机）干扰、射频消融术、微波炉、机场安全检查探测仪等；②体内肌电干扰；③局部肌肉跳动；④接插件松动；⑤电池提前耗竭；⑥起搏器下坠等。

（6）与电极导线有关的并发症：①脱位与微脱位；②心肌穿孔、膈神经和膈肌刺激；③起搏阈值增高和传出阻滞、感知障碍；④电极导线折断和绝缘层破裂；⑤静脉血栓形成和栓塞等。

（7）其他并发症：①起搏器综合征；②起搏器介导性心动过速（PMT）等。

九、起搏患者随访

1. 随访时间　一般术后 1 周、1 个月、3 个月和 6 个月各 1 次，半年后每 6 个月 1 次，至起搏器预计寿命前 1 年改为每 3 个月 1 次。起搏器依赖程度高者、术后有并发症者、起搏器功能复杂者，可酌情缩短随访间期。

2. 随访内容

（1）病史：建立随访病历卡，详细记录主诉症状及心功能状态和体征，起搏器及电极体表皮肤情况。

（2）心电图：每次随访应做 12 导联心电图，出院时附一份 12 导联心电图于随访病卡中。以 VVI 起搏器为例描述如下。

1）正常起搏心电：若自身心率慢于程控频率，则在起搏逸搏间期后出现程控频率起搏，若出现自身心搏夺获，则起搏器抑制。常见融合波（起搏 QRS 与自身 QRS 融合）、伪融合波（起搏信号与自身 QRS 重叠）和房室分离。

2）异常起搏心电：竞争心律示感知不良或电极移位，反复心律可致起搏综合征。自身心律慢于程控频率而无起搏或间歇起搏示电极裂损。无效起搏即有起搏信号而无 QRS 波，见于阈值升高、电极移位或裂损或电池耗竭。起搏频率下降示电池耗竭。起搏频率奔放示起搏器电路故障。T 波感知使起搏频率下降和起搏周期长短交替，示感知灵敏度过高或反拗期过短。

（3）胸片：观察电极位置走行，常规每 1~2 年拍胸片 1 次，若有起搏或感知障碍，应及时拍胸片观察。

（4）起搏分析仪测试

1）基本参数：①心房和心室起搏阈值：为节省能量，延长起搏器寿命，可根据阈值设定较低的起搏电压，但安全范围必须保证100%。②电池容量参阅厂方说明书。③心房和心室感知阈值：心房感知的安全幅度应为0.5mV，且需测试对肌电等干扰的感知程度。心室感知问题较少。④基础频率即适合患者基本需要的起搏频率。自身心律为主时，基础频率可调至50次/分。⑤电极阻抗有助于了解导线的完整性。在双腔起搏器，尚包括房室延迟、上限跟踪频率和心室后心房不应期等项基本参数。若为频率应答起搏器，应根据临床和运动试验对频率应答进行调整。

2）选择参数：反拗期和起搏器的Holter诊断功能。

（5）磁铁试验：若实测磁铁频率比设定磁铁频率减低≥10%，示电源耗竭。在自身心率＞起搏心率而无起搏时，若磁铁试验能再现磁铁频率，则示起搏功能正常。

十、植入起搏器患者的重要临床和生活问题

（一）外科手术（任何手术）

（1）手术前要对植入起搏器的患者进行相关病史的询问和体格检查。另外，应对起搏器进行起搏及感知阈值和导线阻抗的测定。

（2）检查患者对起搏器的依赖程度。如患者依赖起搏器则需准备好临时起搏装置。

（3）如果手术区域靠近起搏器，则需关闭频率适应功能以避免由于震动或压力传输到起搏器而引起不适当的快速心脏起搏。

（4）电烙：起搏器可能通过感知电烙引起的电磁干扰（EMI）而抑制其输出。应用电烙时应尽量缩短时间。电极板最好放置在远离起搏器的地方。

（5）手术后应再重新检测起搏器的功能，包括起搏模式、起搏阈值和阻抗，以确定起搏器功能是否正常。心脏手术后拍胸片，以验证是否存在导线折损和脱位。

（二）医院内电磁干扰

（1）磁共振成像（MRI）：MRI引起的磁场和射频信号会对心脏起搏器产生扭力矩或造成其功能障碍。现代起搏器较早先的起搏器含有更少的铁磁性材料，因此磁场引起的扭力矩已不常见。磁力可能会关闭起搏器弹簧开关并引起非同步起搏。射频信号可能会抑制起搏、加速起搏或恢复到重置模式。单极起搏器更容易受到MRI的干扰。通常起搏器患者应避免接触MRI，除非认为绝对必须。

（2）体外震波碎石术（ESWL）

1）ESWL是用水压震动波以治疗肾结石的方法。水压波可干扰或损害起搏器功能。

2）植入起搏器患者可能需要ESWL，此时应尽量使碎石波束远离起搏器。

3）体动式频率适应起搏器之压电晶体可能会被震荡波损伤，而且震荡波也可能引起起搏器过感知并由此导致非生理性快速心脏起搏。植入此种起搏器的患者在ESWL前应关闭其频率适应功能。如内有压电晶体的起搏器安置在腹部，则禁用ESWL。

4）起搏器可能将震荡波误识别为心房活动，因此应将双腔起搏器程控为VVI以避免快速心室起搏。

5）起搏器患者做ESWL时应有熟知起搏器的心脏科医师在场。

（3）放射治疗

1）诊断性放射剂量对心脏起搏器无影响。对胸部如乳腺和肺肿瘤的放射治疗可能会干扰起搏器功能或对起搏器造成累积性损伤。

2）在隔离带之间的逸漏电流会对起搏器电路造成损伤。此损伤直接与累积性放射剂量有关。

3）接受放疗前后都应对起搏器进行检测。建议对起搏器依赖的患者进行心电监护。为避免电离放射对脉冲发生器造成损伤，必须屏蔽起搏器或必要时移到其他位置。

（4）向患者体内输入电脉冲以测量每分通气量的心脏监护器，可能会干扰以每分通气量为感受器的频率适应性心脏起搏器。

（5）经皮电神经刺激（TENS）是用于缓解急性或慢性神经肌肉痛的一种方法。TENS要放一电极

板于疼痛部位皮肤上，而皮肤是与脉冲发生器相连的。一般认为 TENS 在双极起搏器中使用是安全的，而单极起搏器患者可能需要降低敏感性。

（6）牙科器械：有些牙科器械可能抑制起搏器，尤其是单极起搏器。振动可能会增加体动感受器起搏器的起搏频率。

（7）心脏复律或除颤

1）直流电复律或除颤可能会损伤脉冲发生器或使起搏器被重整。如果必须进行直流电复律或除颤，电击板应尽量远离脉冲发生器。

2）在电复律或除颤后要对起搏器进行检查。

（8）电休克治疗（ECT）

1）电休克是治疗某些精神疾患的一种方法，通常不影响起搏器的功能。

2）在 ECT 前后应检查起搏器的功能。慎重起见可以进行心电监护。电休克过程中可能会因抽搐引起肌电干扰而抑制单极起搏器的功能。

（9）透热疗法是利用电流作用于皮肤的一种治疗措施。如果接近脉冲发生器则可能会干扰或损伤起搏器。

（三）环境的电磁干扰

（1）手机：在接收或打出电话时可能会干扰起搏器。建议安置起搏器的患者不要将手机靠近起搏器（即衬衫口袋），在使用手机时用植入起搏器对侧的耳朵。

（2）电子监视装置：该反盗窃系统是在人们经过的门上安置一个产生电磁场的装置。经过此区域可能会干扰起搏器的功能，一般为抑制起搏器的输出。安置单极双腔起搏器的患者尤其易受电子监视装置的干扰。

（3）工业电子设备包括电焊机：可能会产生强烈的电场。电场的范围因设备不同而异，如果足够大时可能会干扰单极起搏器的功能。安置起搏器的患者应对个人周围的环境进行测试以保证安全。

（4）微波炉：由于微波炉有较好的密封及现代脉冲发生器屏蔽功能的改善，微波炉对起搏器的干扰已不是一个重要的问题。

（5）金属探测器：虽然公共场所如机场的金属探测器在检测到起搏器时会发出警报，但一般并不干扰起搏器的功能。

（6）电压线和变电所：如果安置起搏器的患者接近这些装置时可能会抑制或引起单极起搏器的非同步起搏。在规定的不要靠近这些设备的范围外通常不会干扰起搏器的功能。

（杨　闯）

第六节　体外心脏临时起搏术

体外心脏起搏术即临时性心脏起搏（temporary cardiac pacing），为非永久性植入起搏电极的一种起搏方法。起搏电极放置时间一般在 1~2 周，最长不超过 1 个月。脉冲发生器均放置于体外，达到诊断和治疗目的后即撤除起搏电极。如仍需继续起搏治疗则应植入永久性起搏器。

一、体外心脏起搏的适应证

（1）一切有永久起搏指征的患者，因存在相对禁忌证如急性心肌梗死的急性期、急性心肌炎、感染、电解质紊乱等，或永久起搏的费用未落实而不能实施永久起搏前。

（2）右冠状动脉急性闭塞所致急性心肌梗死出现缓慢性心律失常。

（3）心源性昏厥发作，心脏停搏及原因未明前。

（4）严重过缓性心律失常，尚未明确是否安装永久起搏之前。

二、体外心脏起搏术前准备

1. 患者准备

（1）确定患者有临时起搏适应证且无禁忌证。

（2）征得患者家属同意并签字。

（3）其他准备同心脏介入操作常规。

2. 设备准备

（1）全套静脉穿刺器材和临时双极心内膜起搏导管，无 X 线设备时需带气囊的漂浮电极。

（2）心导管包。

（3）体外携带式按需起搏器，亦可用食管调搏仪替代。

（4）监护除颤仪和急救药品。

3. 人员准备　术者及助手共 2 人；心电监护/电击除颤 1 人；操作记录系统和电刺激仪的技师 1～2人；器械护士 1 人；X 线机操作 1 人；现场指挥 1 人；如果是床旁体外心脏起搏，术者加助手已足够。

三、体外心脏起搏电极放置与固定

体外心脏起搏的电极导管可经多种静脉途径插入，包括股静脉，锁骨下静脉，颈内、颈外静脉及肱静脉。具体途径的选择常依临床情况和术者实际经验不同而异。现分别介绍常用的几种静脉途径。

（一）经股静脉法

1. 穿刺点定位　选取右或左侧腹股沟韧带中点下 2～3cm、触及清楚的股动脉处内侧 1cm 为穿入静脉的部位。

2. 操作步骤

（1）常规消毒、局麻。

（2）左手食、中、无名三指端并排触摸到并抵在股动脉上，右手持穿刺针，针尖斜面向上刺入皮丘，入皮后保持针体与皮肤呈 30°～45°，沿左手指标出的股动脉内侧 0.5～1cm 平行进针。

经股静脉行临时起搏在国外较少使用，但在国内仍是应用最多的方法。此种方法省时、并发症少，操作导管方便易行。缺点是感染机会多，导管不宜固定，故需要严格限制患者的活动。对于需要植入永久性起搏器的患者，临床起搏治疗应首选此途径，对患者较为有益。因可保留中心静脉途径为今后永久性起搏的植入部位留有充分的选择余地。

3. 定位　经股静脉途径放置时，可将导管形成一个缓弯指向三尖瓣，适宜的弧度常使电极导管直接经过三尖瓣口进入右室，顺利定位于心尖部。有时需将电极送到右房中部，适当旋转导管使其前端与右房侧壁顶触后形成自然弯度，随后顺钟向旋转通过三尖瓣送达右室心尖部。

（二）经锁骨下静脉法

1. 穿刺点定位　在锁骨中、内 1/3 交界下方 1～2cm 处穿刺进入静脉，此处肋间隙大，不易损伤肺组织及锁骨下动脉；我们采用锁骨下窝中心点进针，针尖指向对侧胸锁关节结节上缘、紧贴锁骨的内表面进针，由于针尖与静脉几乎平行，穿刺点离骨性间隙稍远，易于调整进针方向，命中率极高。

2. 操作步骤

（1）穿刺要点：①无论选用何种穿刺定位，穿刺针进入锁骨与第 1 肋骨间隙后，针体均应紧贴于锁骨内面；②穿刺点不宜太靠近锁骨下缘，如靠得太近，穿刺成功后有时送鞘管时会遇到来自锁骨的阻力；③穿刺时进针与皮肤呈小于 30°角，刺入皮肤后边进针边保持针管内负压，一旦有血涌入针立即停止进针；④进针深度成人为 3～6cm，儿童及胸壁薄者为 2.5～3cm，切忌盲目深刺。

（2）插入导引钢丝：穿刺静脉成功后，左手固定好穿刺针，退去注射器，右手将导引钢丝软弯头经穿刺针尾缓缓送进锁骨下静脉，正常情况下应无阻力，否则可轻轻转动、进退钢丝反复试探。送入钢丝后要在 X 线透视下证实确实送入右心并达下腔静脉处之后方可送入扩张管和鞘管。此步骤不宜省略，因万一误穿动脉，鞘管进入后可能导致严重后果。

（3）放入扩张管的内外鞘：以导引钢丝为轴心，将扩张管内外鞘沿钢丝缓慢插入，在过锁骨与第1肋骨间隙时，旋转鞘管应适度，以免外鞘管前段损坏而不能进入血管，通过血管壁出现穿破感后仍需向前推送至少10cm，以保证外鞘也进入血管内。整个过程要轻柔、缓慢，导引钢丝尾端暴露于外鞘管尾端外至少10cm，以免全部滑入静脉引发事故。

（4）植入起搏电极：助手准备好电极，嘱患者做呼气末屏气动作，不能咳嗽。术者左手固定好外套管，右手将导引钢丝与扩张管内鞘拔除，左手拇指迅速封住外套管口，以防空气进入和出血。再令患者做呼气末屏气动作，松开外鞘管口的拇指，右手迅速将电极导管经外鞘尾端送入锁骨下静脉。透视下将电极送至右心房，然后拔出外鞘。

3. 定位　经锁骨下静脉放置时，电极导管送达右房，缓弯头端通过三尖瓣进入右室心尖部；或将导管在右心房内打环，然后逆钟向转动，使导管弹越三尖瓣，也可在右房内打环，随后将环后撤而通过三尖瓣。

（三）经颈内静脉法

1. 穿刺点定位　在胸锁乳头肌的中缘与外侧缘所构成的三角顶端处穿刺，也可在中、下端处进针。

2. 操作步骤与定位　以23号细针局麻并穿刺确定静脉部位之后，用18号穿刺针行静脉穿刺。在X线透视下，证实导引钢丝进入右房、下腔静脉之后再送入扩张管和鞘管，随后送起搏导管达右心。左与右侧颈内静脉均可用于穿刺插管，以右侧颈内静脉应用为多，因其管径粗大，与上腔静脉和右房几乎成一直线，故经右颈内静脉插入电极导管很容易到达右室。

穿刺时不宜进针过深或偏内，避免伤及胸膜顶端或颈动脉。如误穿颈动脉需退针后压迫止血，避免形成血肿。国外采用锁骨下静脉或颈内静脉途径居多，其优点是导管放置后相对固定，患者活动不必过于受限。其弊端穿刺并发症多于股静脉途径。

（四）经颈外静脉和经肱静脉法

经颈外静脉插管比经颈内静脉或锁骨下静脉途径较少使用。主要原因是插管时相对困难，角度大，有静脉瓣，仅在替代径路时选用；而经肱静脉途径由于电极不好固定，导管易脱位，故此种方法一般不选用。

四、体外心脏起搏的术后监护与护理

为保证安全可靠地连续临时起搏，术后的监护与护理至关重要，特别是对起搏器依赖的患者。通常临时起搏时间越长，发生并发症的危险越大。

（一）心电监护

临时起搏术后患者均需进行连续的心电监护，观察起搏与感知功能是否正常，必要时调整起搏参数；一旦发现起搏故障，可通过改变患者体位或增加脉宽及电压输出幅度进行调整，如仍不奏效可在无菌操作下调整电极位置重新定位。

（二）护理

对经静脉临时起搏的患者需精心护理，体外脉冲发生器应固定在床上或患者身上，以防止滑脱而牵拉导管脱位；术后观察穿刺部位敷料有无渗血及血肿，必要时沙袋压迫2~4h；穿刺入口处应每天更换敷料，常规使用抗生素3d；每天应检查接头连接处，确保起搏安全。

五、体外心脏起搏系统的撤除

患者稳定的自身心律已建立，且缓慢性心律失常恢复，即可拔除临时起搏系统。但拔管前应先关闭起搏器观察至少24h，患者无不适方可拔管。心内膜导管的拔除可在床旁完成，仔细消毒导管入皮区域后，将起搏电极缓慢拔除出体外，然后压迫穿刺点至不再出血，消毒液消毒后纱布敷盖。如伤口红肿、溢脓，必须每天换药，全身或局部使用抗生素。

六、体外紧急心脏起搏术

体外紧急心脏起搏术用于救治突然发生、对血流动力学造成严重损害的过缓或过速性心律失常，治疗成败的关键是"快"，争分夺秒地将患者的心率控制在相对正常的范围，使患者脱离生命危险。故多数情况下来不及利用X线透视设备，甚至来不及做常规术前准备及处理。体外紧急心脏起搏总的要求是显效迅速、方法简单、器材简单、一个人即可完成、并发症少。现分别介绍常用的几种体外紧急心脏起搏术。

（一）经胸壁穿刺心内膜起搏

此方法仅用于临床紧急抢救，成功后应立即过渡为经静脉心内膜起搏。该方法的优点：是目前紧急起搏方法中最容易、最迅速且效果确切的方法；对心肌损伤相对较小；起搏阈值低，患者能耐受；电极较细，同一患者可重复穿刺；置入电极前可经穿刺针行心内药物注射；可接普通起搏器，无须专门配置；便于基层开展。缺点：电极易折断；心内定位有盲目性；电极容易滑脱；进口电极价格高昂，仅能一次性使用。

1. 电极　由三部分组成：①18号带针心的穿刺针，可容纳1mm直径的导丝插入；②双极起搏电极，直径0.97mm，长34cm，接触心内膜端呈U形，可避免损伤心肌，有利于接触固定；③连接盒，连接起搏导线与体外起搏器，由塑料制成，有两个旋钮，便于固定导线。盒的一端有一小孔，供导线插入，另一端分出两个电极插头与体外起搏器连接。

2. 穿刺点选择　①心包裸区：第4肋间，胸骨左缘旁开2cm进针，垂直刺入4～5cm，达右心室；②心尖区：左第五肋间心浊音界内侧，与胸壁呈30°～45°角，向心底方向进针4～5cm，达左心室；③剑突旁：剑突与左肋弓连接处下方1cm，与胸壁呈45°角，向心底方向进针10cm左右，达右心室。

3. 电极置入方法　将电极预先插入穿刺针心，勿将电极露出针尖外，穿刺点消毒后将穿刺针刺入心室，估计到位后固定穿刺针，向心腔内推送电极数厘米后退出穿刺针。

4. 起搏　将电极尾端与起搏器正负极相接，选VVI方式，频率60～70bpm，输出电压3～5V，脉宽0.5～1.5ms实施起搏。

经胸壁穿刺心内膜起搏仅在极其紧急情况下应用，因可发生心肌撕裂，划破冠状动脉及气胸等严重并发症。掌握本法的要领是了解心脏的解剖位置，准确进针、既节省时间，也可避免或减少并发症。

（二）经胸壁皮下电极起搏

此方法是Zoll 1952年开创并经改进的体外经皮起搏术，为心脏停搏实施复苏时的首选方法之一。采用大面积、低阻抗的两个电极板分别置于前后胸壁上，后背电极较大，安置于肩胛下，胸前电极置于胸骨左下缘附近，以尽可能减少对胸大肌的刺激。给予20～40ms的长脉宽和40～140mA的恒定电流输出可能获得起搏成功。临床应用中成人起搏电流平均为70mA。与使用小面积、高阻抗电极及短脉宽和高电压输出时比较，胸痛明显减轻，患者一般均可耐受，可连续起搏30min以上。此种起搏方法对于经静脉临时起搏受限的患者来说为一种实用抢救性措施，可为过渡到经静脉途径起搏赢得时间，已越来越多地为医院急诊室采用。

（三）经胸壁穿刺心肌起搏

该方法与经胸壁皮下电极起搏基本器材和方法相同，只是负极需经心前区胸壁刺入右心室前壁的心肌组织，且针体部分需涂有绝缘材料。定位方法是将电极尾端接通体表心电图的V_1导联，边进针边观察，一旦出现ST段抬高、QRS-T波群呈单向曲线或频发室性早搏等，表示电极到位。另外还可观察针体是否随心脏搏动。此法虽可减少起搏阈值，减少患者的不适。但电极固定困难，易严重损伤心脏和肺脏的组织结构，术后并发症多而严重，临床应用亦极少。

（四）经胸壁体表起搏

该方法的优点是：①无创伤；②无须消毒等特殊术前准备；③操作简便，起效迅速，尤其适用于心搏骤停者。缺点是：①须用较大电流或电压的刺激才能奏效，清醒患者多有不适甚至不能耐受；②起刺激本身和造成的全身肌肉抽动使心电图基线漂移，难以观察起搏效果。目前该方法已有多方面改进，比如将贴附于胸壁的起搏电极表面积增加直径达16cm；将脉宽增加直径达40ms；增加了按需起搏和超速起搏的功能；采用恒压脉冲输出电路使起搏心电图易于观察；将无创性起搏与除颤和心电监护功能融为一体的仪器等，为临床应用开拓了广阔的前景。操作步骤如下。

1. 电极安放　目前使用的16cm大面积起搏电极的位置安放是正极（阳极）置于背部左肩胛骨下角与脊柱之间，负极（阴极）置于心尖部。女性应避开乳房以免受乳房组织影响使电阻增加。电极放置处先用酒精擦皮肤，使之充血，再涂以导电糊，以降低起搏阈值。

2. 起搏　①起搏电流从50mA开始，根据起搏效果及患者耐受程度增减，通常以在实测起搏阈值的基础上增加10%为佳。②选用脉宽40ms以保证起搏效果和降低电压输出。③起搏方式最好选用按需起搏方式以免与自身心律竞争而引起室性心律失常。④起搏频率以60～80bpm为宜，尤其是心跳停止者，用于终止PSVT的起搏频率以比自身心率增加10%～30%为宜。⑤感知灵敏度的选择：因电极距心脏远，受肌电及其他多种干扰和电极片安放位置影响等，常难保证感知灵敏度良好。故在实际工作中只应将胸壁无创性起搏作为抢救措施的第一步，随后立即改行经静脉心内膜临时起搏，以确保起搏治疗的可靠性及安全性。⑥如果患者胸壁刺激症状明显，在病情允许的情况下，可变换起搏电极的位置，选择阈值更佳的刺激位置。

（五）经静脉气囊导向漂浮起搏电极起搏

在紧急情况下，如无X线透视条件，可用气囊导向漂浮或半漂浮起搏电极，借助心腔内心电图波形或直接试验性起搏来定位电极。技术要点如下。

（1）首选锁骨下静脉穿刺。

（2）使用漂浮电极应注意：①置入前先在体外推注0.3～0.5mL的气体，观察球囊的形状、大小、有无破裂，满意后抽尽囊内气体，关闭气阀；②锁骨下置入该电极15cm左右长度时打开气阀，用注射器注入0.3～0.5mL气体，关闭气阀，将电极尾端阴极接通体表心电图V₁导联，根据心内单极心电图的波形特征指引电极头端进入右室。满意后再推送导管2～4cm，使电极不易脱出心室，如室性早搏频发则可将导管稍稍后退。此时将球囊气体抽尽，关闭气阀；③试验性起搏，将电极尾端正负极插入体外临时起搏器的正负输出孔，以5V、70bpm行试验性起搏，成功则出现起搏节律。

（六）经食管起搏

在一些心动过缓者，特别是病态窦房结综合征患者，紧急时可经食管电极进行心房或心室起搏。某些阵发性室上性心动过速的患者，由于室率过快也可引起血流动力学恶化，虽非心脏停搏，也需紧急处理。较简易的方法是插入食管电极采用超速起搏法终止心动过速。对伴有潜在窦房结功能不全，心动过速终止后有长间歇者，还可及时进行心房起搏以防意外，优于药物治疗。

食管位于心脏的后方，其中段紧贴左房，下段靠近左室后面，故食管电极便可自心脏背侧描记心电图，根据P－QRS－T波形态可判断电极导管的位置。电极位于深度30～35cm的心房区时，P波先正后负，振幅大，QRS波呈Qr或QR型，T波倒置；如电极在心房的下部，P波则高尖；在心房上部P波则倒置。电极达到深度40～50cm心室区时，P波向上，振幅小，QRS波形较大，类似V₅～₆导联，T波直立。电极位于深度为35～40cm的心房与心室交界区时，P波双向或直立，振幅较小，QRS波呈QR或Qr型，T波双向或倒置。

经食管起搏左心房或左心室有操作简便、无创伤、并发症少、不需特殊设备、床旁即可进行等优点。但因食管距心脏有一定距离，起搏电压或电流需相对大，可引起患者膈肌收缩、恶心、呕吐等，且左心室起搏时可能诱发严重的心律失常。目前不断改良的食管电极使起搏阈值降低，减少了食管刺激反应，方便置入。

七、并发症

临时心脏起搏的并发症常见，多数与永久起搏器并发症相同，但很少引起死亡和严重后果。并发症的发生率与术者的技术水平、起搏导管的保留时间的长短及术后起搏系统护理状况等密切相关。

（一）电极脱位

为临时起搏最常见的并发症。由于临时起搏导管头端呈柱状，没有主动性和被动性固定装置，不宜嵌入肌小梁，故临时起搏导管常不如永久性导管稳固。紧急起搏由于时间急促，不可能要求如永久起搏那样严格，导管固定的部位不一定很理想。

1. 脱位分类

（1）微脱位：由于电极尖端与心肌接触不紧密，或电极被 1mm 左右的纤维包膜包裹而发生极小的移位或与心内膜形成极小的间隔。由于移位常仅数毫米，X 线检查不宜察觉，临床表现为起搏阈值明显升高伴有感知不足和间断不起搏。

（2）明显脱位：电极完全脱离初始位置，在心腔中或随血流漂出心腔。

2. 脱位原因

（1）技术不熟练和经验不足：心室电极未置入右室心尖部；电极导管未能与肌小梁嵌紧；导管电极在心腔内张力过小或过大而未能与心内膜嵌紧，稍受患者肢体活动的牵拉即脱位。

（2）患者过度活动：患者术后过早活动，尤其是术侧肢体的活动或早期的右侧卧位使电极脱位。

（3）电极头本身因素：临时起搏导管为利于撤除，仍用柱状电极，故易发生脱位。

心脏病理因素：过大的心房或心室；心腔内壁平滑、肌小梁变平松弛；三尖瓣明显反流。

3. 脱位的检测　临时起搏植入后，患者需在监护病房行心电监护，密切观察有无起搏和（或）感知功能不良，如出现首先应考虑是电极脱位造成。可通过心电图和 X 线检查加以判断。

（1）心电图：电极脱位心电图可表现为不起搏或间歇起搏，明显的电极脱位表现为起搏和感知功能均丧失，患者心电图又恢复到术前状态；如患者的自主心率慢，则会出现头昏，甚至昏厥，需要重新调整电极。

（2）X 线检查：明显的脱位，X 线即可确诊，但微脱位常不易看出。

4. 脱位的处理　一旦确定为电极脱位，均应及时重新定位。对于微脱位，原则上亦应重新放置导管，但如调整输出电压和脉宽后能保证良好的起搏效果，可不重新定位，但应注意观察。

（二）心肌穿孔

由于塑料导管质地较硬，若患者心脏增大、心肌薄，导管头端过分顶压或心内穿刺部位不正确，位置太高，均可发生心肌穿孔。由于右心室壁最薄处仅 2~3mm，故心肌穿孔主要发生于心室起搏；可发生于手术时，术后 4~5d 内，亦可在更长的时间内发生。

（1）心脏穿孔的位置：右心室穿孔导管常穿破心室达心包、横膈、室间隔、冠状静脉窦等处。

（2）临床表现：患者可出现胸痛、肋间肌、纵隔及横膈肌的局部肌肉跳动、呃逆、心悸气促、血压下降、心尖区闻及心包摩擦音以及急性心脏压塞（心包填塞）等；严重者危及患者生命。

（3）检查

1）心脏听诊：可能有心包摩擦音。

2）心电图：心电图表现最具有诊断意义的是起搏图形的改变。右心室心尖部正常起搏时，起搏心电图为左束支阻滞图形。当心肌穿孔时，电极头达左心室或达心包腔与心外膜接触，此时起搏心电图表现为右束支阻滞图形；其他心电图表现有起搏阈值突然升高、有起搏信号但无起搏的 QRS 波或为间歇性起搏、电轴由左偏变为右偏等。

3）X 线：X 线显示导管的头端伸出心影之外，即可发现有心外脂肪垫征；在 X 线下观察电极的顶端，如未穿孔时，电极顶端不应达心外膜脂肪垫阴影内，如电极顶端进入阴影内侧提示穿孔。

4）超声心动图：超声心动图可见心包积液。

（4）处理：由于导管电极直径小，心肌可复性好，多数情况下在 X 线透视下缓慢撤除电极导管置于右心室腔内，重新换点定位起搏，穿孔处可自行愈合，很少发生急性心脏压塞（心包填塞）；如已发生心脏压塞（心包填塞），须紧急胸外科手术，行心包引流、心脏修补。

（三）心律失常

各种心律失常的总发生率几乎达100%，绝大多数属于导管机械刺激引起的一过性心律失常，临时起搏导管插入过程引起的最常见心律失常是室性异位心律，只要严密监视心电示波、及时暂停导管操作，无须用药，多可自行消失；在急性心肌梗死患者放置临时起搏导管时，如发生有意义的室性异位心律，应静注利多卡因等抗心律失常药物预防治疗。而术者动作轻巧、手法熟练、台上、台下密切配合，缩短手术时间是减少心律失常并发症的关键。

（四）感染

由于导线经皮外露与体外起搏器相连，如局部处理不当或电极导管放置时间过长，可引起局部或全身感染。一般程度轻，应用抗生素或拔除心内导管后感染即可控制。因此临时起搏导管一般留置时间最好不超过1周。一旦发生感染，起搏电极导管应尽快拔出并做细菌培养，针对病原菌选用抗生素治疗。如仍需临时起搏，可在给予抗生素治疗的同时，从另外的静脉途径插入新的临时起搏导管。

（五）导管断裂

因塑料导管质地硬，柔韧性差，如放置时间长和体位活动，可能发生导管不完全性断裂，导致间歇性起搏或不起搏，需重新置换导管。

（六）穿刺并发症

（1）气胸：气胸是锁骨下静脉穿刺和颈内静脉穿刺最常见的并发症，气胸通常范围较小，不需特殊处理，如肺压缩面积超过30%，患者有症状，则需穿刺抽出气体。胸部X线片或透视可以证实；气胸绝大多数发生于反复多次进针或多人在同一部位轮流尝试时，如同一条血管多次穿刺不成功，应果断放弃，另穿一条血管。

（2）血胸：如果血管和胸膜被刺破并有伤口则形成血胸，也可发生血气胸。如胸膜未穿破，锁骨下动脉或静脉穿破，不会发生问题。如果胸膜有一洞口，血液不断流入胸腔，可发生严重的甚至是致命性后果，需开胸控制出血。

（3）空气栓塞：该并发症罕见但后果极严重，一旦发生于中央静脉则死亡率高达50%。原因多为心内带孔导管的外端向大气开放，拔管后未仔细压迫皮肤穿刺隧道等。大量空气进入中央静脉可造成急性右室流出道梗阻，表现为突发呼吸困难、发绀、血压下降、昏厥、心脏听诊出现"小铃样"杂音、中心静脉压突升，有右向左分流的患者可突然偏瘫失语。透视发现心影内有随心搏往复运动的显著透亮区可助诊。致死的直接原因多为心搏骤停。预防的重点是检出并消除各种诱因，做到操作过程有条不紊、忙而不乱。

（4）皮下血肿：静脉穿刺时有可能误穿毗邻的动脉。局部压迫不当，可发生皮下出血造成血肿甚至动静脉瘘形成。

（5）锁骨下动脉穿破：常因穿刺针过于偏向外侧，穿刺误入锁骨下动脉致使穿破，此时立即可见鲜红色血液涌出，并有搏动感。后撤针头，局部予以压迫通常可以控制出血。如扩张管和鞘管进入动脉则可发生严重后果，应在X线透视下观察导引钢丝确已进入下腔静脉，方可进入扩张管和鞘管。若有时钢丝确实很难进入下腔静脉，则可通过体表心电图对导引钢丝在心腔内诱发的室性早搏的形态加以判断。

（6）锁骨下动静脉瘘：采用锁骨下静脉穿刺技术，只应穿破静脉前壁，如针头进入太深、太快，可穿通静脉前后壁，进入锁骨下动脉，形成锁骨下动静脉瘘。

（7）其他：如臂丛神经损伤、喉返神经损伤，亦多见于锁骨下静脉穿刺。

（王萍萍）

第五章

高血压

第一节　原发性高血压病

一、概述

（一）定义

原发性高血压或高血压病是指成年人（≥18岁）凡在未服用降血压药物情况下和在安静状态下，非同日血压至少测量3次，当体循环动脉收缩压≥140mmHg和（或）舒张压≥90mmHg，称为血压增高。与此同时，常伴有脂肪和糖代谢紊乱以及心、脑、肾和视网膜等器官功能性或器质性改变为特征的全身性疾病。如果仅收缩压≥140mmHg，而舒张压不高者称为单纯收缩性高血压。同理，若舒张压≥90mmHg，而收缩压＜140mmHg，则称为舒张性高血压。

（二）流行病学

高血压患病率和发病率在不同国家、地区或种族之间有差别，工业化国家较发展中国家发病率高，美国黑种人约为白种人的2倍。高血压患病率、发病率及血压水平随年龄增长而升高，高血压在老年人中较为常见，尤其是收缩期高血压。我国自20世纪50年代以来进行了4次（1959年、1979年、1991年、2002年）成年人血压普查，高血压患病率分别为5.11%，7.73%，11.88%，18.8%，总体上呈明显上升趋势。据估计，我国现有高血压患者2亿以上。但高血压的知晓率、治疗率及控制率均很低，2002年的普查资料显示：知晓率为30.2%，治疗率为24.7%，控制率为6.1%，较1991年略有提高。根据2007年我国卫生部心血管病防治研究中心《中国心血管病报告的一项调查报告2007》，城市高血压知晓率、治疗率、控制率和治疗控制率分别为41.1%，35.1%，9.7%和28.2%；而农村分别为22.5%，17.4%，3.5%和20.4%。如此低的知晓率、治疗率、控制率和治疗控制率，造成我国高血压病致死、致残率居高不下。因此，高血压的防治任重道远。

（三）病因

本病病因未完全阐明，目前认为是在一定的遗传基础上由于多种后天因素的作用，正常血压调节机制失代偿所致，以下因素可能与发病有关。

1. 遗传　高血压的发病有较明显的家族集聚性，双亲均有高血压的正常血压子女（儿童或少年）血浆去甲肾上腺素、多巴胺浓度明显较无高血压家族史的对照组高，以后发生高血压的比例亦高。国内调查发现，与无高血压家族史者比较，双亲一方有高血压者的高血压患病率高1.5倍，双亲均有高血压病者则高2～3倍，高血压病患者的亲生子女和收养子女虽然生活环境相同，但前者更易患高血压。动物实验已筛选出遗传性高血压大鼠株（SHR），分子遗传学研究已实验成功基因转移的高血压动物，上述资料均提示遗传因素的作用。

2. 饮食

（1）盐类：与高血压最密切相关的是 Na^+，人群平均血压水平与食盐摄入量有关，在摄盐较高的人群，减少每日摄入食盐量可使血压下降。高钠促使高血压可能是通过提高交感张力，增加外周血管阻力所致。饮食中 K^+、Ca^{2+} 摄入不足、Na^+/K^+ 比例升高时易患高血压，高 K^+ 高 Ca^{2+} 饮食可能降低高血压的发病率，动物实验也有类似的发现。我国不同年龄段人群食盐摄入量均较高，居民平均每日食盐摄入量为 12.1g，远远超过 WHO 应将一般人群每日食盐限制在 6g 以下。全国居民营养与健康状况调查（2002 年）中指出，我国城乡居民平均每日每人盐摄入量为 12g，其中农村 12.4g，城市 10.9g，北方地区高于南方地区。高盐饮食是高血压的重要危险因素。高盐饮食地区人群的高血压患病率往往较高。

中国人群高血压流行特点：钠盐摄入量高，钾盐摄入不足，盐敏感性高血压居多。盐敏感的实质是个体对于盐负荷而导致血压升高的一种遗传易感体质。盐敏感被认为是由于肾小球的过滤能力减低和（或）肾小管钠再吸收的比率增加所导致。

盐敏感性：盐敏感性是高血压早期损害标志。盐敏感性（salt - sensitivity）已被美国 ASH "2005 高血压新定义"确立为高血压早期损害标志之一。

我国一般人群中盐敏感者占 15% ~42%，而高血压人群中 50% ~60% 为盐敏感者。有高血压家族史的成年人中盐敏感者为 65%，青少年中为 45%。黑种人、老年人、停经女性、糖尿病、肥胖和代谢综合征患者中盐敏感者比例较高。盐敏感性高血压是高血压的一种特殊类型，常见于老年人、黑种人，有糖尿病、肾疾病史者，交感激活状态以及高盐摄入地区的高血压患者，同时也是难治性高血压的重要原因之一。

（2）脂肪酸与氨基酸：降低脂肪摄入总量，增加不饱和脂肪酸成分，降低饱和脂肪酸比例可使人群平均血压下降。动物实验发现摄入含硫氨基酸的鱼类蛋白质可预防血压升高。

（3）饮酒：长期饮酒者高血压的患病率升高，而且与饮酒量成正比。可能与饮酒促使皮质激素、儿茶酚胺水平升高有关。

3. 职业、环境和气候　流行病学资料提示，从事高度集中注意力工作、长期精神紧张、长期受环境噪声及不良视觉刺激者易患高血压病。此外，气候寒冷地区冬季较长，人的血管容易收缩而导致血压升高，这也是我国北方地区高血压发病率比南方地区高的原因之一。

4. 其他　吸烟、肥胖和糖尿病患者高血压病患病率高。

（四）临床表现

高血压是多基因遗传因素与环境因素长期相互作用的结果，无论是男性还是女性，平均血压随年龄增长而增高，尤其是收缩压。流行病学研究已经证实，高血压本身不仅会造成心血管损害，而且当高血压患者合并有其他危险因素时更易引起或加重心血管损害，这些危险因素包括糖尿病、吸烟、高脂血症等。血压在同一水平上的高血压患者，合并危险因素越多，心血管系统并发症发生率也越高，说明危险因素之间存在着对心血管系统损害的协同作用。

高血压病根据起病和病情进展的缓急及病程的长短可分为两型，缓进型（chronic type）和急进型（accelerated type）高血压，前者又称良性高血压，绝大部分患者属此型，后者又称恶性高血压，仅占高血压病患者的 1% ~5%。

1. 缓进型高血压病　多为中年后起病，有家族史者发病年龄可较轻。起病多数隐匿，病情发展慢，病程长。早期患者血压波动，血压时高时正常，为脆性高血压阶段，在劳累、精神紧张、情绪波动时易有血压升高，休息、去除上述因素后，血压常可降至正常。随着病情的发展，血压可逐渐升高并趋向持续性或波动幅度变小。患者的主观症状和血压升高的程度可不一致，约 50% 患者无明显症状，只是在体格检查或因其他疾病就医时才发现有高血压，少数患者则在发生心、脑、肾等器官的并发症时才明确高血压病的诊断。

患者可有头痛，多发在枕部，尤易发生在睡醒时，尚可有头晕、头胀、颈部板紧感、耳鸣、眼花、健忘、注意力不集中、失眠、烦闷、乏力、四肢麻木、心悸等。这些症状并非都是由高血压直接引起，部分是机体功能失调所致，无临床特异性。此外，尚可出现身体不同部位的反复出血，如眼结膜出血、鼻出血、月经过多，少数有咳血等。

（1）脑部表现：头痛、头晕和头胀是高血压病常见的神经系统症状，也可有头部沉重或颈项板紧感。高血压直接引起的头痛多发生在早晨，位于前额、枕部或颞部，可能是颅外颈动脉系统血管扩张，其脉搏振幅增高所致。这些患者舒张压多很高，经降压药物治疗后头痛可减轻。

高血压病脑血管并发症主要表现为脑血管意外，即脑卒中，可分为两大类。①缺血性脑卒中：其中有动脉粥样硬化血栓形成、腔隙梗死、栓塞、短暂性脑缺血和未定型等各种类型。②出血性脑卒中：有脑实质和蛛网膜下隙出血。

（2）心脏表现：血压长期升高增加了左心室的负担，左心室因代偿而逐渐肥厚，早期常呈向心性对称性肥厚，继之可出现心腔扩张，最终导致高血压性心脏病。近年来研究发现，高血压时心脏最先受影响的是左心室舒张期功能。左心室肥厚时舒张期顺应性下降，松弛和充盈功能受影响，若左心室舒张末压升高，左心房可有不同程度扩大，甚至可出现在临界高血压和左心室无肥厚时，与此同时，左心室的心肌间质已有胶原组织沉积和纤维组织形成，但此时患者可无明显临床症状。

出现临床症状的高血压性心脏病多发生在高血压病起病数年至10余年之后。在心功能代偿期，除有时感心悸外，其他心脏方面的症状可不明显。代偿功能失调时，则可出现左心衰竭症状，开始时在体力劳累、饱食和说话过多时发生气喘、心悸、咳嗽，以后呈阵发性的发作，常在夜间发生，并可有痰中带血等，严重时或血压骤然升高时可发生急性肺水肿，出现端坐呼吸，咳粉红色泡沫样痰，若不及时降压可危及生命。反复发作或持续的左心衰竭，可影响右心室功能而发展为全心衰竭，出现尿少、水肿等临床症状。在心脏未增大前，体检可无特殊发现，或仅有脉搏或心尖冲动较强有力，主动脉瓣区第二心音因主动脉舒张压升高而亢进。心脏增大后，体检可发现心界向左、向下扩大；心尖冲动强而有力，呈抬举样；心尖区和（或）主动脉瓣区可听到Ⅱ～Ⅲ级收缩期吹风样杂音。心尖区杂音是左心室扩大导致相对性二尖瓣关闭不全或二尖瓣乳头肌功能失调所致；主动脉瓣区杂音是主动脉扩张，导致相对性主动脉瓣狭窄所致。主动脉瓣区第二心音可因主动脉及瓣膜病变而呈金属音调，可有第四心音。心力衰竭时心率增快，出现发绀，心尖区可闻奔马律，肺动脉瓣区第二心音增强，肺底出现湿啰音，并可有交替脉；后期出现颈静脉怒张、肝大、下肢水肿、腹水和发绀等全心衰竭征象。

（3）肾脏表现：肾血管病变的程度和血压升高的程度及病程密切相关。实际上，无控制的高血压病患者均有肾脏的病变，但在早期可无任何临床表现。随病程的进展可先出现蛋白尿，如无合并其他情况（如心力衰竭和糖尿病等），24h尿蛋白总量很少超过1g，控制高血压可减少尿蛋白。血尿多为显微镜血尿，少见有透明和颗粒管型。肾功能失代偿时，肾浓缩功能受损可出现多尿、夜尿、口渴、多饮等，尿比重逐渐降低，最后固定在1.010左右，称等渗尿。当肾功能进一步减退时，尿量可减少，血中非蛋白氮、肌酐、尿素氮常增高，酚红排泄试验示排泄量明显减低，尿素廓清率或肌酐廓清率可明显低于正常，上述改变随肾脏病变的加重而加重，最终出现尿毒症。但是，在缓进型高血压病，患者在出现尿毒症前多数已死于心、脑血管并发症。此外，当高血压导致肾功能损害的同时，肾损害又可反过来加重血压升高，从而形成恶性循环。

2. 急进型高血压　在未经治疗的原发性高血压病患者中，约1%可发展成急进型高血压，发病较急骤，在发病前可有病程不一的缓进型高血压病史。男女比例约为3∶1，多在青中年发病，近年来此型高血压已少见，可能与早期发现轻、中度高血压患者并得到及时有效的治疗有关。其表现基本上与缓进型高血压病相似，但与后者相比，临床症状如头痛等更为明显，具有病情严重、发展迅速、视网膜病变和肾功能很快衰竭等特点。血压显著升高，舒张压多持续在130~140mmHg或更高。各种症状明显，小动脉纤维样坏死性病变进展迅速，常于数月至1~2年内出现严重的脑、心、肾损害，发生脑血管意外、心力衰竭和尿毒症。并常有视物模糊或失明，视网膜可发生出血、渗出及视盘水肿。血浆肾素活性增高，以肾脏损害最为显著，常出现持续蛋白尿，24h尿蛋白可达3g，伴有血尿和管型尿，最后多因尿毒症而死亡，但也可死于脑血管意外或心力衰竭。

3. 高血压危重症

（1）高血压危象（hypertensive crisis）：高血压病的进程中，如果全身小动脉发生暂时性强烈痉挛，周围血管阻力明显上升，致使血压急骤上升而出现一系列临床症状，称之为高血压危象。这是高血压病的急重症，可见于缓进型高血压各期和急进型高血压，血压改变以收缩压突然明显升高为主，舒张压也可升高，常在诱发因素作用下出现，如强烈的情绪变化、精神创伤、心身过劳、寒冷刺激和内分泌失调（如经期和绝经期）等。患者出现剧烈头痛、头晕、眩晕，亦可有恶心、呕吐、胸闷、心悸、气急、视物模糊、腹痛、尿频、尿少、排尿困难等症状。有的患者可伴随自主神经紊乱症状，如发热、口干、出汗、兴奋、皮肤潮红或面色苍白、手足发抖等；严重者，尤其在伴有靶器官病变时，可出现心绞痛、肺水肿、肾衰竭、高血压脑病等。发作时尿中出现少量蛋白和红细胞；血尿素氮、肌酐、肾上腺素、去甲肾上腺素可增加，血糖也可升高、眼底检查有小动脉痉挛、可伴有出血、渗出或视盘水肿。发作一般历时短暂，控制血压后，病情可迅速好转，但易复发。在有效降压药普遍应用的人群，此危象已很少发生。

（2）高血压脑病（hypertensive encephalopathy）：急进型或严重的缓进型高血压病患者，尤其是伴有明显脑动脉硬化时，可出现脑部小动脉持久而明显的痉挛，继之发生被动性或强制性扩张，急性脑循环障碍导致脑水肿和颅内压增高而出现的一系列临床表现，称为高血压脑病。发病时常先有血压突然升高，收缩压、舒张压均可增高，以舒张压升高为主，患者出现剧烈头痛、头晕、恶心、呕吐、烦躁不安、脉搏多慢而有力，可有呼吸困难或减慢、视力障碍、黑蒙、抽搐、意识模糊甚至昏迷，也可出现暂时性偏瘫、失语、偏身感觉障碍等。检查可见视盘水肿，脑脊液压力增高、蛋白含量增高。发作短暂者历时数分钟，长者可数小时甚至数天。妊娠高血压综合征、肾小球肾炎、肾血管性高血压和嗜铬细胞瘤的患者，也可能发生高血压脑病。

4. 并发症　在我国，高血压病最常见的并发症是脑血管意外，其次是高血压性心脏病、心力衰竭，再次是肾衰竭。较少见但严重的并发症为主动脉夹层血肿。其起病常突然，迅速发生剧烈胸痛，向背或腹部放射，伴有主动脉分支堵塞现象时，使两上肢血压及脉搏有明显差别，严重者堵塞一侧，从颈动脉到股动脉的脉搏均消失，或下肢暂时性瘫痪或偏瘫。当累及主动脉根部时，患者可发生主动脉关闭不全。未受堵塞的动脉血压升高。主动脉夹层血肿可破裂入心包或胸膜腔，因心脏压塞而迅速死亡。胸部X线检查可见主动脉明显增宽。超声心动图、CT或磁共振断层显像检查（MRI）可直接显示主动脉夹层及范围，甚至可发现破口。主动脉造影也可确立诊断。高血压合并下肢动脉粥样硬化时，可造成下肢疼痛、间歇性跛行。

二、诊断要点

（一）确定是否高血压

1. 诊所血压　诊所偶测血压是目前诊断高血压和分级的标准方法和主要手段，要求在未服用降压药物情况下、非同日3次安静状态下，测血压达到诊断水平，体循环动脉收缩压≥140mmHg及（或）舒张压≥90mmHg者为高血压。由于测量次数少、观察误差较大和"白大衣效应"，不能可靠地反映血压的波动和活动状态下的情况。动态血压及家庭自测血压可弥补诊所偶测血压的不足，具有重要的临床价值。

2. 自测血压　对于评估血压水平及严重程度，评价降压效应，改善治疗依从性，增强治疗的主动参与，自测血压具有独特优点。且无白大衣效应，可重复性较好。目前，患者家庭自测血压在评价血压水平和指导降压治疗上已经成为诊所血压的重要补充。然而，对于精神焦虑或根据血压读数常自行改变治疗方案的患者，不建议自测血压。推荐使用符合国际标准（BHS和AAMI）的上臂式全自动或半自动电子血压计，正常上限参考值：135/85mmHg。应注意患者向医师报告自测血压数据时可能有主观选择性，即报告偏差，患者有意或无意选择较高或较低的血压读数向医师报告，影响医师判断病情和修改治疗。有记忆存储数据功能的电子血压计可克服报告偏差。血压读数的报告方式可采用每周或每月的平均值。家庭自测血压低于诊所血压，家庭自测血压135/85mmHg相当于诊所血压140/90mmHg。对血压正常的人建议定期测量血压（20~29岁，每2年1次；30岁以上每年至少1次）。

3. 动态血压　动态血压测量应使用符合国际标准（BHS和AAMI）的监测仪。动态血压的正常值推荐以下国内参考标准：24h 平均值 < 130/80mmHg，白昼平均值 < 135/85mmHg，夜间平均值 < 125/75mmHg。正常情况下，夜间血压均值比白昼血压值低 10% ~ 15%。动态血压监测在临床上可用于诊断白大衣性高血压、隐蔽性高血压、顽固难治性高血压、发作性高血压或低血压，评估血压升高严重程度，但是目前主要仍用于临床研究，例如评估心血管调节机制、预后意义、新药或治疗方案疗效考核等，不能取代诊所血压测量。动态血压测量时应注意以下问题：测量时间间隔应设定一般为每 30min 1 次。可根据需要而设定所需的时间间隔。指导患者日常活动，避免剧烈运动。测血压时患者上臂要保持伸展和静止状态。若首次检查由于伪迹较多而使读数 <80% 的预期值，应再次测量。可根据 24h 平均血压，日间血压或夜间血压进行临床决策参考，但倾向于应用 24h 平均血压。

4. 中心动脉压　近年来提出了中心动脉压的概念，中心动脉压，是指升主动脉根部血管所承受的侧压力。中心动脉压也分为收缩压（SBP），舒张压（DBP）及脉压（PP）。主动脉的 SBP 由两部分组成：前向压力波（左心室搏动性射血产生），回传的外周动脉反射波。前向压力波形成收缩期第 1 个峰值（P1），反射波与前向压力波重合形成收缩期第 2 个峰值（即 SBP）。反射波压力又称增强压（AP），增强压的大小可用增压指数（AIx）表示，AIx = AP/PP（AP = SBP − P1）。通常情况下，AP 在舒张期回传到主动脉根部与前向压力波重合，在收缩期回传到外周动脉。

中心动脉压直接影响心、脑、肾等重要脏器的灌注压，因而可能比肱动脉血压更能够预测心脑血管病的发生。反射波是左心室后负荷的组分，是心脏后负荷的指标之一，也是收缩期高血压的发病基础。中心动脉压增高将诱发冠脉硬化，进而容易引起冠状动脉狭窄及冠状动脉事件。因此，降低中心动脉压将有助于预防心血管事件。已证明中心动脉血流动力学与高血压靶器官损害、心血管疾病独立相关。在预测、决定终点事件方面中心动脉血流动力学的意义优于外周血流动力学。ASCOT 试验的亚组研究 CAFE 中心动脉压可作为评价及优化抗高血压治疗方案的一个新的指标。

5. 白大衣高血压与隐匿性高血压　"白大衣高血压"也称"诊所高血压"。指患者去医院就诊时，在医师诊室测量血压时血压升高，但回到自己家中自测血压或 24h 动态血压监测时血压正常。

隐匿性高血压与之相反，系指患者在医院测量血压正常，而动态血压监测或家庭自测血压水平增高。隐匿性高血压在一般人群中患病率为 8% ~ 23%，其发生靶器官损害和心血管疾病的危险性较一般人明显增高。目前对于是否应该采用药物手段干预隐匿性高血压与诊室高血压尚存争议，但加强对这些患者的血压监测、及时发现持续性高血压仍具有重要意义。同时，对于这些患者还应加强生活方式干预，例如控制饮食、增加体力运动、控制体重、限制食盐摄入量等，努力延缓或避免持久性高血压的发生。由此可见临床上应大力提倡并推广非诊室血压监测措施（包括动态血压监测与家庭自测血压）。动态血压监测与家庭自测血压能够提供更为详尽且真实的血压参数，有助于全面了解血压波动情况，鉴别与判定一过性血压升高（诊室高血压与隐匿性高血压）的人群。

（二）判断高血压的病因，明确有无继发高血压

对怀疑继发性高血压者，通过临床病史、体格检查和常规实验室检查可对继发性高血压进行简单筛查。

1. 临床病史提示继发性高血压的指征

（1）肾脏疾病家族史（多囊肾）。

（2）肾脏疾病、尿路感染、血尿、滥用镇痛药（肾实质性疾病）。

（3）药物：口服避孕药、甘草、生胃酮（甘珀酸）、滴鼻药、可卡因、安非他明、类固醇、非甾体类抗炎药、促红细胞生长素、环胞素。

（4）阵发性出汗、头痛、焦虑、心悸（嗜铬细胞瘤）。

（5）阵发性肌无力和痉挛（醛固酮增多症）。

2. 提示继发性高血压的体征

（1）库欣（Cushing）综合征面容。

（2）神经纤维瘤性皮肤斑（嗜铬细胞瘤）。

（3）触诊有肾增大（多囊肾）。

（4）听诊有腹部杂音（肾血管性高血压）。

（5）听诊有心前区或胸部杂音（主动脉缩窄或主动脉病）。

（6）股动脉搏动消失或胸部杂音（主动脉缩窄或主动脉病）。

（7）股动脉搏动消失或延迟、股动脉压降低（主动脉缩窄或主动脉病）。

3. 继发高血压常规实验室及辅助检查　测定肾素、醛固酮、皮质激素和儿茶酚胺水平，动脉造影，肾和肾上腺超声、计算机辅助成像（CT）、头部磁共振成像（MRI）等。

三、治疗

（一）目的

治疗高血压的主要目的是最大限度地降低心血管发病和死亡的总危险。当然，血压也并非降得越低越好，近年来研究表明，在降压治疗中存在明显的降压"J"点曲线问题。"J"点曲线现象即血压下降达到特定水平时，主要心血管疾病的发生率会下降；但持续降低血压，心血管事件发生率反而会回升。但究竟血压J点值在哪里，目前没有定论。可以肯定的是不同高血压人群其J点值不同，血压在J点值之上，降压治疗越低、越早越好。

（二）高血压的非药物治疗

非药物治疗包括提倡健康生活方式，消除不利于心理和身体健康的行为和习惯，达到减少高血压以及其他心血管病的发病危险，适用于所有高血压患者。具体内容如下。

1. 减重　建议体重指数（kg/m^2）应控制在24以下。减重对健康的利益是巨大的，如人群中平均体重下降5~10kg，收缩压可下降5~20mmHg。高血压患者体重减少10%，则可使胰岛素抵抗、糖尿病、高脂血症和左心室肥厚改善。减重的方法一方面是减少总热量的摄入，强调少脂肪并限制过多糖类的摄入，另一方面则需增加体育锻炼，如跑步、太极拳、健美操等。在减重过程中还需积极控制其他危险因素，老年高血压则需严格限盐等。减重的速度可因人而异，但首次减重最好达到减重5kg以增强减重信心，减肥可提高整体健康水平，减少包括癌症在内的许多慢性病，关键是"吃饭适量，活动适度"。

2. 采用合理膳食　根据我国情况对改善膳食结构预防高血压提出以下建议：①减少钠盐：WHO建议每人每日食盐量不超过6g。我国膳食中约80%的钠来自烹调或含盐高的腌制品，因此，限盐首先要减少烹调用盐及含盐高的调料，少食各种咸菜及盐腌食品。如果北方居民减少日常用盐的一半，南方居民减少1/3，则基本接近WHO建议。②减少脂肪摄入：补充适量优质蛋白质。建议改善饮食结构，减少含脂肪高的猪肉，增加含蛋白质较高而脂肪较少的禽类及鱼类。蛋白质占总热量15%左右，动物蛋白占总蛋白20%。蛋白质质量依次为：奶、蛋；鱼、虾；鸡、鸭；猪、牛、羊肉；植物蛋白，其中豆类最好。③注意补充钾和钙。④多吃蔬菜和水果：研究证明增加蔬菜或水果摄入，减少脂肪摄入可使SBP和DBP有所下降。素食者比肉食者有较低的血压，其降压的作用可能基于水果、蔬菜、食物纤维和低脂肪的综合作用。⑤限制饮酒：尽管有研究表明非常少量饮酒可能减少冠心病发病的危险，但是饮酒和血压水平及高血压患病率之间却呈线性相关，大量饮酒可诱发心脑血管事件发作。因此不提倡用少量饮酒预防冠心病，提倡高血压患者应戒酒，因饮酒可增加服用降压药物的抗性。如饮酒，建议每日饮酒量应为少量。男性饮酒量：葡萄酒<100~150mL（相当于2~3两），或啤酒<250~500mL（250~500g），或白酒<25~50mL（0.5~1两）；女性则减半量，孕妇不饮酒。不提倡饮高度烈性酒。WHO对酒的新建议是酒，越少越好。

3. 增加体力活动　每个参加运动的人特别是中老年人和高血压患者在运动前最好了解一下自己的身体状况，以决定自己的运动种类、强度、频度和持续运动时间。对中老年人应包括有氧、伸展及增强肌力练习三类，具体项目可选择步行、慢跑、太极拳、门球、气功等。运动强度必须因人而异，按科学锻炼的要求，常用运动强度指标可用运动时最大心率达到180（或170）减去年龄，如50岁的人运动心率为120~130次/min，如果求精确则采用最大心率的60%~85%作为运动适宜心率，需在医师指导下进行。运动频率一般要求每周 3~5 次，每次持续 20~60min 即可，可根据运动者身体状况和所选择的运动种类以及气候条件等而定。

4. 减轻精神压力保持平衡心态　长期精神压力和心情抑郁是引起高血压和其他一些慢性病的重要原因之一，对于高血压患者，这种精神状态常使他们较少采用健康的生活方式，如酗酒、吸烟等，并降低对抗高血压治疗的依从性。对有精神压力和心理不平衡的人，应减轻精神压力和改变心态，要正确对待自己、他人和社会，积极参加社会和集体活动。

5. 戒烟　对高血压患者来说戒烟也是重要的，虽然尼古丁只使血压一过性升高，但它降低服药的依从性并增加降压药物的剂量。吸烟可造成血管内皮损伤，它是导致心血管事件的最重要独立危险因素之一，因此必须提倡全民戒烟。

（三）高血压的药物治疗

1. 降压药物治疗原则

（1）小剂量：初始治疗时通常应采用较小的有效剂量以获得可能有的疗效而使不良反应最小，如有效而不满意，可逐步增加剂量以获得最佳疗效。

（2）尽量应用长效制剂：为了有效地防止靶器官损害，要求每天 24h 内血压稳定于目标范围内，如此可以防止从夜间较低血压到清晨血压突然升高而致猝死、脑卒中或心脏病发作。要达到此目的，最好使用持续 24h 作用的药物，一天一次给药。其标志之一是降压谷峰比值应 >50%，此类药物还可增加治疗的依从性。

（3）联合用药：为使降压效果增大而不增加不良反应，用低剂量单药治疗疗效不满意的可以采用两种或多种降压药物联合治疗。事实上 2 级以上高血压为达到目标血压常需降压药联合治疗。两种药物的低剂量联合使用，疗效优于大剂量单一用药。

（4）个体化：根据患者具体情况和耐受性及个人意愿或长期承受能力，选择适合患者的降压药物。

在用药过程中，同时考虑：①患者其他危险因素的情况。②患者有无其他合并疾病，包括糖尿病、心脏病、脑血管病、肾脏疾病等。③患者靶器官的损害情况。④长期药物服用应简便，以利于患者坚持治疗。

2. 降压药物的选择

（1）降压药物选择的原则：目前，治疗高血压病的药物主要有 6 大类，即利尿药、β 受体阻滞药、钙拮抗药、血管紧张素转化酶抑制药（ACEI）、血管紧张素 Ⅱ 受体拮抗药（ARB）及 α 肾上腺素能阻滞药。另外，我国也使用一些复方制剂及中药制剂。目前指南推荐的一线降压药物有 5 类：利尿药、β 受体阻滞药、钙拮抗药、血管紧张素转化酶抑制药（ACEI）、血管紧张素 Ⅱ 受体拮抗药（ARB）。近年来大型荟萃分析显示：常用的 5 种降压药物总体降压作用无显著性差异。任何降压治疗的心血管保护作用主要源自降压本身。5 大类降压药物都可以用于高血压患者的起始和维持治疗。当然每种药物都有其临床适应证和禁忌证，不同类降压药在某些方面可能有相对的优势。一些研究提示，预防脑卒中，ARB 优于 β 阻滞药，钙拮抗药优于利尿药；预防心力衰竭，利尿药优于其他类；延缓糖尿病和非糖尿病肾病的肾功能不全，ACEI 或 ARB 优于其他类；改善左心室肥厚，ARB 优于 β 受体阻滞药；延缓颈动脉粥样硬化，钙拮抗药优于利尿药或 β 受体阻滞药。不同类降压药在某些方面的可能的相对优势仍有争议，尚需进一步的研究。因此 2009 年欧洲高血压指南更新中指出，应依据循证医学证据来选择降压药物，传统的一线、二线、三线用药的分类方法缺乏科学性和实用性，应避免采用。

选择哪种降压药物作为开始治疗及维持降压治疗的原则是：对每个患者应该采取在指南指导下的个体化治疗，因为需要长期甚至终身的治疗。要考虑的主要因素有：①患者存在的心血管危险因素。②有无靶器官损害、临床有无合并心血管病、肾脏疾病及糖尿病等。③有无其他伴随疾病影响某种降压药物的使用。④对患者存在的其他情况，所用药物有无相互作用。⑤降压药降低心血管危险的证据有多少。⑥患者长期治疗的经济承受能力。

（2）常用抗高血压药

1）利尿药：最常用的一线类降压药，噻嗪类利尿药不论单用或联用，都有明确的疗效。有利于肾脏排出体内的钠盐和水分，达到降低血压的目的。主要不良反应为低钾血症、胰岛素抵抗和脂代谢异常。目前较少单独使用并尽量小剂量应用，在使用利尿药的同时，应该使用补钾和保钾制剂。新型利尿药吲达帕胺在常用剂量上仅表现有轻微的利尿作用，主要表现为血管扩张作用，降压有效率在70%左右，且不具有传统利尿药易造成代谢异常的特点。

适应证：主要用于轻、中度高血压，尤其是老年人高血压或并发心力衰竭时、肥胖者、有肾衰竭或心力衰竭的高血压患者。痛风患者禁用，糖尿病和高脂血症患者慎用。小剂量可以避免低血钾、糖耐量降低和心律失常等不良反应。可选择使用氢氯噻嗪（HCT）12.5～25mg、吲达帕胺（indapamide）1.25～2.5mg，每天1次。呋塞米（furosemide）仅用于并发肾衰竭时。

2）β受体阻滞药：β受体阻滞药降压安全、有效，通过阻断交感神经系统起作用。单用一般能使收缩压下降15～20mmHg。目前第一代的β受体阻滞药普萘洛尔已较少使用，临床常用的有美托洛尔、阿替洛尔（因临床研究获益不大，目前不建议使用）和比索洛尔。其中比索洛尔为每天1次的新型高度选择性的β受体阻滞药，服用方便，不良反应小，几乎不影响糖脂代谢。β受体阻滞药主要用于轻、中度高血压，尤其是静息心率较快（>80次/min）的中青年患者或合并心绞痛者。不良反应是心动过缓、房室传导阻滞、心肌收缩抑制、糖脂代谢异常。特别适用于年轻人、发生过心肌梗死、快速型心律失常、心绞痛的患者。

适应证：主要用于轻、中度高血压，尤其在静息时心率较快（>80次/min）的中青年患者或合并心绞痛时。心脏传导阻滞、哮喘、慢性阻塞性肺病与周围血管病患者禁用。胰岛素依赖型糖尿病患者慎用。可选择使用美托洛尔（metoprolol）25～50mg，每天1～2次；比索洛尔（bisoprolol）2.5～5mg，每天1次；倍他洛尔（betaxolol）5～10mg，每天1次。β受体阻滞药也可用于治疗心力衰竭，但用法与降压完全不同，应加注意。

3）钙拮抗药（CCB）：钙拮抗药通过血管扩张以达到降压目的。用于高血压的钙拮抗药可分为3类，即二氢吡啶类，以硝苯地平为代表，目前第一代的短效制剂硝苯地平已较少应用，临床多使用缓释和控释制剂或二、三代制剂，如尼群地平、非洛地平、氨氯地平等。苯噻氮䓬类，以地尔硫草为代表；苯烷胺类，以维拉帕米为代表。后两类钙拮抗药亦称非二氢吡啶类，多用于高血压合并冠心病和室上性心律失常的患者，不良反应主要有降低心率和抑制心肌收缩力。钙拮抗药的降压特点为：在具有良好降压效果的同时，能明显降低心、脑血管并发症的发生率和病死率，延缓动脉硬化进程，对电解质、糖脂代谢、尿酸无不良影响。第一代的短效制剂硝苯地平服用不方便、依从性差、对血压控制不稳、有反射性心率加速、交感神经激活、头痛、面红、踝部水肿等不良反应，研究显示，使用短效钙拮抗药有可能增加死于心肌梗死的危险性，但有证据显示，使用长效制剂则没有类似危险，故已较少应用短效钙拮抗药，建议尽量使用长效制剂。

长效钙拮抗药和缓释制剂能产生相对平稳和持久的降压效果，不良反应少。心脏传导阻滞和心力衰竭患者禁用非二氢吡啶类钙拮抗药。不稳定型心绞痛和急性心肌梗死时禁用速效二氢吡啶类钙拮抗药。优先选择使用长效制剂，例如非洛地平（felodipine）缓释片5～10mg，每天1次；硝苯地平（nifedipine）控释片30mg，每天1次；氨氯地平（amlodipine）5～10mg，每天1次；拉西地平（lacidipine）4～6mg，每天1次；维拉帕米（verapamil）缓释片120～240mg，每天1次。对于经济承受能力较低的患者，也可使用硝苯地平缓释片或尼群地平普通片10mg，每天2～3次，虽然疗效可能没有长效制剂好，但降压总比不降好。慎用硝苯地平速效胶囊。常见不良反应为头痛、面红、踝部水肿等。

适应证：可用于各种程度的高血压，尤其在老年人高血压或合并稳定型心绞痛时。

CCB是非常好的抗高血压药物，无论是用于起始治疗，还是作为联合治疗的用药之一。ALLHAT试验证实CCB是很好的降压选择。ACCOMPLISH试验显示，CCB与ACEI联用优于利尿药＋ACEI。ASCOT试验也是如此。这些大型临床试验给治疗提供了依据。特别是对于中国人群，发生脑卒中的风险很高，CCB是非常理想的药物，中国的高血压患者应当尽量早应用CCB。

4）血管紧张素转化酶抑制药（ACEI）：通过扩张动脉降低血压。这些药物口服大多1h内出现降压效应，但可能需要几天甚至几周才能达到最大降压效应。其中卡托普利作用时间最短，需每天2～3次服药，其他大多是新型的 ACEI，如苯那普利（贝那普利）、赖诺普利、雷米普利、福辛普利等，均可每天 1 次服药。对降低高血压患者心力衰竭发生率及病死率、延缓胰岛素依赖型糖尿病患者肾损害的进展，尤其是伴有蛋白尿时特别有效。ACEI 不影响心率和糖、脂代谢，更重要的功能是能保护和逆转靶器官的损害。

主要不良反应为干咳、高钾血症、血管神经性水肿。主要用于高血压合并糖尿病，或者并发心脏功能不全、肾脏损害有蛋白尿的患者。妊娠和肾动脉狭窄、肾衰竭（血肌酐 > 265μmol/L 或 3mg/dl）患者禁用。可以选择使用以下制剂：卡托普利（captopril）12.5 ~ 25mg，每天 2 ~ 3 次；依那普利（enalapril）10 ~ 20mg，每天 1 ~ 2 次；培哚普利（perindopril）4 ~ 8mg，每天 1 次；西拉普利（cilazapril）2.5 ~ 5mg，每天 1 次；苯那普利（benazepril）（贝那普利）10 ~ 20mg，每天 1 次；雷米普利（ramipril）2.5 ~ 5mg，每天 1 次；赖诺普利（lisinopril）20 ~ 40mg，每天 1 次。

适应证：ACEI 能安全有效地降低血压，可用于治疗各级高血压。特别适用于年轻人、心力衰竭患者、服用其他药物出现较多不良反应的患者。

5）血管紧张素 Ⅱ 受体拮抗药（ARB）：ARB 是继 ACEI 之后的对高血压、动脉硬化、心肌肥厚、心力衰竭、糖尿病肾病等具有良好作用的新一类作用于肾素－血管紧张素系统（RAS）的抗高血压药物。作用机制与 ACEI 相似，但更加直接。与 ACEI 比较，它更充分、更具选择性地阻断 RAS，且很少有干咳、血管神经性水肿等不良反应，氯沙坦还可促进血尿酸排出。适用于 ACEI 不能耐受的患者。对糖尿病患者、心力衰竭患者、肾损害患者靶器官有良好的保护作用，可降低心脑突发事件的发生，减低心力衰竭患者的病死率。目前国内应用较多的是氯沙坦、缬沙坦，其次是伊贝沙坦和替米沙坦。例如氯沙坦（losartan）50 ~ 100mg，每日 1 次，缬沙坦（valsartan）80 ~ 160mg，每日 1 次。

适应证：与 ACEI 相同，目前主要用于 ACEI 治疗后发生干咳的患者。特别适用于使用其他降压药物有不良反应的患者，可提高患者的治疗顺应性。

（3）新型的降压药物

1）肾素抑制药（DRI）：肾素抑制剂能有效、高度选择性地作用于 RAS 系统，抑制肾素以减少血管紧张素原转化为血管紧张素 Ⅰ；具有抗交感作用，因而避免了血管扩张后反射性的心动过速；能改善心力衰竭患者的血流动力学；对肾脏的保护作用强于 ACEI 和血管紧张素受体（AT1）拮抗药；预期不良反应小。肽类肾素拮抗药如雷米克林、依那克林属第一代肾素抑制药，但由于其生物利用度低、口服有首剂效应，易为蛋白酶水解等缺点，临床应用价值低。非肽类肾素拮抗药如 A－72517、RO－425892、阿利吉仑等为第二代肾素抑制药，能克服上述缺点，有望成为新型的抗高血压药。

2）其他新型降压药：目前报道有内皮素受体拮抗药、神经肽 Y 抑制药、心钠素及内肽酶抑制药、咪唑林受体兴奋药（如莫索尼定、雷美尼定）、5－羟色胺受体拮抗药（酮色林、乌拉地尔）、K⁺ 通道开放剂、降钙素基因相关肽（CGRP）等。这些新药研究进展迅速，有些已应用于临床，使高血压病防治出现更为广阔的前景，但目前在国内应用这些新药的临床报道还不多。

（四）采取综合防治措施，治疗相关危险因素

1. 调脂治疗 高血压伴有血脂异常可增加心血管病发生危险。血压或非高血压者调脂治疗对预防冠状动脉事件的效果是相似的。一级预防和二级预防分别使脑卒中危险下降15%和30%。我国完成的 CCSPS 研究表明，调脂治疗对中国冠心病的二级预防是有益的。调脂治疗参见新的中国血脂异常防治指南。

2. 抗血小板治疗 对于有心脏事件既往史或心血管高危患者，抗血小板治疗可降低脑卒中和心肌梗死的危险。

对高血压伴缺血性血管病或心血管高危因素者血压控制后可给予小剂量阿司匹林。

3. 血糖控制 高于正常的空腹血糖值或糖化血红蛋白（HbA1c）与心血管危险增高具有相关性。UKPDS 研究提示强化血糖控制与常规血糖控制比较，虽对预防大血管事件不明显，但却明显减低微血管并发症。治疗糖尿病的理想目标是空腹血糖≤6.1mmol/L 或 HbA1c≤6.5%。

4. 微量白蛋白尿 近年来随着对微量白蛋白尿（microalbuminuria，MAU）的不断认识，其临床意义越来越受到重视。肾脏的病变，如微量白蛋白尿的出现，是肾脏血管内皮功能障碍的标志，同时也是

全身其他部位（心脏、脑）血管病变的一个反映窗口。神经体液因素不断作用于心血管疾病高危患者的大、小血管，引发高血压、动脉硬化、冠心病，内皮损伤及炎症反应导致随后发生靶器官损害，产生蛋白尿、心力衰竭等。MAU 已明确作为包括糖尿病（DM）、高血压及其他慢性肾脏疾病（CKD）患者甚至普通人群心血管并发症、肾脏疾病预后及死亡的独立预测因子，K/DOQI 指南已将尿白蛋白的检测列为 CKD 高危人群的筛查指标。RAS 抑制药通过抑制异常激活的神经体液因子、保护内皮来干预危险因素，明显改善了高危患者的预后，体现在肾脏保护作用、减少微量蛋白尿、改善代谢综合征、降低新发糖尿病，以及保护心脏功能、治疗心肌梗死和心力衰竭等方面。

（五）高血压治疗中存在的问题

高血压治疗尽管取得了较快发展，但在治疗效果、治疗策略、治疗药物与方案，以及临床实践方面仍面临许多问题和挑战。

1. 血压水平对高血压患者来说是否代表一切　血压水平对于相关并发症来说，既是一种危险性标志，又是致病危险因素，然而在临床实践中发现，单纯血压水平本身并不是一个敏感和特异的判断预后的指标。心脑血管病从绝对数上更多的常发生在所谓的正常血压者中，血压升高者仅占人群的一部分；更为重要的是血压升高通常不是孤立存在，常伴随一些其他危险因素（如血糖升高、血脂异常等），血压升高增强了其他危险因素的有害作用。不应当孤立地看待高血压。高血压是一个危险因素，而不是一种疾病。危险因素就是一种特征，血压也是一种特征。

2. 血压是否降得越低越好　中国高血压指南明确指出：血压降低阈值应以个体化治疗为原则，依据总体心血管危险水平而定，以患者可耐受，不出现心、脑、肾等脏器灌注不足表现作为降压的底线。

3. 血压是否降得越快越好　快速降压时，无力、疲惫和头晕等不良反应及缺血事件的发生率显著升高，患者的依从性和顺应性也会下降。除非高血压急症患者伴有严重的临床症状，需要在严密监测下采用静脉用药的手段，在可控的条件下把血压比较快地降下来，一般 48h 内 SBP 降低不超过 20mmHg。在绝大多数情况下，平稳和缓慢降压是管理血压的最佳方式。

临床上应采取平稳和缓的高质量降压治疗策略，1～3 个月内达标。合理选择降压药物，强效而平稳地降压会给患者带来更多获益。良好地控制服药后 20～24h 血压，可能带来显著临床获益。

（六）降压治疗中的常见错误概念

1. 很多人认为高血压不治疗不要紧　应该认识到高血压是当前最常见的心血管病。若不进行治疗，任其自然发展，则会明显加快动脉粥样硬化进程。研究表明，收缩压降低 10mmHg，脑卒中的危险就降低 56%，冠心病的危险性下降 37%。因此，必须及时、有效地把血压控制在正常水平。

2. 没有症状就不需要治疗　血压的高度与并发症相关，而与患者自身症状不一定相关。即使没有症状，高血压对患者脏器的损害也是持续存在的。因此，必须及时治疗，且要早期治疗。

3. 很多患者认为可以随意选用降压药物　用药应根据患者病情、血压严重程度、并发症、合并症等进行个体化治疗。高血压急症应选用快速降压药；控制血压应选用长效且效果平稳的降压药，一种药物效果不满意则需就诊，增加剂量或联合用药，有并发症时应选用对相应靶器官有保护作用的药物。

4. 血压降至一定范围就停药，认为不需要再服用药物　应该认识到所有降压药都只在服用期间才有效。如果血压正常就停药，那么血压或早或晚都会恢复到服药前水平。降压药需长期服用。必须选择合适的药物，将血压控制在合适的范围内，才能减少对身体的危害。

5. 血压降得越快越好　高血压是一个长期的缓慢过程，人体对此具有一定的调节能力，可以逐渐适应。所以相当部分患者没有不适的感觉。所以除了高血压急症之外，降压治疗应缓慢进行，不能操之过急。如果超出了调节范围，重要的脏器血流量不能保证，反而会造成头晕、心悸等不适。高血压患者在确诊前有很长时间已经处于高血压状态而患者并不知晓，因此，我们一般希望比较和缓地把他们的血压降至达标，以免发生直立性低血压、血压波动大或者跌倒等其他不良反应。我们认为 1～3 个月内使患者血压达标比较理想。

（王萍萍）

第二节 继发性高血压病

继发性高血压亦称症状性高血压，此种高血压存在明确的病因，高血压为其临床表现之一。继发性高血压在所有高血压患者中约占5%~10%。继发性高血压本身的临床表现和危害性，与原发性高血压甚相似。因此当原发病的其他症状不多或不太明显时，容易被误认为原发性高血压。由于继发性高血压和原发性高血压的治疗方法不尽相同，且有些继发性高血压的病因是可以去除的，因此在临床工作中，两者的鉴别关系到是否能及时正确地进行治疗，很为重要。

一、病因

引起继发性高血压的原因，可有以下各种。

（一）肾脏疾病

肾脏疾病引起的高血压，是继发性高血压中最常见的一种，称为肾性高血压。包括：①肾实质性病变：如急性和慢性肾小球肾炎、慢性肾盂肾炎、妊娠高血压疾病、先天性肾脏病变（多囊肾、马蹄肾、肾发育不全）、肾结核、肾结石、肾肿瘤、继发性肾脏病变（各种结缔组织疾病、糖尿病性肾脏病变、肾淀粉样变、放射性肾炎、创伤和泌尿道阻塞所致的肾脏病变）等。②肾血管病变：如肾动脉和肾静脉狭窄阻塞（先天性畸形、动脉粥样硬化、炎症、血栓、肾蒂扭转）。③肾周围病变：如炎症、脓肿、肿瘤、创伤、出血等。

（二）内分泌疾病

肾上腺皮质疾病，包括皮质醇增多症（库欣综合征）、原发性醛固酮增多症、伴有高血压的肾上腺性变态综合征和肾上腺髓质的嗜铬细胞瘤、肾上腺外的嗜铬细胞肿瘤都能引起继发性高血压。其他内分泌性的继发性高血压包括垂体前叶功能亢进（肢端肥大症）、甲状腺功能亢进或低下、甲状旁腺功能亢进（高血钙）、类癌和绝经期综合征等。内分泌疾病伴有高血压的并不少见。继发性高血压也可由外源性激素所致：雌激素（女性长期口服避孕药）、糖皮质激素、盐皮质激素、拟交感胺和含酪胺的食物和单胺氧化酶抑制剂等。

（三）血管病变

如主动脉缩窄、多发性大动脉炎等。主要引起上肢血压升高。

（四）其他

睡眠呼吸暂停综合征和各种药物引起的高血压等。

二、发病机制和病理

肾性高血压主要发生于肾实质病变和肾动脉病变。前一类肾脏病理解剖的共同特点是肾小球玻璃样变性、间质组织和结缔组织增生、肾小管萎缩和肾细小动脉狭窄：说明肾脏既有实质性损害也有血液供应不足这两种情况同时存在，后者为肾内血管病变所引起。后一类则病变在肾动脉，主要引起肾脏血流灌注的固定性减少。在以上病变造成肾缺血缺氧的情况下，肾脏可以分泌多种增高血压的因子，主要是肾小球旁细胞分泌大量肾素。过多的血管紧张素Ⅱ通过直接收缩血管作用、刺激醛固酮分泌导致水钠潴留和兴奋交感神经系统使血压增高。高血压反过来又可引起肾细小动脉病变，加重肾脏缺血。这样互相影响，使血压持续增高。

皮质醇增多症时的高血压，是下丘脑-垂体分泌ACTH样物质刺激肾上腺皮质增生或肾上腺皮质自身发生肿瘤，使调节糖类和盐类的肾上腺皮质激素分泌增多，导致水钠潴留所致。嗜铬细胞瘤通过释放过量儿茶酚胺引起患者血压阵发性或持续性增高。原发性醛固酮增多症为肾上腺皮质增生或肿瘤所致的醛固酮自主性分泌过多，可导致体内钠和水潴留，进而使有效血容量增加和高血压。

肾上腺性变态综合征的高血压，是 $C_{11\beta}$ 羟化酶失常致 11 去氧皮质醇及 11 去氧皮质酮增多的结果。也可由于 $C_{17\alpha}$ 羟化酶不足而皮质醇及性激素减少，11 去氧皮质酮、皮质酮及醛固酮分泌增多所致。

甲状旁腺功能亢进患者约 1/3 有高血压，此与该病血钙增高引起肾结石、肾钙质沉积、间质性肾炎、慢性肾盂肾炎等肾脏病变有关。血钙增高对血管也有直接的收缩作用。有些患者的高血压在血钙纠正后消失。垂体前叶功能亢进症和糖尿病中，高血压较无此种疾病的人群中多数倍。绝经期综合征的高血压可能与卵巢功能减退，雌激素对大脑皮质、自主神经中枢的调节和对垂体的抑制减弱有关。

先天性主动脉缩窄和多发性大动脉炎，可在主动脉各段造成狭窄，如狭窄发生于主动脉弓的末部至腹主动脉分叉之间，其所引起的体循环血流变化可使下肢血液供应减少而血压降低，大量血液主要进入狭窄部位以上的主动脉弓的分支，因而头部及上肢的血液供应增加而血压升高。由于狭窄部位以下的降主动脉与腹主动脉供血不足，且肾动脉的血液供应也不足，遂使肾脏缺血的因素亦参与了这类疾病高血压的形成。

睡眠呼吸暂停综合征表现为睡眠中上呼吸道反复发生的机械性阻塞，其中至少一半人血压增高，经手术或鼻持续气道正压治疗血压可下降。

许多药物可以引起或加重高血压。免疫抑制剂如环孢素和糖皮质激素可使高达 80% 的接受器官移植者血压升高。非甾体类抗炎药和 COX-2 抑制剂通过其抗肾脏前列腺素的作用使血压增高。高原病伴有的高血压，主要与高原气压及氧分压低致组织缺氧有关。

三、临床表现

继发性高血压的临床表现主要是有关原发病的症状和体征，高血压仅是其中的表现之一。但有时也可由于其他症状和体征不甚显著而使高血压成为主要表现。继发性高血压患者的血压特点可与原发性高血压甚相类似，但又各有自身的特点。如嗜铬细胞瘤患者的血压增高常为阵发性，伴有交感神经兴奋的症状，在发作间期血压可以正常；而主动脉缩窄患者的高血压可仅限于上肢。

四、诊断和鉴别诊断

对下列高血压患者应考虑继发性高血压的可能：①常规病史、体检和实验室检查提示患者有引起高血压的系统性疾病存在。②20 岁之前开始有高血压。③高血压起病突然，或高血压患者原来控制良好的血压突然恶化，难以找到其他原因。④重度或难治性高血压。⑤靶器官损害严重，与高血压不相称，宜进行深入仔细的病史询问，体格检查和必要的实验室检查。

在病史询问中，应特别注意询问各种肾脏病、泌尿道感染和血尿史、肾脏病家族史（多囊肾），有无发作性出汗、头痛与焦虑不安（嗜铬细胞瘤），肌肉无力和抽搐发作（原发性醛固酮增多症）等。体检中注意有无皮质醇增多症的外表体征、有无扪及增大的肾脏（多囊肾）、腹部杂音的听诊（肾血管性高血压），心前区或胸部杂音的听诊（主动脉缩窄或主动脉病），以及股动脉搏动减弱、延迟或胸部杂音，下肢动脉血压降低（主动脉缩窄或主动脉病），神经纤维瘤性皮肤斑（嗜铬细胞瘤）等。靶器官损害的体征包括有无颈动脉杂音，运动或感觉缺失，眼底异常，心尖冲动异常，心律失常，肺部啰音，重力性水肿和外周血管病变的体征。除常规实验室检查外，根据不同的病因选作下列实验室检查项目：血浆肾素、血管紧张素、醛固酮、皮质醇、儿茶酚胺，主动脉和肾血管造影、肾上腺 B 型超声波或 CT、核素检查等。

（一）肾实质性疾病

肾实质性高血压是最常见的继发性高血压，以慢性肾小球肾炎最为常见，其他包括结构性肾病和梗阻性肾病等。应对所有高血压患者初诊时进行尿常规检查以筛查除外肾实质性高血压。体检时双侧上腹部如触及块状物，应疑为多囊肾，并作腹部超声检查。目前超声检查在肾脏的解剖诊断方面几乎已经完全取代了静脉肾盂造影，可以提供有关肾脏大小和形态、皮质厚度，有无泌尿道梗阻和肾脏肿块的所有必要的解剖学资料。功能方面的筛选试验包括尿蛋白、红细胞、白细胞和血肌酐浓度。应当对所有高血压患者进行这些检查。如多次复查结果正常，可以排除肾实质疾病；如有异常，应进一步做详细检查。

（二）肾血管性高血压

肾血管性高血压是继发性高血压的第二位原因，系由一处或多处的肾外动脉狭窄所致。老年人肾动脉狭窄多由动脉粥样硬化所致。在我国，大动脉炎是年轻人肾动脉狭窄的重要原因之一。纤维肌性发育不良症状较少见。突然发生或加重、难治的高血压提示肾动脉狭窄的存在。肾动脉狭窄的表现包括腹部血管杂音、低血钾和肾功能进行性减退。彩色多普勒超声可以发现肾动脉狭窄，尤其是接近血管开口处的病变。并能确定有助于预测介入治疗效果的阻力指数。三维增强磁共振血管造影也有助于肾血管性高血压的诊断。螺旋 CT 诊断肾血管性高血压的敏感性也相似。肾动脉狭窄的确诊性检查是动脉内血管造影。肾静脉肾素比值需要多次侵入性导管检查，操作复杂，敏感性和特异性不高，目前不作为筛选试验推荐。

（三）嗜铬细胞瘤

嗜铬细胞瘤是一种少见的继发性高血压（占所有高血压患者的0.2% ~0.4%），可为遗传性或获得性。嗜铬细胞瘤患者约70%有高血压，为稳定性或阵发性（伴有头痛、出汗、心悸和苍白等症状）。诊断根据血浆或尿中儿茶酚胺或其代谢产物增多。在进行旨在定位肿瘤的功能显像检查之前，应当进行药物试验以获得支持诊断的依据。敏感性最高（97% ~98%）的试验是血浆游离甲氧基肾上腺素的测定加上尿甲氧基肾上腺素片段（fractionated metanephrines）的测定。但由于目前血浆游离甲氧基肾上腺素的测定尚未常规用于诊断，因此尿甲氧基肾上腺素片段和尿儿茶酚胺仍然是首选的诊断试验。很高的测定值则无须进一步检查即可作出诊断；如测定值为中等升高，尽管临床高度怀疑嗜铬细胞瘤，仍有必要用胰高糖素或可乐定作激发或抑制试验；当试验结果为边缘时，许多临床医师愿意直接进入影像学检查。胰高糖素试验必须在患者已经有效地接受 α 受体阻滞剂治疗之后实施，以防注射胰高糖素后发生显著的血压下降。给予可乐定后血浆儿茶酚胺水平显著下降被视为可乐定抑制试验阴性。做出定性诊断后，还需要进行定位诊断。95%位于肾上腺附近，因为常常是体积较大的肿瘤，因此有时可通过超声检查而被发现。CT 和磁共振是最敏感的检查手段（敏感性为98% ~ 100%），但后者的特异性较低（50%）。

（四）皮质醇增多症

高血压在本病十分常见，约占80%。患者典型的体形常提示本病。可靠指标是测定 24h 尿氢化可的松水平，>110nmol（40ng）高度提示本病。确诊可通过 2d 小剂量地塞米松抑制试验（每6h 给予0.5mg，共 8 次）或夜间（夜11 时给予 1mg）地塞米松抑制试验。2d 试验中第二天尿氢化可的松排泄超过 27nmol（10ng）或夜间地塞米松抑制试验中次日 8 时血浆氢化可的松水平超过 140nmol（50ng）提示本病，而结果正常可排除本病。最近也有采用后半夜血清或唾液氢化可的松作为诊断的更简单指标。本症的分型可采用进一步实验室和影像学检查。

（五）原发性醛固酮增多症

血清钾水平的检测是原发性醛固酮增多症的重要筛查试验，但只有少数患者会在本症的早期有低血钾。病因方面，30% 为肾上腺腺瘤（多见于女性），70% 为肾上腺皮质增生，罕见的是肾上腺癌。血压可轻度增高，亦可为显著增高而难以用药物控制。对难治性高血压和不能激发的低血钾患者要考虑原发性醛固酮增多症。进一步证实可通过氟可的松抑制试验（给予激素 4 天不能使血浆醛固酮水平降至阈值以下）以及标准状况下测定的醛固酮和肾素。也可测定醛固酮/肾素比值。但老年人也可有醛固酮增高和肾素降低。而且慢性肾病患者醛固酮/肾素比值也可增高，系因高血钾刺激醛固酮释放所致。一项荟萃分析的结果显示，本症患者醛固酮/肾素比值增高者在不同研究中所占比例的变化很大，从 5.5%到 39%，因此其临床使用价值尚有争议。肾上腺显影（目前常用 CT、磁共振或放射性核素胆固醇标记技术）也有一定的使用价值。

（六）主动脉缩窄

先天性主动脉缩窄或多发性大动脉炎引起的降主动脉和腹主动脉狭窄，都可引起上肢血压增高，多见于青少年。本病的特点常是上肢血压高而下肢血压不高或降低，且上肢血压高于下肢，形成反常的上下肢血压差别（正常平卧位用常规血压计测定时下肢收缩压读数较上肢高 20～40mmHg）。下肢动脉搏动减弱或消失，有冷感和乏力感。在胸背和腰部可听到收缩期血管杂音，在肩胛间区、胸骨旁、腋部和中上腹部，可能有侧支循环动脉的搏动、震颤和杂音。多发性大动脉炎在引起降主动脉或腹主动脉狭窄的同时，还可以引起主动脉弓在头臂动脉分支间的狭窄或一侧上肢动脉的狭窄，这时一侧上肢血压增高，而另一侧血压则降低或测不到，应予注意。影像学检查（超声和放射学检查）可确立诊断。

（七）睡眠呼吸暂停综合征

又称阻塞性睡眠呼吸暂停综合征（OSA），特点是睡眠中上呼吸道吸气相陷闭引起呼吸气流停顿的反复发生，氧饱和度下降。对肥胖者，特别是伴有难治性高血压者应疑及本症的存在。对动态血压监测显示为"非杓型"者，应作呼吸监测。患者的体征包括白天嗜睡、注意力难以集中、睡眠不安、睡眠中呼吸发作性暂停、夜尿、易激惹和性格变化、性功能减退等。一旦怀疑本病，应作进一步检查。呼吸监测是诊断的主要工具。本症可通过兴奋交感神经、氧化应激、炎症和内皮功能障碍等机制对心血管功能和结构产生有害影响。本症可在相当一部分患者中引起血压增高，机制可能是心血管反射性调节机制的损伤和血管内皮功能障碍。

（八）药物诱发的高血压

升高血压的药物有甘草、口服避孕药、类固醇、非甾体抗炎药、可卡因、安非他明、促红细胞生成素和环孢素等。

五、治疗

继发性高血压的治疗，主要是针对其原发病。对原发病不能根治手术或术后血压仍高者，除采用其他针对病因的治疗外，对高血压可按治疗原发性高血压的方法进行降压治疗。

有关肾血管性高血压的治疗，目前认为：①顽固性高血压和肾功能进行性下降是血管重建的指征。②介入治疗已较手术血管重建更多选用。③对肌纤维发育不良者，选用单纯血管成形术成功率高、血压控制好，而对动脉粥样硬化性病变，再狭窄发生率较高，需加放置支架。④介入治疗的效果优于药物治疗，但药物治疗仍然十分重要。如果肾功能正常、血压得到控制、肾动脉狭窄不严重，或高血压病程较长，则首选药物治疗。由于动脉粥样硬化病变有进展的高度危险，仍然需要强化生活方式的改变、小剂量阿司匹林、他汀类药物和多种降压药治疗。降压药宜选用噻嗪类利尿剂和钙拮抗剂，如无双侧肾动脉狭窄，尚可加用肾素－血管紧张素抑制剂。主要危险是狭窄后部位血流灌注显著减少导致的肾功能急性恶化和血清肌酐增高，常见于给予肾素－血管紧张素抑制剂后，但血清肌酐的变化可在撤药后恢复正常。

嗜铬细胞瘤的治疗是切除肿瘤。手术前，患者必须充分准备，包括给予 α 受体阻滞剂和 β 受体阻滞剂（前者足量给药后），然后给予手术切除，常用腹腔镜指导，此前给予足量补液，以免容量不足。

对原发性醛固酮增多症，通过腹腔镜切除腺瘤，术前给予醛固酮拮抗剂（如螺内酯或依普利酮）。对肾上腺增生，给予醛固酮拮抗剂治疗。

主动脉缩窄患者在手术修复或安置支架后，高血压可仍然存在，患者可能需要继续服用降压药。

睡眠呼吸暂停综合征合并高血压的治疗，包括肥胖者减轻体重，以及使用正压呼吸装置。

（王萍萍）

第三节 难治性高血压病

一、正确理解难治性高血压的含义

难治性高血压（resistant hypertension）又称为顽固性高血压。其定义为：在改善生活方式的基础上，使用足够剂量且合理的 3 种降压药物（包括利尿剂）后，血压仍在目标水平以上，或至少需要 4

种药物才能使血压达标（一般人群 <140/90mmHg，糖尿病、冠心病和慢性肾病患者 <130/80mmHg）。难治性高血压占高血压患者的 15%～20%，由于血压难控，对靶器官的损伤更为严重，预后更差。收缩压持续升高是难治性高血压的主要表现形式。

难治性高血压并非是所有未控制达标的高血压。主要原因包括：①生活方式改善不良；②患者依从性差，未合理规律用药；③部分患者可能为继发性高血压，而尚未明确诊断；④新近诊断的原发性高血压患者，降压药物需要合理调整；⑤短暂的血压增高，尤其是在急性呼吸道感染、突然失眠、寒冷等应激情况下。

二、假性难治性高血压的常见原因

（1）医患相关因素：①血压测量技术问题：包括使用有测量误差的电子血压计、测压方法不当，如测量姿势不正确、上臂较粗而未使用较大袖带。②"白大衣"效应：表现为诊室血压高而诊室外血压正常（动态血压或家庭自测血压正常），发生率在普通人群和难治性高血压人群类似，可高达 20%～30%，老年人似乎更常见。③假性高血压：是指间接测压法测得的血压读数明显高于经动脉真正测得的血压读数。发生机制是由于周围动脉硬化，袖带气囊不易阻断僵硬的动脉血流。尽管血压较高，但并无靶器官损害，多见于有明显动脉硬化的老年人和大动脉炎的患者。④患者依从性差：如服药怕麻烦，担心药物的不良反应；忧虑用"好药"，后将来无药可用；经济上不能承受，听信不正确的舆论等。部分为发生药物不良反应而停药。⑤生活方式改善不良：包括食盐过多、饮酒、吸烟、缺乏运动、低纤维素饮食等。摄盐过多可抵消降压药物的作用，对盐敏感性高血压更为明显。睡眠质量差造成血压升高，并且难于控制，临床上比较常见。长期大量饮酒者高血压发生率升高 12%～14%，而戒酒可使 24 小时收缩压降低 7.2mmHg，舒张压降低 6.6mmHg，高血压的比例由 42% 降至 12%。⑥肥胖与糖尿病：由于胰岛素抵抗、血管内皮功能紊乱、肾脏损害、药物敏感性低等原因，更易发生难治性高血压。有研究显示，糖尿病合并高血压病患者平均需要 2.8～4.2 种抗高血压药物才能有效降低血压。⑦高龄：单纯收缩性高血压比较常见，并随年龄增长而增多，更难降压。⑧精神心理因素：伴有慢性疼痛、失眠、焦虑、忧郁等。

（2）药物因素：①降压药物剂量不足或联合用药不合理；②非固醇类抗炎药可使收缩压平均增高 5mmHg，可以削弱利尿剂、ACEI、ARB 和 β 受体阻滞剂的降压作用，对大部分患者影响较小，但对老年、糖尿病、慢性肾病患者影响较大；③可卡因、安非他命及其他成瘾药物的使用；④拟交感神经药；⑤口服避孕药；⑥皮质类固醇激素类；⑦环孢素和他克莫司；⑧促红细胞生成素；⑨某些助消化药、通便药、通鼻用的交感神经兴奋剂和有激素样作用的甘草酸二铵等；⑩部分中草药如人参、麻黄、甘草、苦橙等。

（3）其他因素：急性呼吸道感染常使血压显著升高或使高血压难以控制，可持续 1 周。环境和季节因素也显著影响血压水平，如寒冷环境血压上升幅度较大，且相对难以控制，平时所用药物不足以控制其血压，或者难以使血压达到目标水平。

三、难治性高血压的继发原因

继发性高血压是难治性高血压的常见原因。继发性高血压主要包括高血压遗传性疾病、阻塞性睡眠–呼吸暂停综合征、肾实质疾病、肾血管性高血压、原发性醛固酮增多症、嗜铬细胞瘤、慢性类固醇治疗和库欣综合征、甲状腺和甲状旁腺疾病、主动脉缩窄、颅内肿瘤等。继发性高血压的流行病学和发生率目前尚无系统的研究资料。根据 Strauch 等对 402 例高血压住院患者的研究显示，继发性高血压占全部高血压患者的 31%，其中原发性醛固酮增多症占 19%，肾血管性高血压和嗜铬细胞瘤分别占 4% 和 5%，皮质醇增多症和肾性高血压分别为 2% 和 1%。

（1）高血压遗传学：11β–羟化酶缺乏、17β–羟化酶缺乏、Liddle 综合征（肾小管上皮细胞钠离子通道基因功能增强型突变）、糖皮质激素可治性高血压、肾单位上皮细胞 11β–羟类固醇脱氢酶缺乏所致的盐皮质样激素中间体过剩等均为单基因遗传的高血压，而且血压较难控制。近来认定的 WNK 激酶（丝氨酸－苏氨酸蛋白激酶家族成员）是有多种生理功能的蛋白，包括细胞信号、细胞生成、增生和胚胎发育，其中对离子通道有重要的调节作用。其基因突变即可导致遗传性高血压和高血钾综合征，即假性醛固酮减低症Ⅱ型。

（2）阻塞性睡眠－呼吸暂停综合征（OSAS）：约50%的高血压患者合并OSAS，男性多于女性。然而OSAS与高血压明显相关，在药物难以控制的高血压病患者中常见，美国将其列为继发性高血压的首位原因。OSAS的低氧状态导致的交感神经激活及压力反射敏感性下降，引起血压调节功能障碍，可能是造成高血压难治的主要机制。不适当的睡眠姿势、急性上呼吸道感染、饮酒和吸烟可加重病情，与喉部炎症、充血和水肿有关。诊断依靠详细询问病史和夜间呼吸睡眠监测。

（3）原发性醛固酮增多症：在难治性高血压患者中的患病率>10%，在继发性高血压中最为常见。常见原因是肾上腺腺瘤或增生，少见原因为遗传缺陷。大部分原发性醛固酮增多症并无低钾血症和尿钾增多的表现，血钾多在正常范围的低值。临床上不能以自发性低钾血症作为筛查和诊断的必要条件。肾上腺无创影像学检查对单侧肾上腺单个腺瘤的诊断价值较高，而对双侧肾上腺多个结节的准确性欠佳，需要行选择性肾上腺静脉血激素测定予以明确。

（4）肾血管性高血压：包括先天性纤维肌性发育不良、大动脉炎及肾动脉粥样硬化。前两者在年轻人（尤其是年轻女性）中多见，而后者在年龄>50岁的患者中多见，尤其是合并糖尿病、冠心病或周围动脉粥样硬化者。对于粥样硬化性肾动脉狭窄，介入治疗仍能获得较好的血压控制和肾脏功能的改善，但尚需大规模的临床研究加以证实。

（5）肾实质疾病：慢性肾脏疾病既是高血压难治的原因，也是难治性高血压或高血压长期未能有效控制的并发症。慢性肾脏病的患者绝大多数伴有高血压，通常需要抗高血压治疗且多需联合用药，需要使用3种以上降压药物者占70%。

（6）库欣综合征：70%～90%的库欣综合征患者有高血压，其中17%为严重高血压。其主要机制为过多的糖皮质激素非选择性地刺激盐皮质激素受体，导致水钠重吸收增多、排钾增多和碱中毒，同时肥胖、睡眠－呼吸暂停也参与高血压的形成。其最有效的降压药物是醛固酮受体拮抗剂如螺内酯，必要时联用其他降压药物。

（7）嗜铬细胞瘤：患病率低却难治。95%的患者有高血压，其中50%有持续性高血压。有研究表明，患者从发病到最后确诊平均需要3年以上时间。通过尸检发现，约为55%患者被漏诊。确诊需要实验室检查（定性诊断）和影像学检查（定位诊断）。

（8）主动脉缩窄：属于先天性畸形，特点为上肢血压增高而下肢血压降低，甚至完全测不出，并且不能触及下肢的动脉搏动。发病率虽低，但应考虑到发病的可能。

四、难治性高血压的临床评估

（1）翔实的病史资料：详细了解高血压的时间、严重程度、进展情况及影响因素；以往治疗用药及其疗效和不良反应，现在用药情况；询问继发性高血压的可能线索，以及睡眠情况、打鼾和睡眠呼吸暂停情况；了解有无动脉粥样硬化或冠心病；注意有无近期呼吸道感染史。

（2）评估患者的依从性：患者对于药物治疗的依从性直接关系治疗效果，一般可根据患者服药史获得。但是，对于依从性差的患者必须讲究询问技巧，如询问时不要直截了当或带有责备口气，应该从用药的不良反应、药物的价格及其承受能力、用药的方便程度着手。

（3）体格检查：要获得准确的血压信息，必须规范血压测量。测量血压时应在合适的温度和环境下安静休息>5分钟，在正确舒适的体位和姿势下测量。袖带应覆盖上臂长度2/3，同时气囊覆盖上臂周长的2/3以上。每一侧至少测量2次，2次之间至少间隔1分钟；当2次血压读数差<5mmHg时方可认为测量读数准确，取其较低的数值为血压测量值。两臂血压不等时，应采用较高一侧的血压读数。注意测量四肢血压（下肢血压只取收缩压），有助于排除主动脉缩窄以及其他大动脉疾病。仔细检查颈区、锁骨下动脉区、肾区和股动脉区有无血管杂音，有助于诊断大血管疾病、肾动脉狭窄；肾区未闻及血管杂音不能排除肾动脉狭窄；胸骨左缘上部的杂音应当考虑到主动脉缩窄的可能。患者有皮肤紫纹、

面颊部发红并且呈中心性肥胖，可能是库欣综合征。

（4）诊所外血压监测：动态血压有利于排除"白大衣"效应，并能观察血压变化的规律（包括夜间高血压）以及对药物治疗的反应等。鼓励家庭血压监测，对识别"白大衣"效应、评价血压和判定预后也具有重要价值。

五、难治性高血压的实验室及影像学检查

（1）实验室检查：①尿常规：结合病史可以帮助认定或排除肾实质性疾病，如肾炎和肾功能受损；②血液生化：包括血肌酐和血浆钾、钠、镁浓度以及血糖、血脂水平；③检查清晨卧位和立位血浆血管紧张素、醛固酮、血浆肾素水平，并计算血浆醛固酮/血浆肾素活性比值，以便诊断或排除原发性醛固酮增多症；④必要时检测血浆和尿液儿茶酚胺代谢产物水平，以排除嗜铬细胞瘤；⑤当高度怀疑库欣综合征时检查血浆皮质醇水平，并做地塞米松抑制试验；⑥肾脏超声检查：能提供肾脏大小和结构信息，有助于某些病因的诊断；⑦24小时尿液（乙酸防腐）检查：用于分析尿钠钾排泄、尿醛固酮排泄和计算内生肌酐清除率（必要时）。

（2）影像学检查：多排CT血管影像学检查能提供清晰可靠、接近选择性血管造影质量的图像。对于可疑肾动脉狭窄患者，如青少年高血压、女性疑为纤维肌性发育不良、老年人及粥样硬化性肾动脉狭窄的患者应进行CT肾动脉造影。对于非可疑肾动脉狭窄患者，不应该常规进行肾动脉造影检查。其他部位的CT动脉造影也有助于明确血管狭窄或结构异常的诊断。超声和MRI检查，对于肾动脉狭窄诊断敏感性差，不能作为排除诊断的依据。

六、难治性高血压的诊断思路

对于难治性高血压患者的诊断，首先是要符合其诊断标准，其次是找出引起难治性高血压的病因，这也是诊断难治性高血压的重要环节。

（1）筛查程序：是否为假性难治性高血压→患者服用降压药物是否规律→降压药物选择和使用是否合理→有无联用拮抗降压的药物→治疗性生活方式改变有无不良或失败→是否合并使血压增高的器质性疾病（肥胖症、糖尿病等）→有无慢性疼痛和精神心理疾病→启动继发性高血压的筛查。可简化为：识别假性高血压→分析药物原因→注意生活方式不良→重视合并的疾病（肥胖症、糖尿病等）→排除继发性高血压。

（2）确定诊断：经过明确的筛查程序后，如诊室血压>140/90mmHg或糖尿病和慢性肾脏病患者血压>130/80mmHg，且患者已经使用了包括利尿剂在内的3种足量降压药物血压难以达标，或需要4种或以上的降压药物才能使血压达标，方可诊断为难治性高血压。

（3）专家诊治：已知和可疑的难治性高血压，需要就诊于相关专家门诊；对于治疗6个月血压仍未控制或仍不见好转者，也需要就诊高血压专家门诊，以进一步诊断和治疗。

七、难治性高血压的治疗原则及方法

（1）治疗原则：①由心血管医师诊治，最好由高血压专科诊治；②多与患者沟通，提高用药的依从性；③强化治疗性生活方式，如减轻体重、严格限盐、控制饮酒；④合理选用联合降压药物治疗方案；⑤降压失败后，在严密观察下停用现有药物，重启新的联合用药方案。原则是，专科诊治有利于寻找难治性高血压原因，有利于制订合理的治疗方案。

（2）药物选用原则：抗高血压药物剂量不足和组合不当是所谓高血压难治的最常见原因。对于血压控制不良的患者，首先停用干扰血压的药物，对其所用的≥3种抗高血压药物，根据其血压的基本病理生理、药理学原则和临床经验进行调整或加强。基本原则为能够阻断导致血压增高的所有病因，联合药物的作用机制及协同作用，抵消不良反应。

（3）药物治疗：降压药物首先选用ACEI或ARB+钙离子拮抗剂+噻嗪类利尿剂、扩张血管药+减慢心率药+利尿剂的降压方案。如果效果不理想，增加原有药物的剂量尤其是利尿剂剂量。血压仍不达

标时，可再加用另一种降压药物如螺内酯、β受体阻滞剂、α受体阻滞剂或交感神经抑制剂（可乐定）。

1）利尿剂：难治性高血压患者血浆及尿醛固酮的水平均较高，而且即使无慢性肾病，心房利钠肽及脑利钠肽的水平也较高。利尿剂是控制难治性高血压有效而稳定的药物，特别是对于盐敏感性高血压。当血压难以控制时，可适当增大剂量。通常选用噻嗪类利尿剂，当有明显肾功能不全时使用襻利尿剂如呋塞米或托拉塞米。因呋塞米是短效制剂，需要每日给药2~3次，否则间歇性尿钠排泄反而会激活RAS引起水、钠潴留。如果利尿剂加量后效果仍不佳，可联合醛固酮受体拮抗剂。2011年应用螺内酯治疗难治性高血压的随机对照临床试验（ASPIRANT）结果表明，小剂量的醛固酮受体拮抗剂螺内酯（25mg/d）能有效降低难治性高血压患者的收缩压，特别是肾素和血钾水平较低者降压效果更好。对于肥胖或睡眠-呼吸暂停的难治性高血压患者也可加用醛固酮受体拮抗剂（如螺内酯20mg/d）。有研究显示，调整利尿剂（增加一种利尿剂、增大利尿剂的剂量或根据肾功能水平更换利尿剂）可使60%以上的难治性高血压患者血压达标。值得提醒的是，利尿剂的降压效果在用药2周后较显著，而在用药2个月后才能达到比较理想的效果。

2）ACEI或ARB：抑制RAS系统，兼有明显的心脏和肾脏保护作用，在难治性高血压中是重要的联合治疗药物之一，尤其适用于糖尿病、肥胖症、胰岛素抵抗或睡眠-呼吸暂停者。但是目前国内所用剂量普遍较小，应当适当增大剂量以加强降压效果。

3）钙离子拮抗剂：常为难治性高血压患者联合用药的选择。钙离子拮抗剂的种类和品种不同，药理作用特点有较大差异，应该根据临床情况具体选择，建议选择缓释或长效制剂。硝苯地平作用强，但半衰期短，应该使用控释型或缓释片剂。尼卡地平作用强，目前尚无缓释型，仅在病情需要时使用。氨氯地平是长半衰期药物，作用温和，可安全使用。对于某些血压难控的患者，可采用二氢吡啶类与非二氢吡啶类联用，如硝苯地平联合地尔硫䓬。

4）β受体阻滞剂：阻滞外周交感神经活性，降低中枢交感神经活性，减少肾素释放，并具有镇静和抗焦虑作用。在难治性高血压患者中，β受体阻滞剂常作为血压难控时的联合用药，尤其对舒张压较高、脉压较小、心率较快和有焦虑或失眠的患者效果更好。兼有α受体阻滞作用的β受体阻滞剂如卡维地洛，在降压方面也有较好的效果。

5）α受体阻滞剂或交感神经抑制剂：在难治性高血压常用联合药物不能控制时也可选用。外周α受体阻滞剂的耐受性良好，如果选用的β受体阻滞剂不兼有α受体阻滞作用，可加用外周α受体阻滞剂。中枢性α受体阻滞剂虽可选用，但不良反应较多，耐受性差。

6）肾素抑制剂：临床试验证实降压有效，但作为难治性高血压中的联合用药，尚缺乏确切的临床证据。有研究证实，肾素抑制剂与ACEI或ARB联用，不良事件并不减少反而增多。

（4）颈动脉压力感受器刺激术：颈动脉压力反射是调控血压的重要因素。正常生理状态下，颈动脉压力感受器感知动脉内的压力变化，通过调节交感神经张力而反射性调节血压水平，颈动脉压力升高时反射性减弱交感神经张力，颈动脉压力降低时增强交感神经活性，从而维持血压的基本稳定。

早期研究报道，颈动脉压力感受器刺激所致的血压下降伴随着血浆儿茶酚胺水平的下降，并通过肌肉交感神经活性测定及心率变异性分析，证实交感神经张力变化介导了血压的调节过程。临床随访证实，大部分接受颈动脉压力感受器刺激的患者，血压迅速并且持久地下降，最长的随访达12年。但由于该疗法不良反应较多，设备方面也有较多的技术问题难以解决等原因，限制了该疗法的临床应用。近年来研制出新型置入式Rheos脉冲发生器，体积小而且更为可靠，使此项技术重新得到重视。一项多中心临床研究纳入55例难治性高血压的患者，基线时服用5种抗高血压药物，平均血压为179/105mmHg。采用Rheos脉冲发生器刺激颈动脉压力感受器，3个月后血压下降21/12mmHg，其中17名患者随访2年，其血压平均降低33/22mmHg，并且验证了该装置性能良好，对颈动脉压力感受器刺激不会造成颈动脉损伤、重构和狭窄。

（5）肾交感神经消融术

1）病理基础：20世纪50—60年代，在临床尚无药物治疗高血压的情况下，外科医师尝试切除内脏交感神经治疗严重高血压，如通过切除交感神经节，包括胸、腹、盆腔交感神经节，虽然降压效果良好，但手术创伤大，致残、致死率均较高，同时伴有长期并发症，如严重的体位性低血压及肠道、膀胱、勃起功能障碍。降压药物问世后，该治疗方法逐渐被淘汰，并一度认为交感神经系统在难治性高血压发生与维持中的作用是非常有限的。随着经皮导管消融技术的迅速发展，经导管肾脏交感神经射频消融术（renal sympathetic nerve radiofrequency ablation，RSNA）治疗难治性高血压初步开展，并显示出良好的效果。

A. 肾交感神经在调控血压方面具有重要的作用：交感神经系统释放儿茶酚胺类物质（去甲肾上腺素、肾上腺素、多巴胺），通过作用于 β_1 受体以调控心排血量及肾素释放，作用于 α_1 受体以调控全身及肾血管收缩，作用于 β_2 受体以调节肾血管舒张，同时激活 RAAS，综合作用是对血压和肾功能的调控。在正常人群中，通过短效（调节血管收缩、血管阻力及心率）和长效（调节肾素释放及肾小管水、钠吸收）两种机制维持血压的稳定。

B. 肾交感神经分为传出纤维和传入纤维：其中传出纤维过度激活产生和分泌过多的儿茶酚胺，综合效应是心率增快、心排血量增多、血管收缩和水钠潴留，引发高血压；而传入纤维过度激活，可以引起中枢神经系统兴奋，导致全身交感神经活性增强，血压进一步升高等。肾交感神经纤维进出肾脏的绝大部分经过肾动脉主干外膜，对于经导管选择性地消融肾交感神经纤维具备了解剖学的基础。通过经导管透过肾动脉的内、中膜损坏外膜的肾交感神经纤维，以达到降低交感神经冲动传出与传入的目的。

2）研究证据

A. 动物实验：一系列的动物实验表明，肾交感神经活性增强在高血压病中起到了重要作用，首先对肾病晚期动物进行交感神经活性测定表明，交感神经活性增加，而双侧肾切除后交感神经活性并无明显变化。对预先使肾脏缺血受损的动物可观察到持续数周的血压升高，给予肾交感神经切除或交感神经阻滞剂，其肾静脉去甲肾上腺素水平明显下降。在肾交感神经切除术后，长期接受血管紧张素Ⅱ滴注的大鼠血压仍能维持正常水平。

B. 临床证据：2009 年 Krum 等最早报道 RSNA 治疗难治性高血压的研究结果。该研究在澳大利亚和欧洲 5 个中心治疗了 45 例难治性高血压患者，结果显示诊室血压在 1、3、6、9 及 12 个月较治疗前分别降低了 14/10、21/10、22/11、24/11、27/17mmHg，对其中 10 例患者测定肾脏去甲肾上腺素分泌率，结果显示减少 47%。表明 RSNA 能够在一定程度上降低肾脏局部的交感神经活性。随后，该研究组进一步扩大样本量至 153 例，并进行 2 年随访，结果显示患者在 1、3、6、12、18 和 24 个月时，诊室血压分别降低了 20/10、24/11、25/11、23/11、26/14 和 32/14mmHg，92% 的患者术后收缩压降低≥10mmHg。2010 年 Symplicity HTN – 2（renal sympathetic denervation in patients with treatment – resistant hypertension）研究是一项多中心、前瞻性、随机对照的临床试验，共纳入 24 个中心的 106 例难治性高血压患者，RSNA 组在术后仍坚持多种降压药物的联合治疗，对照组仅给予多药联合治疗（药物剂量配伍经优化处理）。随访 6 个月，主要终点诊室血压在 RSNA 组从基线的 178/96mmHg 降低了 32/12mmHg，而对照组诊室血压从基线水平 178/97mmHg 升高了 1/0mmHg，两组患者在用药后 1 个月开始出现降压疗效的差异，并持续于整个研究中。24 小时动态血压监测显示也具有显著差异，但差异程度较诊室血压明显缩小。RSNA 组血压降低 11/7mmHg，对照组降低 3/1mmHg，6 个月时 RSNA 组诊室血压改善的比例明显高于对照组。另有研究表明，术后 3 个月除血压显著降低外，2 分钟血压也较基线明显降低，静息心率较术前有所下降，运动后最大心率和心率的增加与术前无明显差异。小样本的研究和个案报道显示，RSNA 对胰岛素抵抗、呼吸 – 睡眠暂停综合征、室性心律失常、终末期肾病等存在交感神经过度激活的疾病也有益，并且发现这种作用不依赖于血压的降低。

3）肾交感神经消融术的相关问题

A. 安全性：目前的研究表明具有良好的安全性，主要是极少数者发生与导管操作相关的并发症，如股动脉假性动脉瘤、血肿和肾动脉夹层。RSNA 射频能量传递中主要不良反应为术中、术后短暂明显的腹部疼痛，系射频能量损伤肾动脉外膜所致，使用镇静或镇痛剂，如吗啡、芬太尼、咪达唑仑等可以缓解。少部分患者射频过程中有一过性心动过缓伴血压下降，可能系疼痛诱发迷走神经反射所致，可使用阿托品治疗。目前的研究，未在随访期间发现肾动脉狭窄、动脉瘤和动脉夹层，随访 1 年估测肾小球滤过率在术前和术后无明显差异。

B. 主要问题：目前尚无规范的准入制度和操作规范，无客观的疗效评估标准，无专用经皮肾交感神经消融导管，远期疗效和安全性也有待于大规模临床试验的评估，有潜在风险，并且价格高昂，风险和效益需要再评估等。

（王萍萍）

第四节 高血压急症

一、高血压急症和亚急症的定义

高血压急症定义为以下几个方面。①高血压危象：广义高血压危象，是指高血压急症与亚急症，狭义的高血压危象，是指高血压急症；②急进型高血压：血压持续显著升高，短期内造成心、脑、肾等靶器官功能的严重损害；③恶性高血压：与急进型高血压有相似的含义，还含有难治性的意义。目前国内外均不建议采用高血压危象、急进型高血压和恶性高血压的术语，主张应用高血压急症和亚急症的概念。

高血压急症是指原发性或继发性高血压患者，在某些诱因作用下，血压突然和显著升高（>180/120mmHg），同时伴有进行性心、脑、肾等重要靶器官功能不全的表现。美国高血压预防、检测、评价和治疗全国联合委员会第七次报告（JNC7）对高血压急症与亚急症的定义比较简明：高血压急症是指血压急性快速和显著升高，同时伴有靶器官的急性损害；高血压亚急症是指血压显著升高，但不伴有靶器官的急性损害。

二、高血压急症和亚急症的诊断

（1）高血压急症范围：在血压升高特别是显著升高的基础上，发生高血压脑病、颅内出血（脑出血、蛛网膜下隙出血）、脑梗死、急性心力衰竭、肺水肿、急性冠状动脉综合征、主动脉夹层、子痫等。鉴别高血压急症与亚急症的标准不是血压升高的程度，而是有无新近发生的急性进行性靶器官损害。急性靶器官损害是诊断高血压急症的首要条件。

（2）血压状况：①高血压急症的发生不取决于高血压的类型，其可发生于原发性高血压患者，而继发性高血压也不少见，如妊娠高血压、急性肾小球肾炎、嗜铬细胞瘤等。②既往有无高血压病史不是高血压急症诊断的必要条件，部分高血压急症既往并无高血压病史，新近才发现血压显著升高。③血压水平的高低与急性靶器官的损害程度并非成正比。多数高血压急症的血压水平显著升高，但少数并未显著升高，如并发于妊娠期或某些急性肾小球肾炎的患者，血压未及时控制在合理范围内，会对脏器功能产生严重影响，甚至危及生命。并发急性肺水肿、主动脉夹层动脉瘤、心肌梗死者，即使血压为中度升高，也应视为高血压急症。高血压亚急症虽有血压显著升高引起的症状，如头痛、头晕、心悸、胸闷、无力、鼻出血和烦躁不安等，但无急性靶器官损害或慢性靶器官损害的急性加重。

（3）靶器官损害：确立高血压急症，血压升高是基础因素，重要靶器官的急性损害是必要条件。多数患者患有慢性靶器官的损害，应当根据临床表现、实验室及其辅助检查，评价是否出现高血压基础上急性靶器官损害，这对治疗很有价值。对于高血压伴发高血压脑病、急性脑卒中、急性冠状动脉综合征、主动脉夹层、子痫等，临床诊断并不困难。然而，对于慢性心力衰竭急性失代偿、慢性肾功能不全急性加重的患者，究竟属于高血压急症还是亚急症，需要进行鉴别。急性左心衰竭多发生于慢性心力衰竭基础上，除血压升高外，感染、快速心律失常、容量负荷过重、过度体力活动、妊娠等多种诱发因素，均可使心力衰竭由慢性转为急性，特别是其早期常表现为血压显著升高，给诊断造成困难。在诊断时应当排除高血压以外的诱发因素引起。如肾功能的急性损害加重高血压，特别是在高血压并发慢性肾功能不全时，诊断是否属于高血压急症颇为困难。对于此类患者，应当密切监测血压水平和肾功能损害的实验室指标，分析与判定两者的关系。

三、高血压急症病因与发病机制

（1）病因：在高血压急症中，原发性高血压患者占 40% ~ 70%，继发性高血压占 25% ~ 55%。高血压急症的继发性原因包括：①肾实质病变：约占继发性高血压的 80%，常见于急慢性肾小球肾炎、慢性肾盂肾炎、间质性肾炎；②累及肾脏的系统性疾病：如系统性红斑狼疮、硬皮病、血管炎等；③肾血管病：如结节性多动脉炎、肾动脉粥样硬化等；④内分泌疾病：如嗜铬细胞瘤、库欣综合征、原发性醛固酮增多症；⑤药物和毒物：如可卡因、苯异丙胺、环孢素、苯环立定等；⑥主动脉狭窄；⑦子痫和先兆子痫。

（2）发病机制：不同病因其高血压的发病机制有所不同。

1）交感神经和 RAS 过度激活：各种应激因素（严重精神创伤、情绪过于激动等）→交感神经活性亢进→缩血管物质显著增多（儿茶酚胺类 + 肾素 – 血管紧张素）→血压急剧升高。

2）局部或全身小动脉痉挛：脑动脉主动痉挛继之被动扩张，可导致高血压脑病；冠状动脉痉挛引起缺血、损伤甚至坏死，可发生急性冠状动脉综合征；肾动脉痉挛引起肾缺血和肾内压力增高，可出现急性肾功能不全；视网膜动脉痉挛引起视网膜内层组织变性坏死，可发生视网膜出血、渗出和视盘水肿；全身小动脉痉挛通过多种病理机制引起组织器官损伤。

3）脑动脉粥样硬化：在脑血管压力、血流改变及痉挛状态下，粥样硬化斑块不稳定，并且微血管瘤形成后易破裂，最终可导致脑卒中。

4）其他机制：神经反射异常（神经源性高血压急症）、内分泌异常、心血管受体功能异常（降压药物骤停）、细胞膜离子转移功能异常（如烧伤后高血压急症）均在不同的高血压急症中发挥重要作用；内源性生物活性肽、血浆敏感因子（如甲状旁腺高血压因子、红细胞高血压因子）、胰岛素抵抗、一氧化氮合成或释放不足、原癌基因表达增多以及遗传性升压因子等，可能起到一定作用。

四、高血压急症的临床特征与处理原则

（1）临床特征：①血压水平：常 > 210 ~ 220/130 ~ 140mmHg；②眼底检查：动脉变细、出血、渗出、视盘水肿；③神经系统：头痛、视觉异常、精神错乱、意识障碍、局灶性感觉缺失；④心肺检查：心尖冲动增强、心脏扩大、心力衰竭、肺部湿性啰音、肺水肿；⑤肾脏改变：少尿、蛋白尿、肌酐清除率下降、氮质血症；⑥胃肠道症状：恶心、呕吐。

（2）尽快明确诊断：当怀疑高血压急症时，应进行详尽的病史采集、体格检查和实验室检查，评价靶器官功能是否受累及受累的程度，以尽快明确是否为高血压急症。

（3）处理的基本原则：①高血压急症的患者应进入急诊抢救室或加强监护室，持续监测血压；②尽快应用适合的降压药物；③酌情使用有效的镇静剂以消除患者的紧张心理、焦虑与恐惧；④针对不同靶器官的损害给予相应的处理。

（4）实施分段渐进降压：是高血压急症的首要治疗措施。在起始降压阶段，降压的目标不是使血压降至正常，而是渐进地将血压调控至合理水平，最大限度地减轻心、脑、肾等靶器官的损害。在治疗前要明确用药种类、用药途径、血压目标水平和降压速度等。在临床应用时需考虑药物的药理学、药代动力学作用，对心排血量、全身血管阻力和靶器官的灌注等血流动力学的影响，以及可能发生的不良反应。在严密监测血压、尿量和生命体征的情况下，应视不同的临床情况使用短效静脉降压药物。降压过程中要严密观察靶器官功能状况，如神经系统症状和体征的变化、胸痛是否加重等。由于患者已存在靶器官的损害，过快或过度降压容易导致组织灌注压降低，诱发缺血事件。在处理高血压急症的同时，要根据患者靶器官疾病进行相应处理，争取最大限度地保护靶器官，并针对既往的基础危险因素进行治疗。无论血压正常者还是高血压患者，脑血管的自动调节机制下限约比静息时的平均动脉压低 25%。初始阶段（数分钟至 1 小时）血压控制的目标为平均动脉压的降低幅度不超过治疗前水平的 25%。随后的 2 ~ 6 小时将血压降至安全范围，一般为 160/100mmHg 左右。如果可耐受这样的水平，临床情况稳定，此后 24 ~ 48 小时逐步将血压降至正常水平。在治疗的过程中，要充分考虑患者的年龄、病程、血

压升高的程度、靶器官的损害和合并的临床情况，因人而异制订具体方案。

五、静脉降压药物的临床特点与用法

（1）硝普钠（sodium nitroprusside）：为动脉和静脉扩张剂，适用于大多数高血压急症。因硝普钠通过血-脑屏障使颅内压进一步升高，对于存在颅内高压（高血压脑病、脑出血、蛛网膜下隙出血、大面积脑梗死）的患者慎用；硝普钠在红细胞内与疏基结合后分解为氰化物和一氧化氮，而氰化物经过肝脏代谢为硫氰酸盐，并全部经肾脏排出，对于肾功能不全、严重肝功能障碍患者禁用。因硫氰酸盐可抑制甲状腺对碘的吸收，不宜用于甲状腺功能减退症的患者。用法为 0.25μg/（kg·min）静脉滴注，立即起效，作用持续 1~2 分钟；从最小剂量开始静脉滴注，根据血压水平每 5~10 分钟调整滴速，每次增加 5μg/min，增量后注意监测血压。因硫氰酸盐从体内完全排出需要 3 天以上，容易导致蓄积，因此用药一般 <48~72 小时。给药时注意避光。主要不良反应为恶心、呕吐、肌肉颤动、出汗、低血压、氰化物或硫氰酸盐中毒、高铁血红蛋白血症（罕见）。氰化物或硫氰酸盐中毒多发生在大剂量或患者存在肝、肾功能不全时，表现为乏力、恶心、精神错乱、反射亢进、震颤、定向力障碍和抽搐等。若 <3μg/（kg·min）静脉滴注，使用时间 <72 小时，一般不会发生中毒。用药后 24 小时内检测硫氰酸盐浓度 >100~120mg/L 时，应该立即停药。

（2）硝酸甘油（nitroglycerin）：为静脉和动脉扩张剂。低剂量扩张静脉，减轻心脏前负荷，降低心肌耗氧量；较高剂量扩张小动脉，降低血压并增加冠状动脉血流。适用于高血压合并急性冠状动脉综合征、急性左心衰竭的患者。用法为 5~100μg/min（0.3~6mg/h）静脉滴注，2~5 分钟起效，持续时间 5~10 分钟；从 5μg/min 开始静脉滴注，根据血压水平每 5~10 分钟调整滴速，每次增加 5~10μg/min，使用中注意严密监测血压。连续用药 2~3 天易产生耐药性。主要不良反应为头痛、恶心、呕吐、低血压、心动过速、高铁血红蛋白血症。

（3）酚妥拉明（phentolamine）：非选择性 α 受体阻滞剂。适用于儿茶酚胺过度增多的高血压急症，目前仅用于嗜铬细胞瘤的紧急降压治疗。用法为 2.5~5mg 静脉注射，1~2 分钟起效，持续作用 10~30 分钟；继以 0.5~1mg/min（30~60mg/h）静脉滴注维持。主要不良反应为血管扩张作用引起的潮红、头痛，神经反射性引起的心动过速、心绞痛。严禁用于冠心病患者。

（4）拉贝洛尔：为 α 和 β 受体阻滞剂。静脉用药 α 和 β 受体阻滞之比为 1：7。多数在肝脏代谢，代谢产物无活性。特点是降低外周血管阻力，不影响心排血量，不降低重要脏器的血流量包括冠状动脉血流量。适用于除急性左心衰竭外的各种高血压急症。用法为 20~100mg 静脉注射或 0.5~2mg/min 静脉滴注，5~10 分钟起效，持续 3~6 小时；继以 0.5~2mg/min（30~120mg/h）静脉维持，24 小时≤300mg。主要不良反应为恶心、头皮刺激感、喉头发热、头晕、支气管痉挛、心动过缓、传导阻滞、体位性低血压。禁用于低血压、心动过缓、传导阻滞。

（5）乌拉地尔（压宁定）：α₁ 受体阻滞剂兼有中枢 5-羟色胺激动作用，不但阻断突触后的 α₁ 受体，而且阻断外周 α₁ 受体，还具有降低延髓心血管中枢的交感反馈作用。主要作用为周围血管扩张和降低交感神经活性。乌拉地尔是目前最为理想的急性降压药物，降压平稳，疗效显著；减轻心脏负荷，改善心肌功能；降低心肌耗氧量，不增加心率；增加心排血量，改善外周供血；具有抗心律失常作用，与 α 受体阻滞及改善心肌缺血有关。α 受体阻滞剂，首剂反应好，且无直立性低血压；不影响颅内压，不影响糖脂代谢。用法为 12.5~50mg 静脉注射，5 分钟起效，持续 2~8 小时；继以 100~400μg/min（6~24mg/h）静脉滴注维持。不良反应小，主要为低血压、头痛、眩晕。无明确禁忌证，尤其适用于肾功能不全患者。

（6）地尔硫䓬：为非二氢吡啶类钙离子拮抗剂。用法为 10mg 静脉注射，5 分钟起效，持续 30 分钟；继以 5~15μg/（kg·min）静脉滴注维持。主要不良反应为低血压、心动过缓、传导阻滞、心力衰竭加重。原则上用药时间 <7 天。

（7）尼卡地平：二氢吡啶类钙离子拮抗剂。主要扩张小动脉，降压疗效类似于硝普钠。因不增高颅内压，适用于伴有脑卒中的高血压急症。但易引起反射性心动过速，慎用或禁用于冠心病、急性左心衰竭患者。用法为 0.5 ~ 10μg/（kg·min）静脉滴注，5 ~ 10 分钟起效，持续 1 ~ 4 小时。主要不良反应为头痛、心动过速、恶心、呕吐、潮红、静脉炎。

（8）美托洛尔：为 $β_1$ 受体阻滞剂。特点是起效快，作用维持时间长，无须静脉滴注维持。用法为 5mg，静脉注射 3 ~ 5 分钟，必要时 5 分钟重复 1 次，总量 15mg。患者若能耐受 15mg 美托洛尔，则在末次静脉给药后 15 分钟口服美托洛尔 25 ~ 50mg，每天 4 次，直到 48 小时；然后 100mg，每天 2 次，或美托洛尔缓释片 50 ~ 100mg，可加至 200mg，每天 1 次。

（9）艾司洛尔：为 $β_1$ 受体阻滞剂。特点为高效选择性，起效迅速，作用时间相对较短。适用于主动脉夹层患者。用法为 250 ~ 500μg/kg 静脉注射，1 ~ 2 分钟起效，持续 10 ~ 20 分钟；继以 50 ~ 300μg/（kg·min）静脉滴注维持。主要不良反应为低血压、恶心、心力衰竭加重。慎用或禁用于 AVB、心力衰竭和支气管痉挛患者。

（10）依那普利拉：对血浆高肾素和高血管紧张素活性的高血压急症有效，而对低血浆肾素和低血管紧张素活性的高血压急症疗效较差。用法为 1.25 ~ 5mg 静脉注射，每 6 小时 1 次，15 ~ 30 分钟起效，持续 6 ~ 12 小时。禁用于肾衰竭、双侧肾动脉狭窄、高钾血症、妊娠等。

（11）肼屈嗪：为动脉扩张剂。直接松弛血管平滑肌，降低周围血管阻力，并抑制去甲肾上腺素的合成，抑制 α 受体，而对 β 受体无影响，使用时应与 β 受体阻滞剂合用。适用于急、慢性肾炎所致的高血压急症及子痫。禁用于低血压、冠心病、心肌梗死，也禁用于肾功能不全、溃疡病患者。用法为 10 ~ 20mg 静脉注射，每 4 ~ 6h 1 次，10 ~ 20 分钟起效，每次持续 1 ~ 4 小时。不良反应为头痛、皮肤潮红、低血压、反射性心动过速、心绞痛、胃肠症状。

（12）非诺多泮：外周多巴胺受体阻滞剂。能够扩张血管，增加肾血流，同时作用于肾近曲小管和远曲小管而促进钠排泄和肌酐清除率。降压疗效类似于硝普钠。适用于合并肾功能不全的高血压急症。用法为 0.03 ~ 1.6μg/（kg·min）静脉滴注，5 分钟内起效，持续 30 分钟。肝功能异常的患者无须调整剂量，但要注意剂量的个体化。

（13）呋塞米：襻利尿剂。20 ~ 40mg 静脉注射，必要时 3 ~ 4 小时重复。适用于急性左心衰竭。

六、高血压亚急症的处理

对于高血压亚急症患者，可在 24 ~ 48 小时将血压缓慢降至 160/100mmHg，目前尚无证据表明高血压亚急症实施紧急降压治疗可以改善预后。许多高血压亚急症患者通过口服降压药物得以控制，如服用钙离子拮抗剂、ACEI 或 ARB、β 和 α 受体阻滞剂，还可根据情况服用襻利尿剂。初始治疗可在门诊或急诊室进行，用药后观察 5 ~ 6 小时。2 ~ 3 天后门诊调整剂量，此后可应用长效制剂控制至最终的靶目标血压。

到急诊室就诊的高血压亚急症患者，在初步血压控制后，应给予口服药物治疗，并建议患者定期到高血压门诊随诊。许多患者在急诊就诊后仍维持原来未达标的治疗方案，造成高血压亚急症的反复发生，最终导致严重后果。具有高危因素的高血压亚急症可以住院治疗。另外，注意避免对某些无并发症但血压较高的患者进行过度治疗，以免增加不良反应和相应的靶器官损害。

七、高血压脑病

（1）定义：各种诱因使血压突然升高，脑血管自身调节功能严重障碍，导致脑血流灌注过多，液体经血-脑屏障渗透到血管周围脑组织，发生脑组织水肿、颅内压升高，从而引发以脑和神经功能障碍为主的临床综合征。主要表现为剧烈头痛、烦躁、恶心、呕吐、视力障碍、抽搐、意识障碍，甚至昏迷等，救治不及时极易发生死亡。

（2）病因与诱因：①高血压是基础病因，以急进型高血压和难治性高血压最为常见，其次是急慢性肾炎、肾盂肾炎、子痫、嗜铬细胞瘤；②过度劳累、情绪激动、神经紧张、气候变化、内分泌失调、降压药物停用等均为诱发因素；③部分患者无明显诱因。

（3）发生机制：高血压脑病的发生，主要取决于血压升高的程度、速度及个体耐受性，而血压升高的速度起着决定作用。在正常情况下，脑血管调节主要随着血压的水平而变化，当血压变低时脑血管扩张，血压变高时脑动脉收缩，以脑动脉血管自动调节功能保持脑血流的相对稳定。正常人平均动脉压为 60~120mmHg，脑血流量保持稳定的状态。对于正常血压者短时间内突然产生高血压，可在相对较低的血压水平下发生高血压脑病；而长期缓慢升高的高血压患者由于小动脉管壁增厚、管腔狭窄等缓慢结构重构，脑血流自动调节曲线右移，平均动脉压为 120~160mmHg 仍能保持相对稳定的脑血流量；当平均动脉压 >160~180mmHg 时，脑动脉调节功能降低，不能继续收缩以维持血流稳定，由主动收缩变为被动扩张，脑灌注显著增多而发生颅内压升高、脑水肿，并继发点状出血和小灶性梗死。

（4）临床特点：①病程长短不一，数分钟至数天，多为 12~24 小时。②多有明确的诱发因素，伴有比较显著的血压升高（舒张压常 >130mmHg），出现头痛、恶心、呕吐、精神异常等早期症状。③病情发展快，进行性加重，出现头痛、抽搐和意识障碍（高血压脑病三联征），或头痛、呕吐和视盘水肿（颅内高压三联征）。④伴或不伴视力模糊、偏盲或黑蒙（视网膜动脉痉挛）；视网膜可发生水肿、出血、渗出。⑤严重者出现呼吸衰竭、肾衰竭、心力衰竭急剧恶化、严重神经功能缺损（一过性偏瘫、失语）。⑥颅脑 CT 检查可见弥散性脑白质密度降低，脑室变小；MRI 检查对脑水肿的影像学改变更为敏感，顶枕叶水肿具有特征性；偶见小灶性缺血或出血灶。

（5）诊断与鉴别诊断：诊断条件为血压急剧升高＋神经症状（高血压脑病三联征）或体征＋排除脑卒中、硬脑膜下血肿、脑瘤等疾病。高血压脑病的诊断要注意从以下临床情况进行评价与判断：①头痛：头痛为早期症状，多为弥散性、持续性并短时间内进行性加剧，伴恶心呕吐，血压下降后好转；②意识障碍：意识障碍和其他神经症状发生于剧烈头痛持续数小时后；③降压治疗的反应：高血压脑病降压治疗后病情迅速恢复，否则进行性加重，对鉴别诊断尤为重要；④眼底改变：出现严重而弥散性的视网膜动脉痉挛；⑤颅脑 CT 与 MRI 检查有助于诊断。临床上一般比较容易确立诊断。

（6）治疗原则

1）迅速降低血压：实施分段降压策略是治疗高血压脑病的关键，降压目标值为平均动脉压降低 20%~25%。对于原有高血压者可使舒张压降至 110mmHg 以下，无高血压者可降至 80mmHg 以下，但需避免降压过低导致脑血流灌注不足。多数高血压脑病经有效降压后病情很快好转。静脉用药宜选用硝普钠、乌拉地尔、拉贝洛尔、尼卡地平，酚妥拉明仅适用于嗜铬细胞瘤、可乐定撤药、可卡因过量等。因颅内压升高不宜用硝酸甘油。

2）制止抽搐：首选地西泮 10~20mg 静脉注射，静脉注射速度成人 <5mg/min，儿童 <2mg/min，多数于 5 分钟内终止（约 80%）。地西泮静脉注射后迅速进入脑部，但 20 分钟后血液及脑中浓度急剧下降，可能再发抽搐，需要 15~20 分钟内重复给药，并在静脉注射地西泮的同时肌内注射苯巴比妥 0.2g。对于抽搐持续或反复发作（癫痫持续发作）者，应当首选地西泮静脉注射，随之给予地西泮 100mg＋5% 葡萄糖溶液或生理盐水 500mL，以 40mL/h 持续泵入，但需注意对呼吸和意识的影响。氯硝西泮也可作为首选药物，首次用量 3mg，缓慢静脉注射，此后 5~10mg/d 静脉滴注或过渡至口服。特点是起效快（数分钟），药效是地西泮的 5 倍，作用时间较地西泮长 1~2 倍，对呼吸和心脏的抑制也略强于地西泮。苯妥英钠起效缓慢，需与地西泮或氯硝西泮合用；抑制心脏作用强，注意避免静脉注射速度过快而发生低血压、心律失常；对血管有刺激作用，不要漏出血管外导致组织损伤；与葡萄糖混合易出现沉淀，应使用生理盐水或注射用水溶解后再用葡萄糖稀释。用法为成人首次剂量 500~750mg，儿童 10~15mg/kg，以生理盐水稀释，静脉注射速度 <50mg/min。抽搐停止后每 6~8 小时口服或静脉注射 50~100mg 维持。地西泮、氯硝西泮、苯妥英钠难以控制抽搐发作时选用利多卡因，50~100mg 静脉注射，静脉注射速度 ≤25mg/min，继以 2~4mg/（kg·h）静脉滴注 1~3 天。水合氯醛、苯巴比妥、丙戊酸钠也可酌情使用。

3）治疗脑水肿：20% 甘露醇 125~250mL 快速静脉滴注，每 4~8 小时 1 次；呋塞米、地塞米松酌情选用。

4）基础支持：吸氧、保持呼吸道通畅、维持水电解质平衡、预防心肾并发症等。值得注意的是，抽搐发作时维持正确的头位与保持呼吸道通畅至关重要。

（带　籽）

第六章

冠心病

第一节　慢性稳定型心绞痛

一、概述

慢性稳定型心绞痛是指心绞痛反复发作的临床表现持续在 2 个月以上，且心绞痛发作性质（如诱因、持续时间、缓解方式等）基本稳定，系因某种因素引起冠状动脉供血不足，发生急剧的暂时的心肌缺血、缺氧，引起阵发性、持续时间短暂、休息或应用硝酸酯制剂后可缓解的以心前区疼痛为主要临床表现的综合征。本病多见于 40 岁以上的男性，劳累、情绪因素、高血压、吸烟、寒冷、饱餐等为常见诱因。

二、诊断要点

（一）冠心病危险因素

年龄因素（男性 >45 岁，女性 >55 岁），高血压、血脂异常、糖尿病、吸烟、冠心病家族史，其他如超重、活动减少、心理社会因素等。

（二）典型的心绞痛症状

劳累后胸骨后压榨样闷痛，休息或舌下含服硝酸甘油可以缓解。患者多有典型的胸痛病史，该病可根据典型的病史即可做出明确诊断，因此认真采集病史对诊断和处理心绞痛是必需的。慢性稳定型心绞痛典型发作时的诱因、部位、性质、持续时间及缓解方式如下。

1. 诱因　劳力性心绞痛发作常由体力活动引起，寒冷、精神紧张、饱餐等也可诱发。

2. 部位　大多数心绞痛位于胸骨后中、上 1/3 段，可波及心前区，向左肩、左上肢尺侧、下颌放射，也可向上腹部放射。少数患者以放射部位为主要不适部位。

3. 性质　心绞痛是一种钝痛，为压迫、憋闷、堵塞、紧缩等不适感，重者可伴出汗、濒死感。

4. 持续时间　较短暂，一般 3～5min，不超过 15min。可在数天或数星期发作 1 次，也可一日内多次发作。

5. 缓解方式　体力活动时发生的心绞痛如停止活动，休息数分钟即可缓解。舌下含服硝酸甘油后 1～3min 也可使心绞痛缓解。服硝酸甘油 5～10min 后症状不缓解，提示可能为非心绞痛或有严重心肌缺血。

（三）常规检查提示心肌缺血

1. 静息心电图　对于慢性稳定型心绞痛患者必须行静息心电图检查。尽管心电图对缺血性心脏病诊断的敏感性低，约 50% 以上的慢性稳定型心绞痛患者心电图结果正常，但心电图仍可以提供有价值的诊断性信息：比如可见 ST－T 改变、病理 Q 波、传导阻滞及各种心律失常。特别是心绞痛发作时的 ST－T 动态改变：心绞痛时 ST 段水平形或下斜形压低，部分心绞痛发作时仅表现为 T 波倒置，而发作结束后 ST－T 改变明显减轻或恢复，即可做出明确诊断。值得注意的是部分患者原有 T 波倒置，心绞痛发作时 T 波可变为直立（为正常化）。

2. 运动心电图　单用运动试验诊断冠心病敏感性较低（约75%）。在低发缺血性心脏病的人群中，假阳性率很高，尤其是无症状者。在年轻人和女性患者中假阳性率的发生率更高。运动试验有 2 个主要用途：①缺血性心脏病的诊断和预后的判断。如果使用得当，运动试验是可靠的、操作方便的危险分层方法。②对鉴别高危患者和即将行介入手术的患者特别有用。但在临床上应注意其适应证，以免出现危险。

3. 负荷心肌灌注显像　负荷心肌灌注显像是较运动试验更准确的诊断缺血性心脏病的方法，可显示缺血心肌的范围和部位，其敏感性和特异性较运动试验高。但对运动试验已经诊断明确的高危者，负荷心肌灌注显像并不能提供更多的信息。对怀疑运动试验假阳性或假阴性而静息心电图异常的患者有诊断价值。对考虑行冠状动脉介入治疗的多支血管病变患者，负荷心肌灌注显像有助于确定哪支血管为罪犯血管。对左心室功能障碍的患者，负荷心肌灌注显像可鉴别冬眠心肌，从而通过冠状动脉介入治疗获益。负荷心肌灌注显像的缺血范围与预后成正比。

4. 静息和负荷超声心动图　静息和运动时的左心室功能障碍预示患者预后不良。和负荷心肌灌注显像一样，负荷超声心动图是确诊缺血性心脏病特异性和敏感性较高的方法。负荷超声心动图有助于判断冬眠心肌所致的心功能障碍，而冬眠心肌功能可通过冠状动脉介入术得到改善。

（四）多层螺旋 CT

近年来应用多层螺旋 CT 增强扫描无创地显示冠状动脉的解剖已逐渐成熟（后简称冠脉 CT），目前常用的 64～256 层 CT 其对冠心病的诊断价值已得到国内外医学界的普遍认可。虽然冠状动脉导管造影（后简称冠脉造影）目前仍是诊断冠心病的金标准，但在下列方面有其明显不足。

（1）因临床症状和心电图改变而进行的冠脉造影阳性率不足 50%（冠状动脉无明显狭窄或闭塞），有些医院甚至不足 20%。

（2）不少患者心存畏惧，不愿住院接受有创的造影，且费用较高。虽然部分患者能够一次完成诊断和治疗的过程，但大多数患者却落得个"院白住，'罪'白受，钱白花"的结果。

（3）冠状动脉造影不能显示危险的类脂斑块，不能提出预警。这种斑块容易破裂，造成猝死（发病后 1h 甚至几分钟内死亡），几乎无抢救机会。患者生前从无相关症状，出现的第 1 个"症状"就是猝死。

冠脉 CT 目前虽还不能完全代替冠脉造影。但冠脉 CT 能可靠地显示冠状动脉壁上的类脂斑块，及时应用调脂药可有效地将其消除，从而大大减少或防止心脏性猝死的危险。冠脉 CT 还能无创地对冠状动脉支架或搭桥手术后的患者进行复查，相当准确地了解有无再狭窄或闭塞。

冠状动脉重度钙化时判断狭窄程度、对于心律失常患者如何获得好的图像以及辐射剂量较大是目前冠脉 CT 的最大不足。有资料显示，对 120 例患者的统计，冠状动脉正常或仅有 1～2 处病变的 70 例患者，冠脉 CT 对狭窄位置和程度诊断符合率可达 99.2%，仅 0.8% 的患者对狭窄程度的诊断不够准确。但对多发病变（冠状动脉明显狭窄达 5 处以上），诊断的准确率仅 88.4%，11.6% 的病变对狭窄程度的诊断不够准确或严重的钙化导致难以诊断。此类患者多有重度的冠脉钙化，临床上也有典型的症状或心肌梗死的病史。

冠脉 CT 的技术还在迅速发展，机型几乎年年出新。最新机型使检查过程简化，适应证增宽（无须控制心率），屏气扫描时间缩短至 1～4s，射线剂量和对比剂用量均远低于冠脉造影，在不断提高图像质量。

（五）冠状动脉造影术

冠状动脉造影是目前诊断冠心病的最可靠方法。适应证为：①临床及无创性检查不能明确诊断者。②临床及无创性检查提示有严重冠心病，进行冠状动脉造影，以选择做血运重建术，改善预后。③心绞痛内科治疗无效者。④需考虑做介入性手术者。尤其近年来多数患者采用经桡动脉途径，避免了患者术后必须卧床的需要，大大减轻了患者的痛苦。

（六）鉴别诊断

慢性稳定型心绞痛要与以下疾病相鉴别。①急性冠脉综合征。②其他疾病引起的心绞痛，如严重的主动脉瓣狭窄或关闭不全、风湿性冠状动脉炎、梅毒性主动脉炎、肥厚型心肌病、心肌桥病变等均可引起心绞痛。③肋间神经痛和肋软骨炎。④心脏神经症。⑤不典型疼痛还需与反流性食管炎等食管疾病、膈疝、消化性溃疡、肠道疾病、颈椎病等相鉴别。

三、治疗

（一）治疗目标与措施

稳定型心绞痛治疗主要有 2 个目标：①预防心肌梗死的发生和延长寿命。②缓解心绞痛症状及减少发作频率以改善生活质量。第一个目标是最终目标。如果有数种策略可供选择，且都能够达到缓解心绞痛的效果，那么能否有效预防死亡将是其选择的主要依据。

对慢性稳定型心绞痛的治疗措施选择包括减少心血管病危险因素的生活方式改变，药物治疗以及血运重建 3 个方面。临床医师应根据患者个体情况的差异和伴随疾病的不同，而选择不同的治疗方案。

（二）改变生活方式

生活方式的改变是慢性稳定型心绞痛治疗的重要手段，因为它可以改善症状和预后，并且相对较经济，应该鼓励每个患者持之以恒。

1. 戒烟　吸烟是导致冠心病的主要危险因素，有研究表明，戒烟可使冠心病病死率下降 36%，其作用甚至超过单独应用他汀、阿司匹林的作用。因此，应积极劝诫吸烟患者进行戒烟治疗。

2. 饮食干预　以蔬菜、水果、鱼和家禽作为主食。饮食干预是调脂治疗的有效补充手段，单独低脂饮食就可使血清中的胆固醇成分平均降低 5%。改变饮食习惯（如摄入地中海饮食或鱼油中的高 ω - 3 不饱和脂肪酸）能增加其预防心绞痛的作用。

3. 控制体重　肥胖与心血管事件密切相关。目前还没有干预试验显示体重减轻可以减轻心绞痛的程度，但体重的减轻可以减少心绞痛发作频率，且可能改善预后。现今随着肥胖程度的增加（尤其是腹型肥胖），可出现以肥胖、胰岛素抵抗、脂质紊乱、高血压为特征的代谢综合征，后者可导致心血管事件的增加。目前有新的治疗方法可减少肥胖和代谢综合征，大麻素（cannabinoid）1 型受体拮抗药联合低热量饮食，可显著减轻体重和减少心血管事件危险因素，但其对冠心病肥胖患者的作用尚待确立。

4. 糖尿病　对所有糖尿病患者必须严格控制血糖，因其可减少长期并发症（包括冠心病）。一级预防试验及心肌梗死后的二级预防试验表明，强化降糖治疗可减少致残率和死亡率，且心肌梗死时血糖控制不佳提示预后不佳。

5. 适度运动　鼓励患者进行可以耐受的体力活动，因为运动可以增加运动耐量，减少症状的发生，运动还可以减轻体重，提高高密度脂蛋白浓度，降低血压、血脂，还有助于促进冠状动脉侧支循环的形成，可以改善冠心病患者的预后。值得注意的是，每个患者应该根据自身的具体病情制订符合自身的运动方式和运动量，最好咨询心脏科医生。

（三）药物治疗

以下将根据作用机制不同分述稳定型心绞痛内科治疗的药物。

1. 抗血小板治疗　如下所述。

（1）阿司匹林：乙酰水杨酸（aspirin，阿司匹林）可以抑制血小板在动脉粥样硬化斑块上的聚集，防止血栓形成，同时通过抑制血栓素 A_2（TXA_2）的形成，抑制 TXA_2 所致的血管痉挛。因此阿司匹林虽不能直接改善心肌氧的供需关系，但能预防冠状动脉内微血栓或血栓形成，有助于预防心脏事件的发生。稳定型心绞痛患者可采用小剂量 75 ~ 150mg/d。不良反应主要有胃肠道反应等。颅内出血少见，在上述剂量情况下发生率 <0.1%/年。在长期应用阿司匹林过程中，应该选择最小的有效剂量，达到治疗目的和胃肠道不良反应方面的平衡。

（2）ADP 受体拮抗药：噻氯匹定（ticlopidine）250mg，1～2 次/d，或氯吡格雷（clopidogrel）首次剂量 300mg，然后 75mg/d，通过 ADP 受体抑制血小板内钙离子活性，并抑制血小板之间纤维蛋白原的形成。本类药物与阿司匹林作用机制不同，合用时可明显增强疗效，但合用不作为常规治疗，而趋向于短期使用，如预防支架后急性或亚急性血栓形成，或用于有高凝倾向，近期有频繁休息时心绞痛或反复出现心内膜下梗死者。氯吡格雷是一种可供选择的对胃黏膜没有直接作用的抗血小板药物，可用于不能耐受阿司匹林或对阿司匹林过敏的患者。

（3）肝素或低分子肝素：抗凝治疗主要为抗凝血酶治疗，肝素为最有效的药物之一。近年来，大规模的临床试验表明低分子肝素对降低心绞痛尤其是不稳定型心绞痛患者的急性心肌梗死发生率方面优于静脉普通肝素，故已作为不稳定型心绞痛的常规用药，而不推荐作为抗血小板药物用于稳定型心绞痛患者。

2. 抗心绞痛药物　如下所述。

（1）β 受体阻滞药：β 受体阻滞药通过阻断拟交感胺类的作用，一方面减弱心肌收缩力和降低血压而起到明显降低心肌耗氧量的作用；另一方面减慢心率，增加心脏舒张期时间，增加心肌供血时间，并且能防止心脏猝死。既能缓解症状又能改善预后。因此，β 受体阻滞药是稳定型心绞痛的首选药物。β 受体阻滞药应该从小剂量开始应用，逐渐增加剂量，使安静时心率维持在 55～60/min，严重心绞痛可降至 50/min。

普萘洛尔（propanolol）是最早用于临床的 β 受体阻滞药，用法 3～4 次/d，每次 10mg，对治疗高血压、心绞痛、急性心肌梗死已有 30 多年的历史，疗效十分肯定。但由于普萘洛尔是非选择性 β 受体阻滞药，在治疗心绞痛等方面现已逐步被 β_1 受体选择性阻滞药所取代。目前临床上的常用的制剂有美托洛尔（metoprolol，倍他乐克）12.5～50mg，2 次/d；阿替洛尔（atenolol）12.5～25mg，2 次/d；醋丁洛尔（acebutolol，醋丁酰心胺）200～400mg/d，分 2～3 次服；比索洛尔（bisoprolol，康可）2.5～10mg，1 次/d；噻利洛尔（celiprolol，噻利心安）200～400mg，1 次/d 等。

β 受体阻滞药的禁忌证：心率 <50 次/min、动脉收缩压 <90mmHg、中重度心力衰竭、二到三度房室传导阻滞、严重慢性阻塞性肺部疾病或哮喘、末梢循环灌注不良、严重抑郁者等。

本药可与硝酸酯类药物合用，但需注意：①本药与硝酸酯类制剂有协同作用，因而起始剂量要偏小，以免引起直立性低血压等不良反应。②停用本药时应逐渐减量，如突然停药有诱发心肌梗死的危险。③剂量应逐渐增加到发挥最大疗效，但应注意个体差异。

我国慢性稳定型心绞痛诊断治疗指南指出，β 受体阻滞药是慢性稳定型心绞痛患者改善心肌缺血的最主要药物，应逐步增加到最大耐受剂量。当不能耐受 β 受体阻滞药或疗效不满意时可换用钙拮抗药、长效硝酸酯类或尼可地尔。当单用 β 受体阻滞药疗效不满意时也可加用长效二氢吡啶类钙拮抗药或长效硝酸酯类，对于严重心绞痛患者必要时可考虑 β 受体阻滞药、长效二氢吡啶类钙拮抗药及长效硝酸酯类三药合用（需严密观察血压）。

（2）硝酸酯类制剂：硝酸酯类（nitrates）药物能扩张冠状动脉，增加冠状循环的血流量，还通过对周围血管的扩张作用，减轻心脏前后负荷和心肌的需氧，从而缓解心绞痛。

硝酸酯类常见的不良反应是头晕、头痛、脸面潮红、心率加快、血压下降，患者一般可以耐受，尤其是多次给药后。第一次用药时，患者宜平卧片刻，必要时吸氧。轻度的反应可作为药物起效的指标，不影响继续用药。若出现心动过速或血压降低过多，则不利于心肌灌注，甚至使病情恶化，应减量或停药。

静脉点滴长时间用药可能产生耐受性，需增加剂量，或间隔使用，一般在停用 10h 以上即可复效。其他途径给药如含服等则不会产生耐受性。

临床上常用的硝酸酯类制剂有：

1）硝酸甘油（nitroglycerin，NTG），是最常用的药物，一般以舌下含服给药。心绞痛发作时，立即舌下含化 0.3～0.6mg，1～2min 见效，持续 15～30min。对约 92% 的患者有效，其中 76% 的患者在 3min 内见效。需要注意的是，诊断为稳定型心绞痛者，如果服用的硝酸甘油在 10min 以上才起作用，这种心绞痛的缓解可能不是硝酸甘油的作用，或者是硝酸甘油失效。

2）硝酸异山梨酯（isosorbide dinitrate，消心痛）为长效制剂，3 次/d，每次5~20mg，服药后30min 起作用，持续 3~5h；缓释制剂药效可维持12h，可用20mg，2 次/d。单硝酸异山梨酯（isosorbide 5-mononitrate），多为长效制剂，20~50mg，每天 1~2 次。患青光眼、颅内压增高、低血压者不宜使用本类药物。

3）长效硝酸甘油制剂：服用长效片剂，硝酸甘油持续而缓慢释放，口服30min 后起作用，持续8~12h，可每8h服 1 次，每次 2.5mg。用2%硝酸甘油油膏或皮肤贴片（含5~10mg）涂或贴在胸前或上臂皮肤而缓慢吸收，适用于预防夜间心绞痛发作。最近还有置于上唇内侧与牙龈之间的缓释制剂。

（3）钙离子拮抗药：钙离子拮抗药（calcium channel blockers，CCB 或称钙拮抗药 calcium antagonist），通过抑制钙离子进入细胞内，以及抑制心肌细胞兴奋-收缩偶联中钙离子的作用，抑制心肌收缩，减少心肌氧耗；扩张冠状动脉，解除冠状动脉痉挛，改善心肌供血；扩张周围血管，降低动脉压，减轻心脏负荷；还降低血液黏滞度，抗血小板聚集，改善心肌微循环。又因其阻滞钙离子的内流而有效防治心肌缺血再灌注损伤，保护心肌。钙离子拮抗药对冠状动脉痉挛引起的变异型心绞痛有很好的疗效，因为它直接抑制冠状动脉平滑肌收缩并使其扩张。

钙离子拮抗药与其他扩血管药物相似，有服药后颜面潮红、头痛、头胀等不良反应。一般 1 周左右即可适应，不影响治疗。少数患者发生轻度踝关节水肿或皮疹。部分病例可加重心力衰竭或引起传导阻滞，临床上应予以注意。维拉帕米和地尔硫䓬与 β 受体阻滞药合用时有过度抑制心脏的危险。因此，临床上不主张非二氢吡啶类钙拮抗药与 β 受体阻滞药联用。停用本类药物时也应逐渐减量停服，以免发生冠状动脉痉挛。

钙离子拮抗药主要分为二氢吡啶类与非二氢吡啶类。非二氢吡啶类包括地尔硫䓬与维拉帕米，它们在化学结构上并无相同之处。

二氢吡啶类举例如下：

1）硝苯地平（nifedipine，硝苯吡啶，心痛定）：有较强的扩血管作用，使外周阻力下降，心排血量增加，反射性引起交感神经兴奋，心率加快，而对心脏传导系统无明显影响，故也无抗心律失常作用。硝苯地平一般用法：10~20mg，3 次/d。舌下含服 3~5min 后发挥作用，每次持续 4~8h，故为短效制剂。循证医学的证据表明，短效二氢吡啶类钙拮抗药对冠心病的远期预后有不利的影响，故在防治心绞痛的药物治疗中需避免应用。现有缓释制剂 20~40mg，1~2 次/d，能平稳维持血药浓度。

2）其他常用于治疗心绞痛的二氢吡啶类钙拮抗药有：尼群地平（nitrendipine）口服每次 10mg，1~3 次/d；尼卡地平（nicardipine）口服每次 10~30mg，3~4 次/d，属短效制剂，现有缓释片口服每次 30mg，2 次/d；氨氯地平（amlodipine）口服每次 5mg，每日 1 次，治疗 2 周疗效不理想可增至每日 10mg。需要长期用药的患者，推荐使用控释、缓释或长效制剂。

非二氢吡啶类举例如下：

1）地尔硫䓬（diltiazem，硫氮䓬酮，合心爽）：对冠状动脉和周围血管有扩张作用，抑制冠状动脉痉挛，增加缺血心肌的血流量，有改善心肌缺血和降低血压的作用。用法为口服每次 30~60mg，3 次/d。现有缓释胶囊，每粒90mg/d。尤其适用于变异型心绞痛。

2）维拉帕米（verapamil，维拉帕米）：有扩张外周血管及冠状动脉的作用，此外还有抑制窦房结和房室结兴奋性及传导功能，减慢心率，降低血压，从而降低心肌耗氧。口服每次40mg，3 次/d。现有缓释片，每次 240mg，每日 1 次。

（4）钾通道激活药：主要通过作用于血管平滑肌细胞和心肌细胞的钾通道，发挥血管扩张、改善心肌供血和增强缺血预适应、保护心肌的作用。尼可地尔是目前临床上唯一使用的此类药物，具有硝酸酯类和钾通道开放的双重作用。但目前尚无证据表明钾通道激活剂优于其他抗心绞痛药物，能明显改善冠心病预后。目前主要用于顽固性心绞痛的综合治疗手段之一。尼可地尔用法：每次口服5~10mg，3 次/d。

（5）改善心肌能量代谢：在心肌缺血缺氧状态下，应用曲美他嗪（万爽力）抑制心肌内脂肪酸氧化途径，促使有限的氧供更多地通过葡萄糖氧化产生更多的能量，达到更早地阻止或减少缺血缺氧的病理生理改变，从而缓解临床症状，改善预后。

3. 他汀类药物　近代药物治疗稳定型心绞痛的最大进展之一是他汀类药物的开发和应用。该类药物抑制胆固醇合成，增加低密度脂蛋白胆固醇（LDL – C）受体的肝脏表达，导致循环 LDL – C 清除增加。研究表明他汀类药物可降低 LDL 胆固醇水平 20% ~ 60% 。应用他汀类药物后，冠状动脉造影变化所显示的管腔狭窄程度和动脉粥样硬化斑块消退程度相对较少，而患者的临床冠心病事件的危险性降低却十分显著。对此的进一步的解释是他汀类药物除了降低 LDL – C、胆固醇、三酰甘油水平和提高高密度脂蛋白胆固醇（HDL – C）水平外，还可能有其他的有益作用，包括稳定甚至缩小粥样斑块、抗血小板、调整内皮功能、改善冠状动脉内膜反应、抑制粥样硬化处炎症、抗血栓和降低血黏稠度等非调脂效应。

他汀类药物的治疗结果说明，对已确诊为冠心病的患者，经积极调脂后，明显减慢疾病进展并减少以后心血管事件发生。慢性冠心病中许多是稳定型心绞痛患者，他汀类药物对减少心血管事件发生超过对冠状动脉造影显示的冠状动脉病变的改善。慢性稳定型心绞痛患者 LDL – C 水平应控制在 2.6mmol/L 以下。

4. 血管紧张素转化酶抑制药（ACEI）　2007 年中国《慢性稳定型心绞痛诊断与治疗指南》明确了 ACEI 在稳定型心绞痛患者中的治疗地位，将合并糖尿病、心力衰竭、左心室收缩功能不全或高血压的稳定型心绞痛患者应用 ACEI 作为 I 类推荐（证据水平 A），将有明确冠状动脉疾病的所有患者使用 ACEI 作为 Ⅱa 类推荐证据水平，并指出："所有冠心病患者均能从 ACEI 治疗中获益。"

（四）血运重建术

目前的两种疗效肯定的血运重建术用于治疗由冠状动脉粥样硬化所致的慢性稳定型心绞痛：经皮冠脉介入治疗（percutaneous coronary intervention，PCI）和外科冠状动脉搭桥术（coronary artery bypass grafting，CABG）。对于稳定型心绞痛患者，冠状动脉病变越重，越宜尽早进行介入治疗或外科治疗，能最大程度恢复改善心肌血供和改善预后而优于药物治疗。

根据现有循证医学证据，中国慢性稳定型心绞痛诊断治疗指南指出，严重左主干或等同病变、3 支主要血管近端严重狭窄、包括前降支（LAD）近端高度狭窄的 1 ~ 2 支血管病变，且伴有可逆性心肌缺血及左心室功能受损而伴有存活心肌的严重冠心病患者，行血运重建可改善预后（减少死亡及 MI）。糖尿病合并 3 支血管严重狭窄，无 LAD 近端严重狭窄的单、双支病变心性猝死或持续性室性心动过速复苏存活者，日常活动中频繁发作缺血事件者，血运重建有可能改善预后。对其他类型的病变只是为减轻症状或心肌缺血。因此，对这些患者血运重建应该用于药物治疗不能控制症状者，若其潜在获益大于手术风险，可根据病变特点选择 CABG 或经皮冠状动脉介入治疗（PCI）。

（五）慢性难治性心绞痛

药物和血运重建治疗，能有效改善大部分患者缺血性心脏病的病情。然而，仍有一部分患者尽管尝试了不同的治疗方法，仍遭受心绞痛的严重困扰。难治性的慢性稳定型心绞痛患者被认为是严重的冠心病引起的心肌缺血所致，在排除引发胸痛的非心脏性因素后，可以考虑其他治疗。慢性难治性心绞痛需要一种有效的最佳治疗方案，前提是各种药物都使用到个体所能耐受的最大剂量。其他可予考虑的治疗方法包括：①增强型体外反搏（EECP）。②神经调节技术（经皮电神经刺激和脊髓刺激）。③胸部硬脊膜外麻醉。④经内镜胸部交感神经阻断术。⑤星形神经节阻断术。⑥心肌激光打孔术。⑦基因治疗。⑧心脏移植。⑨调节新陈代谢的药物。

四、预防

对慢性稳定型心绞痛一方面要应用药物防止心绞痛再次发作，另一方面还应从阻止或逆转动脉粥样硬化病情进展，预防心肌梗死等方面综合考虑以改善预后。

（带　籽）

第二节　不稳定型心绞痛

一、定义

临床上将原来的初发型心绞痛、恶化型心绞痛和各型自发性心绞痛广义地统称为不稳定型心绞痛（UAP）。其特点是疼痛发作频率增加、程度加重、持续时间延长、发作诱因改变，甚至休息时亦出现持续时间较长的心绞痛。含化硝酸甘油效果差，或无效。本型心绞痛介于稳定型心绞痛和急性心肌梗死之间，易发展为心肌梗死，但无心肌梗死的心电图及血清酶学改变。

不稳定型心绞痛是介于稳定型心绞痛和急性心肌梗死之间的一组临床心绞痛综合征。有学者认为除了稳定的劳力性心绞痛为稳定型心绞痛外，其他所有的心绞痛均属于不稳定型心绞痛，包括初发劳力型心绞痛、恶化劳力型心绞痛、卧位型心绞痛、夜间发作的心绞痛、变异型心绞痛、梗死前心绞痛、梗死后心绞痛和混合型心绞痛。如果劳力性和自发性心绞痛同时发生在一个患者身上，则称为混合型心绞痛。

不稳定型心绞痛具有独特的病理生理机制及临床预后，如果得不到恰当及时的治疗，可能发展为急性心肌梗死。

二、病因及发病机制

目前认为有五种因素与产生不稳定型心绞痛有关，它们相互关联。

（一）冠脉粥样硬化斑块上有非阻塞性血栓

为最常见的发病原因，冠脉内粥样硬化斑块破裂诱发血小板聚集及血栓形成，血栓形成和自溶过程的动态不平衡过程，导致冠脉发生不稳定的不完全性阻塞。

（二）动力性冠脉阻塞

在冠脉器质性狭窄基础上，病变局部的冠脉发生异常收缩、痉挛导致冠脉功能性狭窄，进一步加重心肌缺血，产生不稳定型心绞痛。这种局限性痉挛与内皮细胞功能紊乱、血管收缩反应过度有关，常发生在冠脉粥样硬化的斑块部位。

（三）冠状动脉严重狭窄

冠脉以斑块导致的固定性狭窄为主，不伴有痉挛或血栓形成，见于某些冠脉斑块逐渐增大、管腔狭窄进行性加重的患者，或 PCI 术后再狭窄的患者。

（四）冠状动脉炎症

近年来研究认为斑块发生破裂与其局部的炎症反应有十分密切的关系。在炎症反应中感染因素可能也起一定作用，其感染物可能是巨细胞病毒和肺炎衣原体。这些患者炎症递质标志物水平检测常有明显增高。

（五）全身疾病加重的不稳定型心绞痛

在原有冠脉粥样硬化性狭窄基础上，由于外源性诱发因素影响冠脉血管导致心肌氧的供求失衡，心绞痛恶化加重。常见原因有：①心肌需氧增加：如发热、心动过速、甲亢等。②冠脉血流减少：如低血压、休克。③心肌氧释放减少：如贫血、低氧血症。

三、临床表现

（一）症状

临床上不稳定型心绞痛可表现为新近发生（1 个月内）的劳力型心绞痛，或原有稳定型心绞痛的主要特征近期内发生了变化，如心前区疼痛发作更频繁、程度更严重、时间也延长，轻微活动甚至在休息也发作。少数不稳定型心绞痛患者可无胸部不适表现，仅表现为颌、耳、颈、臂或上胸部发作性疼痛不适，或表现为发作性呼吸困难，其他还可表现为发作性恶心、呕吐、出汗和不能解释的疲乏症状。

（二）体格检查

一般无特异性体征。心肌缺血发作时可发现反常的左室心尖冲动，听诊有心率增快和第一心音减弱，可闻及第三心音、第四心音或二尖瓣反流性杂音。当心绞痛发作时间较长，或心肌缺血较严重时，可发生左室功能不全的表现，如双肺底细小水泡音、甚至急性肺水肿或伴低血压。也可发生各种心律失常。

体检的主要目的是努力寻找诱发不稳定型心绞痛的原因，如难以控制的高血压、低血压、心律失常、梗阻性肥厚型心肌病、贫血、发热、甲状腺功能亢进、肺部疾病等，并确定心绞痛对患者血流动力学的影响，如对生命体征、心功能、乳头肌功能或二尖瓣功能等的影响，这些体征的存在高度提示预后不良。

体检对胸痛患者的鉴别诊断至关重要，有几种疾病状态如得不到及时准确诊断，即可能出现严重后果。如背痛、胸痛、脉搏不整，心脏听诊发现主动脉瓣关闭不全的杂音，提示主动脉夹层破裂，心包摩擦音提示急性心包炎，而奇脉提示心脏压塞，气胸表现为气管移位、急性呼吸困难、胸膜疼痛和呼吸音改变等。

（三）临床类型

1. 静息心绞痛　心绞痛发生在休息时，发作时间较长，含服硝酸甘油效果欠佳，病程 1 个月以内。

2. 初发劳力型心绞痛　新近发生的严重心绞痛（发病时间在 1 个月以内），CCS（加拿大心脏病学会的劳力型心绞痛分级标准，表 6 - 1）分级，Ⅲ级以上的心绞痛为初发性心绞痛，尤其注意近 48h 内有无静息心绞痛发作及其发作频率变化。

表 6 - 1　加拿大心脏病学会的劳力型心绞痛分级标准

分级	特点
Ⅰ级	一般日常活动例如走路、登楼不引起心绞痛，心绞痛发生在剧烈、速度快或长时间的体力活动或运动后
Ⅱ级	日常活动轻度受限，心绞痛发生在快步行走、登楼、餐后行走、冷空气中行走、逆风行走或情绪波动后活动
Ⅲ级	日常活动明显受限，心绞痛发生在路一般速度行走时
Ⅳ级	轻微活动即可诱发心绞痛患者不能做任何体力活动，但休息时无心绞痛发作

3. 恶化劳力型心绞痛　既往诊断的心绞痛，最近发作次数频繁、持续时间延长或痛阈降低（CCS 分级增加Ⅰ级以上或 CCS 分级Ⅲ级以上）。

4. 心肌梗死后心绞痛　急性心肌梗死后 24h 以后至 1 个月内发生的心绞痛。

5. 变异型心绞痛　休息或一般活动时发生的心绞痛，发作时 ECG 显示暂时性 ST 段抬高。

四、辅助检查

（一）心电图

不稳定型心绞痛患者中，常有伴随症状而出现的短暂的 ST 段偏移伴或不伴有 T 波倒置，但不是所有不稳定型心绞痛患者都发生这种 ECG 改变。ECG 变化随着胸痛的缓解而常完全或部分恢复。症状缓解后，ST 段抬高或降低，或 T 波倒置不能完全恢复，是预后不良的标志。伴随症状产生的 ST 段、T 波改变持续超过 12h 者可能提示非 ST 段抬高心肌梗死。此外临床表现拟诊为不稳定型心绞痛的患者，胸导联 T 波呈明显对称性倒置（≥0.2mV），高度提示急性心肌缺血，可能系前降支严重狭窄所致。胸痛患者 ECG 正常也不能排除不稳定型心绞痛可能。若发作时倒置的 T 波呈伪性改变（假正常化），发作后 T 波恢复原倒置状态；或以前心电图正常者近期内出现心前区多导联 T 波深倒，在排除非 Q 波性心肌梗死后结合临床也应考虑不稳定型心绞痛的诊断。

不稳定型心绞痛患者中有 75% ~88% 的一过性 ST 段改变不伴有相关症状，为无痛性心肌缺血。动态心电图检查不仅有助于检出上述心肌缺血的动态变化，还可用于不稳定型心绞痛患者常规抗心绞痛药物治疗的评估以及是否需要进行冠状动脉造影和血管重建术的参考指标。

（二）心脏生化标记物

心脏肌钙蛋白：肌钙蛋白复合物包括 3 个亚单位，即肌钙蛋白 T（TnT）、肌钙蛋白I（TnI）和肌钙蛋白 C（TnC），目前只有 TnT 和 TnI 应用于临床。约有 35% 不稳定型心绞痛患者显示血清 TnT 水平增高，但其增高的幅度与持续的时间与 AMI 有差别。AMI 患者TnT > 3.0ng/mL 者占88%，非 Q 波心肌梗死中仅占 17%，不稳定型心绞痛中无 TnT > 3.0ng/mL 者。因此，TnT 升高的幅度和持续时间可作为不稳定型心绞痛与 AMI 的鉴别诊断之参考。

不稳定型心绞痛患者 TnT 和 TnI 升高者较正常者预后差。临床怀疑不稳定型心绞痛者 TnT 定性试验为阳性结果者表明有心肌损伤（相当于 TnT > 0.05μg/L），但如为阴性结果并不能排除不稳定型心绞痛的可能性。

（三）冠状动脉造影

目前仍是诊断冠心病的金标准。在长期稳定型心绞痛的基础上出现的不稳定型心绞痛常提示为多支冠脉病变，而新发的静息心绞痛可能为单支冠脉病变。冠脉造影结果正常提示可能是冠脉痉挛、冠脉内血栓自发性溶解、微循环系统异常等原因引起，或冠脉造影病变漏诊。

不稳定型心绞痛有以下情况时应视为冠脉造影强适应证：①近期内心绞痛反复发作，胸痛持续时间较长，药物治疗效果不满意者可考虑及时行冠状动脉造影，以决定是否急诊介入性治疗或急诊冠状动脉旁路移植术（CABG）。②原有劳力性心绞痛近期内突然出现休息时频繁发作者。③近期活动耐量明显减低，特别是低于 Bruce Ⅱ 级或 4METs 者。④梗死后心绞痛。⑤原有陈旧性心肌梗死，近期出现由非梗死区缺血所致的劳力性心绞痛。⑥严重心律失常、LVEF < 40% 或充血性心力衰竭。

（四）螺旋 CT 血管造影（CTA）

近年来，多层螺旋 CT 尤其是 64 排螺旋 CT 冠状动脉成像（CTA）在冠心病诊断中正在推广应用。CTA 能够清晰显示冠脉主干及其分支狭窄、钙化、开口起源异常及桥血管病变。有资料显示，CTA 诊断冠状动脉病变的灵敏度 96.33%、特异度 98.16%，阳性预测值 97.22%，阴性预测值 97.56%。其中对左主干、左前降支病变及大于 75% 的病变灵敏度最高，分别达到 100% 和 94.4%。CTA 对冠状动脉狭窄病变、桥血管、开口畸形、支架管腔、斑块形态均显影良好，对钙化病变诊断率优于冠状动脉造影，阴性者不能排除冠心病，阳性者应进一步行冠状动脉造影检查。另外，CTA 也可以作为冠心病高危人群无创性筛选检查及冠脉支架术后随访手段。

（五）其他

其他非创伤性检查包括运动平板试验、运动放射性核素心肌灌注扫描、药物负荷试验、超声心动图等，也有助于诊断。通过非创伤性检查可以帮助决定冠状动脉造影单支临界性病变是否需要做介入性治疗，明确缺血相关血管，为血运重建治疗提供依据。同时可以提供有否存活心肌的证据，也可作为经皮腔内冠状动脉成形术（PTCA）后判断有否再狭窄的重要对比资料。但不稳定型心绞痛急性期应避免做任何形式的负荷试验，这些检查宜放在病情稳定后进行。

五、诊断

（一）诊断依据

对同时具备下述情形者，应诊断不稳定型心绞痛。

（1）临床新出现或恶化的心肌缺血症状表现（心绞痛、急性左心衰竭）或心电图心肌缺血图形。

（2）无或仅有轻度的心肌酶（肌酸激酶同工酶）或 TnT、TnI 增高（未超过 2 倍正常值），且心电图无 ST 段持续抬高。应根据心绞痛发作的性质、特点、发作时体征和发作时心电图改变以及冠心病危险因素等，结合临床综合判断，以提高诊断的准确性。心绞痛发作时心电图 ST 段抬高或压低的动态变化或左束支阻滞等具有诊断价值。

（二）危险分层

不稳定型心绞痛的诊断确立后，应进一步进行危险分层，以便于对其进行预后评估和干预措施的选择。

1. 中华医学会心血管分会关于不稳定型心绞痛的危险度分层　根据心绞痛发作情况，发作时 ST 段下移程度以及发作时患者的一些特殊体征变化，将不稳定型心绞痛患者分为高、中、低危险组（表6-2）。

表6-2　不稳定型心绞痛临床危险度分层

组别	心绞痛类型	发作时 ST 降低幅（mm）	持续 时间（min）	肌钙蛋白 T 或 I
低危险组	初发、恶化劳力型，无静息时发作	≤1	<20	正常
中危险组	1 个月内出现的静息心绞痛，但48h 内无发作者（多数由劳力型心绞痛进展而来）或梗死后心绞痛	>1	<20	正常或轻度升高
高危险组	48h 内反复发作静息心绞痛或梗死后心绞痛	>1	>20	升高

注：①陈旧性心肌梗死患者其危险度分层上调一级，若心绞痛是由非梗死区缺血所致时，应视为高危险组；②左心室射血分数（LVEF）<40%，应视为高危险组；③若心绞痛发作时并发左心功能不全、二尖瓣反流、严重心律失常或低血压 [SBP≤12.0kPa（90mmHg）]，应视为高危险组；④当横向指标不一致时，按危险度高的指标归类。例如：心绞痛类型为低危险组，但心绞痛发作时 ST 段压低 >1mm，应归入中危险组。

2. 美国 ACC/AHA 关于不稳定型心绞痛/非 ST 段抬高心肌梗死危险分层（表6-3）。

表6-3　ACC/AHA 关于不稳定型心绞痛/非 ST 段抬高心肌梗死的危险分层

危险分层	高危（至少有下列特征之一）	中危（无高危特点但有以下特征之一）	低危（无高中危特点但有下列特点之一）
①病史	近48h 内加重的缺血性胸痛发作	既往 MI、外围血管或脑血管病，或 CABG，曾用过阿司匹林	近 2 周内发生的 CCS 分级Ⅲ级或以上伴有高、中度冠脉病变可能者
②胸痛性质	静息心绞痛 >20min	静息心绞痛 >20min，现已缓解，有高、中度冠脉病变可能性，静息心绞痛 <20min，经休息或含服硝酸甘油缓解	无自发性心绞痛 >20min持续发作
③临床体征或发现	第三心音、新的或加重的奔马律，左室功能不全（EF <40%），二尖瓣反流，严重心律失常或低血压 [SBP≤12.0kPa（90mmHg）] 或存在与缺血有关的肺水肿，年龄 >75 岁	年龄 >75 岁	
④ECG 变化	休息时胸痛发作伴 ST 段变化 >0.1mV；新出现 Q 波，束支传导阻滞；持续性室性心动过速	T 波倒置 >0.2mV，病理性 Q 波	胸痛期间 ECG 正常或无变化
⑤肌钙蛋白监测	明显增高（TnT 或 TnI >0.1μg/mL）	轻度升高（即 TnT >0.01，但 <0.1μg/mL）	正常

六、鉴别诊断

在确定患者为心绞痛发作后，还应对其是否稳定做出判断。

与稳定型心绞痛相比，不稳定型心绞痛症状特点是短期内疼痛发作频率增加、无规律，程度加重、持续时间延长、发作诱因改变或不明显，甚至休息时亦出现持续时间较长的心绞痛，含化硝酸甘油效果差，或无效，或出现了新的症状如呼吸困难、头晕甚至昏厥等。不稳定型心绞痛的常见临床类型包括初发劳力型心绞痛、恶化劳力型心绞痛、卧位型心绞痛、夜间发作的心绞痛、变异型心绞痛、梗死前心绞痛、梗死后心绞痛和混合型心绞痛。

临床上，常将不稳定型心绞痛和非 ST 段抬高心肌梗死（NSTEMI）以及 ST 段抬高心肌梗死（STEMI）统称为急性冠脉综合征。

不稳定型心绞痛和非 ST 段抬高心肌梗死（NSTEMI）是在病因和临床表现上相似、但严重程度不同而又密切相关的两种临床综合征，其主要区别在于缺血是否严重到导致足够量的心肌损害，以至于能检测到心肌损害的标记物肌钙蛋白（TnI、TnT）或肌酸激酶同工酶（CK – MB）水平升高。如果反映心肌坏死的标记物在正常范围内或仅轻微增高（未超过 2 倍正常值），就诊断为不稳定型心绞痛，而当心肌坏死标记物超过正常值 2 倍时，则诊断为 NSTEMI。

不稳定型心绞痛和 ST 段抬高心肌梗死（STEMI）的区别，在于后者在胸痛发作的同时出现典型的 ST 段抬高并具有相应的动态改变过程和心肌酶学改变。

七、治疗

不稳定型心绞痛的治疗目标是控制心肌缺血发作和预防急性心肌梗死。治疗措施包括内科药物治疗、冠状动脉介入治疗（PCI）和外科冠状动脉旁路移植手术（CABG）。

（一）一般治疗

对于符合不稳定型心绞痛诊断的患者应及时收住院治疗（最好收入监护病房），急性期卧床休息1 ~ 3d，吸氧，持续心电监测。对于低危险组患者留观期间未再发生心绞痛，心电图也无缺血改变，无左心衰竭的临床证据，留观 12 ~ 24h 期间未发现有 CK – MB 升高，TnT 或 TnI 正常者，可在留观 24 ~ 48h 后出院。对于中危或高危组的患者特别是 TnT 或 TnI 升高者，住院时间相对延长，内科治疗亦应强化。

（二）药物治疗

1. 控制心绞痛发作

（1）硝酸酯类：硝酸甘油主要通过扩张静脉，减轻心脏前负荷来缓解心绞痛发作。心绞痛发作时应舌下含化硝酸甘油，初次含硝酸甘油的患者以先含 0.5mg 为宜。对于已有含服经验的患者，心绞痛发作时若含 0.5mg 无效，可在 3 ~ 5min 追加 1 次，若连续含硝酸甘油 1.5 ~ 2.0mg 仍不能控制疼痛症状，需应用强镇痛药以缓解疼痛，并随即采用硝酸甘油或硝酸异山梨酯静脉滴注，硝酸甘油的剂量以 5μg/min 开始，以后每 5 ~ 10min 增加 5μg/min，直至症状缓解或收缩压降低 1.3kPa（10mmHg），最高剂量一般不超过 80 ~ 100μg/min，一旦患者出现头痛或血压降低 [SBP < 12.0kPa（90mmHg）] 应迅速减少静脉滴注的剂量。维持静脉滴注的剂量以 10 ~ 30μg/min 为宜。对于中危和高危险组的患者，硝酸甘油持续静脉滴注 24 ~ 48h 即可，以免产生耐药性而降低疗效。

常用口服硝酸酯类药物：心绞痛缓解后可改为硝酸酯类口服药物。常用药物有硝酸异山梨酯（消心痛）和 5 – 单硝酸异山梨酯。硝酸异山梨酯作用的持续时间为 4 ~ 5h，故以每日 3 ~ 4 次口服为妥，对劳力性心绞痛患者应集中在白天给药。5 – 单硝酸异山梨酯可采用每日 2 次给药。若白天和夜间或清晨均有心绞痛发作者，硝酸异山梨酯可每 6h 给药 1 次，但宜短期治疗以避免耐药性。对于频繁发作的不稳定型心绞痛患者口服硝酸异山梨酯短效药物的疗效常优于服用 5 – 单硝类的长效药物。硝酸异山梨酯的使用剂量可以从 10mg/次开始，当症状控制不满意时可逐渐加大剂量，一般不超过 40mg/次，只要患者心绞痛发作时口含硝酸甘油有效，即是增加硝酸异山梨酯剂量的指征，若患者反复口含硝酸甘油不能缓解症状，常提示患者有极为严重的冠状动脉阻塞病变，此时即使加大硝酸异山梨酯剂量也不一定能取得良好效果。

（2）β 受体阻滞药：通过减慢心率、降低血压和抑制心肌收缩力而降低心肌耗氧量，从而缓解心绞痛症状，对改善近、远期预后有益。

对不稳定型心绞痛患者控制心绞痛症状以及改善其近、远期预后均有好处，除有禁忌证外，主张常规服用。首选具有心脏选择性的药物，如阿替洛尔、美托洛尔和比索洛尔等。除少数症状严重者可采用

静脉推注 β 受体阻滞药外，一般主张直接口服给药。剂量应个体化，根据症状、心率及血压情况调整剂量。阿替洛尔常用剂量为 12.5 ~ 25mg，每日 2 次，美托洛尔常用剂量为 25 ~ 50mg，每日 2 ~ 3 次，比索洛尔常用剂量为 5 ~ 10mg 每日 1 次，不伴有劳力性心绞痛的变异性心绞痛不主张使用。

（3）钙拮抗药：通过扩张外周血管和解除冠状动脉痉挛而缓解心绞痛，也能改善心室舒张功能和心室顺应性。非二氢吡啶类有减慢心率和减慢房室传导作用。常用药物有两类：①二氢吡啶类钙拮抗药：硝苯地平对缓解冠状动脉痉挛有独到的效果，故为变异性心绞痛的首选用药，一般剂量为 10 ~ 20mg，每 6h 1 次，若仍不能有效控制变异性心绞痛的发作还可与地尔硫䓬合用，以产生更强的解除冠状动脉痉挛的作用，当病情稳定后可改为缓释和控释制剂。对合并高血压病者，应与 β 受体阻滞药合用。②非二氢吡啶类钙拮抗药：地尔硫䓬有减慢心率、降低心肌收缩力的作用，故较硝苯地平更常用于控制心绞痛发作。一般使用剂量为 30 ~ 60mg，每日 3 ~ 4 次。该药可与硝酸酯类合用，亦可与 β 受体阻滞药合用，但与后者合用时需密切注意心率和心功能变化。

如心绞痛反复发作，静脉滴注硝酸甘油不能控制时，可试用地尔硫䓬短期静脉滴注，使用方法为 5 ~ 15μg/（kg·min），可持续静滴 24 ~ 48h，在静滴过程中需密切观察心率、血压的变化，如静息心率低于 50/min，应减少剂量或停用。

钙通道阻滞药用于控制下列患者的进行性缺血或复发性缺血症状：①已经使用足量硝酸酯类和 β 受体阻滞药的患者。②不能耐受硝酸酯类和 β 受体阻滞药的患者。③变异性心绞痛的患者。因此，对于严重不稳定型心绞痛患者常需联合应用硝酸酯类、β 受体阻滞药和钙拮抗药。

2. 抗血小板治疗　阿司匹林为首选药物。急性期剂量应在 150 ~ 300mg/d，可达到快速抑制血小板聚集的作用，3d 后可改为小剂量即 50 ~ 150mg/d 维持治疗，对于存在阿司匹林禁忌证的患者，可采用氯吡格雷替代治疗，使用时应注意经常检查血象，一旦出现明显白细胞或血小板降低应立即停药。

（1）阿司匹林：阿司匹林对不稳定型心绞痛治疗目的是通过抑制血小板的环氧化酶快速阻断血小板中血栓素 A_2 的形成。因小剂量阿司匹林（50 ~ 75mg）需数天才能发挥作用。故目前主张：①尽早使用，一般应在急诊室服用第一次。②为尽快达到治疗性血药浓度，第一次应采用咀嚼法，促进药物在口腔颊部黏膜吸收。③剂量 300mg，每日 1 次，5d 后改为 100mg，每日 1 次，很可能需终身服用。

（2）氯吡格雷：为第二代抗血小板聚集的药物，通过选择性地与血小板表面腺苷酸环化酶偶联的 ADP 受体结合而不可逆地抑制血小板的聚集，且不影响阿司匹林阻滞的环氧化酶通道，与阿司匹林合用可明显增加抗凝效果，对阿司匹林过敏者可单独使用。噻氯匹定的最严重不良反应是中性粒细胞减少，见于连续治疗 2 周以上的患者，易出现血小板减少和出血时间延长，亦可引起血栓性血小板减少性紫癜，而氯吡格雷则不明显，目前在临床上已基本取代噻氯匹定。目前对于不稳定型心绞痛患者和接受介入治疗的患者多主张强化血小板治疗，即二联抗血小板治疗，在常规服用阿司匹林的基础上立即给予氯吡格雷治疗至少 1 个月，亦可延长至 9 个月。

（3）血小板糖蛋白 Ⅱb/Ⅲa 受体抑制药：为第三代血小板抑制药，主要通过占据血小板表面的糖蛋白 Ⅱb/Ⅲa 受体，抑制纤维蛋白原结合而防止血小板聚集。但其口服制剂疗效及安全性令人失望。静脉制剂主要有阿昔单抗和非抗体复合物替罗非班、lamifiban、xemilofiban、eptifiban、lafradafiban 等，其在注射停止后数小时作用消失。目前临床常用药物有盐酸替罗非班注射液，是一种非肽类的血小板糖蛋白 Ⅱb/Ⅲa 受体的可逆性拮抗药，能有效地阻止纤维蛋白原与血小板表面的糖蛋白 Ⅱb/Ⅲa 受体结合，从而阻断血小板的交联和聚集。盐酸替罗非班对血小板功能的抑制的时间与药物的血浆浓度相平行，停药后血小板功能迅速恢复到基线水平。在不稳定型心绞痛患者盐酸替罗非班静脉输注可分两步，在肝素和阿司匹林应用条件下，可先给以负荷量 0.4μg/（kg·min）（30min），而后以 0.1μg/（kg·min）维持静脉点滴 48h。对于高度血栓倾向的冠脉血管成形术患者盐酸替罗非班两步输注方案为负荷量 10μg/kg 于 5min 内静脉推注，然后以 0.15μg/（kg·min）维持 16 ~ 24h。

3. 抗凝血酶治疗　目前临床使用的抗凝药物有普通肝素、低分子肝素和水蛭素，其他人工合成或口服的抗凝药正在研究或临床观察中。

（1）普通肝素：是常用的抗凝药，通过激活抗凝血酶而发挥抗栓作用，静脉滴注肝素会迅速产生抗凝作用，但个体差异较大，故临床需化验部分凝血活酶时间（APTT）。一般将 APTT 延长至 60～90s 作为治疗窗口。多数学者认为，在 ST 段不抬高的急性冠状动脉综合征，治疗时间为 3～5d，具体用法为 75U/kg 体重，静脉滴注维持，使 APTT 在正常的 1.5～2 倍。

（2）低分子肝素：低分子肝素是由普通肝素裂解制成的小分子复合物，分子量在 2 500～7 000，具有以下特点：抗凝血酶作用弱于肝素，但保持了抗因子 Xa 的作用，因而抗因子 Xa 和凝血酶的作用更加均衡；抗凝效果可以预测，不需要检测 APTT；与血浆和组织蛋白的亲和力弱，生物利用度高；皮下注射，给药方便；促进更多的组织因子途径抑制物生成，更好地抑制因子Ⅶ和组织因子复合物，从而增加抗凝效果等。许多研究均表明低分子肝素在不稳定型心绞痛和非 ST 段抬高心肌梗死的治疗中起作用至少等同或优于经静脉应用普通肝素。低分子肝素因生产厂家不同而规格各异，一般推荐量按不同厂家产品以千克体重计算皮下注射，连用一周或更长。

（3）水蛭素：是从药用水蛭唾液中分离出来的第一个直接抗凝血酶制药，通过重组技术合成的是重组水蛭素。重组水蛭素理论上优点有：无须通过 AT－Ⅲ激活凝血酶；不被血浆蛋白中和；能抑制凝血块黏附的凝血酶；对某一剂量有相对稳定的 APTT，但主要经肾脏排泄，在肾功能不全者可导致不可预料的蓄积。多数试验证实水蛭素能有效降低死亡与非致死性心肌梗死的发生率，但出血危险有所增加。

（4）抗血栓治疗的联合应用：①阿司匹林＋ADP 受体拮抗药：阿司匹林与 ADP 受体拮抗药的抗血小板作用机制不同，一般认为，联合应用可以提高疗效。CURE 试验表明，与单用阿司匹林相比，氯吡格雷联合使用阿司匹林可使死亡和非致死性心肌梗死降低 20％，减少冠状动脉重建需要和心绞痛复发。②阿司匹林加肝素：RISC 试验结果表明，男性非 ST 段抬高心肌梗死患者使用阿司匹林明显降低死亡或心肌梗死的危险，单独使用肝素没有受益，阿司匹林加普通肝素联合治疗的最初 5d 事件发生率最低。目前资料显示，普通肝素或低分子肝素与阿司匹林联合使用疗效优于单用阿司匹林；阿司匹林加低分子肝素等同于甚至可能优于阿司匹林加普通肝素。③肝素加血小板 GPⅡb/Ⅲa 抑制药：PUR－SUTT 试验结果显示，与单独应用血小板 GPⅡb/Ⅲa 抑制药相比，未联合使用肝素的患者事件发生率较高。目前多主张联合应用肝素与血小板 GPⅡb/Ⅲa 抑制药。由于两者连用可延长 APTT，肝素剂量应小于推荐剂量。④阿司匹林加肝素加血小板 GPⅡb/Ⅲa 抑制药：目前，合并急性缺血的非 ST 段抬高心肌梗死的高危患者，主张三联抗血栓治疗，是目前最有效的抗血栓治疗方案。持续性或伴有其他高危特征的胸痛患者及准备做早期介入治疗的患者，应给予该方案。

4. 调脂治疗　血脂增高的干预治疗除调整饮食、控制体重、体育锻炼、控制精神紧张、戒烟、控制糖尿病等非药物干预手段外，调脂药物治疗是最重要的环节。近代治疗急性冠脉综合征的最大进展之一就是 3－羟基－3 甲基戊二酰辅酶 A（HMGCoA）还原酶抑制药（他汀类）药物的开发和应用，该类药物除降低总胆固醇（TC）、低密度脂蛋白胆固醇（LDL－C）、三酰甘油（TG）和升高高密度脂蛋白胆固醇（HDL－C）外，还有缩小斑块内脂质核、加固斑块纤维帽、改善内皮细胞功能、减少斑块炎性细胞数目、防止斑块破裂等作用，从而减少冠脉事件，另外还能通过改善内皮功能减弱凝血倾向，防止血栓形成，防止脂蛋白氧化，起到了抗动脉粥样硬化和抗血栓作用。随着长期的大样本的实验结果出现，已经显示他汀类强化降脂治疗和 PTCA 加常规治疗可同样安全有效地减少缺血事件。所有他汀类药物均有相同的不良反应，即胃肠道功能紊乱、肌痛及肝损害，儿童、孕妇及哺乳期妇女不宜应用。常见他汀类降调脂药见表 6－4。

表6－4　临床常见他汀类药物剂量

药物	常用剂量（mg）	用法
阿托伐他汀（立普妥）	10～80	每天 1 次，口服
辛伐他汀（舒降之）	10～80	每天 1 次，口服
洛伐他汀（美降之）	20～80	每天 1 次，口服
普伐他汀（普拉固）	20～40	每天 1 次，口服
氟伐他汀（来适可）	40～80	每天 1 次，口服

5. 溶血栓治疗　国际多中心大样本的临床试验（TIMI ⅢB）业已证明采用 AMI 的溶栓方法治疗不稳定型心绞痛反而有增加 AMI 发生率的倾向，故已不主张采用。至于小剂量尿激酶与充分抗血小板和抗凝血酶治疗相结合是否对不稳定型心绞痛有益，仍有待临床进一步研究。

6. 不稳定型心绞痛出院后的治疗　不稳定心绞痛患者出院后仍需定期门诊随诊。低危险组的患者 1～2 个月随访 1 次，中、高危险组的患者无论是否行介入性治疗都应 1 个月随访 1 次，如果病情无变化，随访半年即可。

UA 患者出院后仍需继续服阿司匹林、β 受体阻滞药。阿司匹林宜采用小剂量，每日 50～150mg 即可，β 受体阻滞药宜逐渐增量至最大可耐受剂量。在冠心病的二级预防中阿司匹林和降胆固醇治疗是最重要的。降低胆固醇的治疗应参照国内降血脂治疗的建议，即血清胆固醇 ＞ 4.68mmol/L（180mg/dl）或低密度脂蛋白胆固醇 ＞ 2.60mmol/L（100mg/dl）均应服他汀类降胆固醇药物，并达到有效治疗的目标。血浆三酰甘油 ＞ 2.26mmol/L（200mg/dl）的冠心病患者一般也需要服降低三酰甘油的药物。其他二级预防的措施包括向患者宣教戒烟、治疗高血压和糖尿病、控制危险因素、改变不良的生活方式、合理安排膳食、适度增加活动量、减少体重等。

八、影响不稳定型心绞痛预后的因素

（1）左心室功能：为最强的独立危险因素，左心室功能越差，预后也越差，因为这些患者的心脏很难耐受进一步的缺血或梗死。

（2）冠状动脉病变的部位和范围：左主干病变和右冠开口病变最具危险性，三支冠脉病变的危险性大于双支或单支者，前降支病变危险大于右冠或回旋支病变，近段病变危险性大于远端病变。

（3）年龄：是一个独立的危险因素，主要与老年人的心脏储备功能下降和其他重要器官功能降低有关。

（4）合并其他器质性疾病或危险因素：不稳定型心绞痛患者如合并肾衰竭、慢性阻塞性肺疾患、糖尿病、高血压、高血脂、脑血管病以及恶性肿瘤等，均可影响不稳定型心绞痛患者的预后。其中肾状态还明显与 PCI 术预后有关。

（带　籽）

第三节　急性心肌梗死

心肌梗死指由于长时间缺血导致心肌细胞死亡，临床上多表现为剧烈而持久的胸骨后疼痛，伴有血清心肌损伤标志物增高及进行性心电图变化，属于急性冠状动脉综合征（acute coronary syndrome, ACS）的严重类型。基本病因是冠状动脉粥样硬化及其血栓形成，造成一支或多支血管管腔狭窄、闭塞，持久的急性缺血达 20～30min 以上，即可发生心肌梗死。根据心电图 ST 段的改变，可分为 ST 段抬高型心肌梗死（STEMI）和非 ST 段抬高型心肌梗死（NSTEMI），本节主要讨论 STEMI。

一、临床表现

与梗死的范围、部位、侧支循环情况密切有关。

1. 症状　如下所述。

（1）先兆：患者多无明确先兆，部分患者在发病前数日有乏力，胸部不适，活动时心悸、气急、烦躁、心绞痛等前驱症状，其中以新发生心绞痛（初发型心绞痛）或原有心绞痛加重（恶化型心绞痛）最为突出。

（2）疼痛

1）最主要、最先出现的症状。多发生于清晨，疼痛部位和性质与心绞痛相同，但程度更重，持续时间较长，可达数小时或更长，休息和含用硝酸甘油片多不能缓解。诱因多不明显，且常发生于安静时。

2）部分患者疼痛位于上腹部，被误认为胃穿孔、急性胰腺炎等急腹症；部分患者疼痛放射至下颌、颈部、背部上方，被误认为骨关节痛。

3）少数患者无疼痛，一开始即表现为休克或急性心力衰竭。

（3）全身症状：除疼痛外，患者常出现烦躁不安、出汗、恐惧、胸闷或有濒死感。少部分患者在疼痛发生后 24~48h 出现发热、心动过速、白细胞增高和红细胞沉降率增快等，体温一般≤38℃，持续约一周。

（4）胃肠道症状：疼痛剧烈时常伴有频繁的恶心、呕吐和上腹胀痛，下壁心肌梗死时更为常见，与迷走神经受坏死心肌刺激和心排血量降低，组织灌注不足等有关。肠胀气亦不少见，重症者可发生呃逆。

（5）心律失常：见于 75%~95% 的患者，多发生在起病 1~2 天，以 24h 内最多见。可出现各种心律失常，如室性心律失常（期前收缩、室速、室颤）、传导阻滞（房室传导阻滞和束支传导阻滞）。

（6）低血压和休克：疼痛期常见血压下降，未必是休克。休克多在起病后数小时至数日内发生，见于约 20% 的患者，主要是心源性，表现为疼痛缓解而收缩压仍低于 80mmHg，有烦躁不安、面色苍白、皮肤湿冷、脉细而快、大汗淋漓、尿量减少（<20mL/h）、反应迟钝，甚至昏厥。

（7）心力衰竭：主要是急性左心衰竭，可在起病最初几天内发生，或在疼痛、休克好转阶段出现，发生率为 32%~48%。出现呼吸困难、咳嗽、发绀、烦躁等症状，严重者可发生肺水肿。右心室梗死者可一开始即出现右心衰竭表现，有颈静脉怒张、肝大、水肿等右心衰竭表现伴血压下降。

2. 体征　如下所述。

（1）心脏体征：①心脏浊音界可正常也可轻度至中度增大；②心率多增快，少数也可减慢、不齐；③心尖区第一心音减弱，可出现第四心音（心房性）奔马律，少数有第三心音（心室性）奔马律；④10%~20% 患者在起病第 2~3 天出现心包摩擦音，为反应性纤维性心包炎所致，常提示透壁性心肌梗死；⑤心尖区可出现粗糙的收缩期杂音或伴收缩中晚期喀喇音，为二尖瓣乳头肌功能失调或断裂所致。

（2）血压：除极早期血压可增高外，几乎所有患者都有血压降低。起病前有高血压者，血压可降至正常，且可能不再恢复到起病前的水平。

（3）其他：可有与心律失常、休克或心力衰竭相关的其他体征。

二、辅助检查

1. 心电图　如下所述。

（1）特征性改变：STEMI 心电图表现特点为：①ST 段抬高：多呈弓背向上型；②宽而深的 Q 波（病理性 Q 波）：在面向透壁心肌坏死区的导联上出现；③T 波倒置：在面向损伤区周围心肌缺血区的导联上出现，在背向心肌梗死（MI）区的导联则出现相反的改变，即 R 波增高、ST 段压低和 T 波直立并增高。

（2）动态性演变：高大两肢不对称的 T 波（数小时）→ST 段明显抬高，可与直立 T 波形成单相曲线→R 波减低，Q 波出现（数小时至数天）→抬高 ST 段回落、T 波平坦或倒置。

（3）定位和定范围：STEMI 的定位和定范围可根据出现特征性改变的导联数来判断。

2. 超声心动图　二维和 M 型超声心动图也有助于了解心室壁的运动和左心室功能，诊断室壁瘤和乳头肌功能失调、室间隔穿孔、心脏破裂等。

3. 实验室检查　如下所述。

（1）起病 24~48 h 后白细胞可增至（10~20）×10^9/L，中性粒细胞增多，嗜酸性粒细胞减少或消失；红细胞沉降率（ESR）增快；C 反应蛋白（CRP）增高均可持续 1~3 周。起病数小时至 2 日内血中游离脂肪酸增高。

（2）血心肌坏死标志物动态变化：目前推荐使用的心肌损伤标志物包括肌钙蛋白 I 或 T（cTnI/cT-nT）、肌红蛋白（Mb）和肌酸磷酸激酶同工酶（CK-MB），其升高水平和时间特点见表 6-5。

表 6 - 5　STEMI 时心肌损伤标志物变化

升高时间	血清心肌损伤标志物			
	肌红蛋白（MB）	肌钙蛋白		CK - MB
		cTnT	cTnI	
开始升高时间（b）	1~2	2~4	2~4	6
峰值时间（h）	4~8	10~24	10~24	18~24
持续时间（d）	0.5~1.0	5~14	5~10	2~4

注：cTnT：心脏肌钙蛋白 T；cTnI：心脏肌钙蛋白 I；CK - MB：肌酸激酶同工酶。

肌红蛋白（Mb）对早期诊断的初筛有较高价值，但确诊有赖于 cTnI/cTnT 或 CK - MB。Mb 和 CK - MB 对再梗死的诊断价值较大。梗死时间较长者，cTnI/cTnT 检测是唯一的有价值检查。

三、诊断和鉴别诊断

1. 诊断标准　根据"心肌梗死全球统一定义"，存在下列任何一项时，可以诊断心肌梗死。

（1）心肌标志物（最好是肌钙蛋白）增高≥正常上限 2 倍或增高后降低，并有以下至少一项心肌缺血的证据：①心肌缺血临床症状；②心电图出现新的心肌缺血变化，即新的 ST 段改变或左束支传导阻滞；③心电图出现病理性 Q 波；④影像学证据显示新的心肌活力丧失或区域性室壁运动异常。

（2）突发、未预料的心脏性死亡，涉及心脏停搏，常伴有提示心肌缺血的症状、推测为新的 ST 段抬高或左束支传导阻滞、冠状动脉造影或尸体检验显示有新鲜血栓的证据，死亡发生在可取得血标本之前，或心脏生物标志物在血中升高之前。

（3）在基线肌钙蛋白正常，接受经皮冠状动脉介入术（PCI）的患者肌钙蛋白超过正常上限的 3 倍，定为 PCI 相关的心肌梗死。

（4）基线肌钙蛋白值正常，行冠状动脉旁路移植术（CABG）患者，肌钙蛋白升高超过正常上限的 5 倍并发生新的病理性 Q 波或新的左束支传导阻滞，或有冠状动脉造影或其他心肌活力丧失的影像学证据，定义为与 CABG 相关的心肌梗死。

（5）有 AMI 的病理学发现。

2. 鉴别诊断　临床发作胸痛，结合心电图和心肌损伤标志物，鉴别诊断并不困难。不要为了鉴别而耽搁急诊再灌注治疗的时间。

四、并发症

1. 乳头肌功能失调或断裂　二尖瓣乳头肌因缺血、坏死出现收缩功能障碍，二尖瓣关闭不全，心尖区出现收缩中晚期喀喇音和吹风样收缩期杂音，第一心音减弱，多伴心力衰竭。严重者，可迅速发生肺水肿，在数日内死亡。

2. 心脏破裂　少见，多在起病 1 周内出现。心室游离壁破裂则造成心包积血、急性心脏压塞而猝死。室间隔破裂造成穿孔可在胸骨左缘第 3~4 肋间出现收缩期杂音，可引起心力衰竭和休克，死亡率高。

3. 心室壁瘤　或称室壁瘤，主要见于左心室，发生率为 5%~20%。体格检查可见左侧心界扩大，心脏搏动范围较广，可有收缩期杂音。瘤内发生附壁血栓时，心音减弱。心电图 ST 段持续抬高。X 线透视、摄影、超声心动图、放射性核素心脏血池显像以及左心室造影可见局部心缘突出，搏动减弱或有反常搏动。

其他并发症，如栓塞、心肌梗死后综合征等发生率较低，临床意义不大。

五、治疗

对于 STEMI 患者，治疗原则是尽快恢复心肌的血液灌注，以挽救濒死的心肌，防止梗死扩大，保护心功能。

1. 监护和一般治疗 如下所述。

（1）休息：急性期须住院、卧床休息。

（2）心电、血压监护。

（3）吸氧：对有呼吸困难和血氧饱和度降低者，最初几日间断或持续通过鼻导管面罩吸氧。

（4）护理：建立静脉通道，保持给药途径畅通。急性期12h卧床休息，若无并发症，24h内应鼓励患者在床上进行肢体活动，若无低血压，第3天就可在病房内走动；梗死后第4~5天，逐步增加活动直至每天3次步行100~150m。

（5）解除疼痛：除舌下含服或静脉点滴硝酸甘油外，可以使用吗啡等镇痛药缓解疼痛。

2. 抗栓治疗 如下所述。

（1）抗血小板治疗：抗血小板治疗已成为急性STEMI常规治疗。

1）阿司匹林：首次300mg嚼服，以后100mg/d口服。

2）氯吡格雷：负荷量：急诊PCI前首次300~600mg顿服，静脉溶栓前150mg（≤75岁）或75mg（>75岁）；常规应用剂量：75mg/d口服。也可用替格瑞洛、普拉格雷替代。

3）替罗非班：属于静脉注射用GPⅡb/Ⅲa受体拮抗剂。主要用于：①高危；②拟转运进行经皮冠状动脉介入治疗（PCI）；③出血风险低（Crusade评分<30）；④造影显示大量血栓；⑤PCI术中出现慢血流或无复流。

起始推注剂量为10μg/kg，在3min内推注完毕，而后以0.15μg/（kg·min）的速率维持滴注，持续36~48h。

（2）抗凝治疗：凝血酶是使纤维蛋白原转变为纤维蛋白最终形成血栓的关键环节，因此抑制凝血酶至关重要。所有STEMI患者急性期均进行抗凝治疗。非介入治疗患者，抗凝治疗要达到8天或至出院前；行急诊介入治疗的患者，抗凝治疗可在介入术后停用或根据患者情况适当延长抗凝时间。

1）普通肝素：①溶栓治疗：可先静脉注射肝素60U/kg（最大量4 000U），继以12U/（kg·h）（最大1 000U/kg），使APTT值维持在对照值1.5~2.0倍（为50~70s），至少应用48h。尿激酶和链激酶均为非选择性溶栓剂，可在溶栓后6h开始测定APTT或活化凝血时间（ACT），待其恢复到对照时间2倍以内时开始给予皮下肝素治疗。②直接PCI：与GPⅡb/Ⅲa受体拮抗剂合用者，肝素剂量应为50~70U/kg，使ACT>200s；未使用GPⅡb/Ⅲa受体拮抗剂者，肝素剂量应为60~100U/kg，使ACT达到250~350s。③对于因就诊晚、已失去溶栓治疗机会、临床未显示有自发再通情况，静脉滴注肝素治疗是否有利并无充分证据。

使用肝素期间应监测血小板计数，及时发现肝素诱导的血小板减少症。

2）低分子量肝素：使用方便，不需监测凝血时间，有条件尽量替代普通肝素。

3）磺达肝癸钠：是间接Ⅹa因子抑制剂，接受溶栓或未行再灌注治疗的患者，磺达肝癸钠有利于降低死亡和再梗死。而不增加出血并发症。无严重肾功能不全的患者，初始静脉注射2.5mg，以后每天皮下注射2.5mg，最长8天。在用于直接PCI时，应与普通肝素联合应用，以减少导管内血栓的风险。

4）比伐卢定：在直接PCI时，可以使用比伐卢定。先静脉推注0.75mg/min，再静脉滴注1.75mg/（kg·min），不需监测ACT，操作结束时停止使用。不需要同时使用替罗非班，降低出血发生率。

3. 再灌注疗法 起病3~6h，最多在12h内，使闭塞的冠状动脉再通，心肌得到再灌注，濒临坏死的心肌可能得以存活或使坏死范围缩小，减轻梗死后心肌重塑，改善预后，是一种积极的治疗措施。

（1）介入治疗（PCI）

1）直接PCI：直接PCI适应证包括：①症状发作<12h的STEMI或伴有新出现的左束支传导阻滞。②在发病36h内发生心源性休克，或休克发生18h以内者。③如果患者在发病12~24h内具备以下1个或多个条件时可行直接PCI治疗：严重心力衰竭；血流动力学或心电不稳定；持续缺血的证据。

2）转运PCI：高危STEMI患者就诊于无直接PCI条件的医院，尤其是有溶栓禁忌证或虽无溶栓禁忌证但已发病>3h的患者，可在抗栓（抗血小板，如口服阿司匹林、氯吡格雷或肝素抗凝）治疗同时，尽快转运患者至有条件实施急诊 PCI 的医院进行治疗。

3）溶栓后紧急 PCI：接受溶栓治疗的患者无论临床判断是否再通，都应进行冠状动脉造影检查及可能的 PCI 治疗：①溶栓未再通者：尽早实施冠状动脉造影。②溶栓再通者：溶栓后 3 ~ 24h 内行冠状动脉造影检查。

（2）溶栓治疗：无条件施行介入治疗或因转送患者到可施行介入治疗的单位超过 3h，如无禁忌证应在接诊患者后 30min 内对患者实施静脉溶栓治疗。

1）适应证：①发病 12h 以内 STEMI 患者，无溶栓禁忌证，不具备急诊 PCI 治疗条件，转诊行 PCI 的时间 >3h。②对发病 12 ~ 24h 仍有进行性缺血性疼痛和至少 2 个胸导联或肢体导联 ST 段抬高 > 0.1mV 的患者，若无急诊 PCI 条件，在经过选择的患者也可进行溶栓治疗。③对再梗死患者，如果不能立即（症状发作后 60min 内）进行冠状动脉造影和 PCI，可给予溶栓治疗。

2）禁忌证：①既往任何时间脑出血病史；②脑血管结构异常（如动静脉畸形）；③颅内恶性肿瘤（原发或转移）；④6 个月内缺血性卒中或短暂性脑缺血史（不包括 3h 内的缺血性卒中）；⑤可疑主动脉夹层；⑥活动性出血或者出血体质（不包括月经来潮）；⑦3 个月内的严重头部闭合性创伤或面部创伤；⑧慢性、严重、没有得到良好控制的高血压或目前血压严重控制不良（收缩压 ≥180mmHg 或者舒张压 ≥110mmHg）；⑨痴呆或已知的其他颅内病变；⑩创伤（3 周内）或者持续 >10min 的心肺复苏，或者 3 周内进行过大手术；⑪近期（4 周内）内脏出血；⑫近期（2 周内）不能压迫止血部位的大血管穿刺；⑬感染性心内膜炎；⑭5 天至 2 年内曾应用过链激酶，或者既往有此类药物过敏史（不能重复使用链激酶）；⑮妊娠；⑯活动性消化性溃疡；⑰目前正在应用口服抗凝治疗［国际标准化比值（INR）水平越高，出血风险越大］。

3）溶栓药物的选择：以纤维蛋白溶酶原激活剂激活血栓中纤维蛋白溶酶原，使之转变为纤维蛋白溶酶而溶解冠状动脉内的血栓。国内常用：①尿激酶（UK）：30min 内静脉滴注（150 ~ 200）万单位；②链激酶（SK）或重组链激酶（rSK）：以 150 万单位静脉滴注，在 60min 内滴完，用链激酶时，应注意寒战、发热等过敏反应；③重组组织型纤维蛋白溶酶原激活剂（rt - PA）：100mg 在 90min 内静脉给予：先静脉注入 15mg，继而 30min 内静脉滴注 50mg，其后 60min 内再滴注 35mg。用 rt - PA 前先用肝素 5 000U 静脉注射，用药后继续以肝素每小时 700 ~ 1 000U 持续静脉滴注共 48h，以后改为皮下注射 7 500U 每 12h 一次，连用 3 ~ 5 天（也可用低分子量肝素）。

4）溶栓成功的判断：可以根据冠状动脉造影直接判断，或根据：①心电图抬高最为明显的导联的 ST 段于 2h 内回降 >50%；②胸痛 2h 内基本消失；③2h 内出现再灌注性心律失常；④血清 CK - MB 酶峰值提前出现（14h 内）等间接判断溶栓是否成功。

六、二级预防、康复治疗与随访

STEMI 患者出院后，应继续进行科学合理的二级预防，以降低心肌梗死复发、心力衰竭以及心脏性死亡等主要不良心血管事件的危险性，并改善患者生活质量。

1. 加强宣教，促使患者改善生活方式

（1）戒烟。

（2）病情稳定的患者建议每天进行 30 ~ 60min 的有氧运动，以不觉劳累为原则。有心功能不全者，活动量宜小。

（3）控制体重。

（4）清淡饮食，可少量饮酒。

（5）保持乐观心情。

2. 坚持药物治疗　如下所述。

（1）抗血小板药物：若无禁忌证，所有 STEMI 患者出院后均应长期服用阿司匹林（75 ~ 150mg/d）治疗。因存在禁忌证而不能应用阿司匹林者，可用氯吡格雷（75mg/d）替代。如接受了 PCI 治疗，则同时服用阿司匹林 + 氯吡格雷至少一年，以后阿司匹林长期服用。

（2）ACEI 和 ARB 类药物：若无禁忌证，所有伴有心力衰竭（LVEF＜45%）、高血压、糖尿病或慢性肾病的 STEMI 患者均应长期服用 ACEI。具有适应证但不能耐受 ACEI 治疗者，可应用 ARB 类药物。

（3）β 受体阻滞剂：若无禁忌证，所有 STEMI 患者均应长期服用 β 受体阻滞剂治疗，并根据患者耐受情况确定个体化的治疗剂量。

（4）醛固酮受体拮抗剂（螺内酯）：无明显肾功能能损害和高血钾的心肌梗死后患者，经过有效剂量的 ACEI 与 β 受体阻滞剂治疗后其 LVEF＜40% 者，可考虑应用螺内酯治疗，但须密切观察高钾血症等不良反应。

3. 控制心血管危险因素　如下所述。

（1）控制血压：STEMI 患者出院后应继续进行有效的血压管理。对于一般患者，应将其血压控制于＜140/90mmHg，合并慢性肾病者应将血压控制于＜130/80mmHg。

（2）调脂治疗（同稳定型心绞痛调脂治疗）。

（3）血糖管理：对所有 STEMI 患者均应常规筛查其有无糖尿病。对于确诊糖尿病的患者，应将其糖化血红蛋白（HbA1c）控制在 7% 以下；若患者一般健康状况较差、糖尿病病史较长、年龄较大时，宜将 HbA1c 控制于 7% ～8%。

（带　籽）

第四节　缺血性心肌病

缺血性心肌病（ischemic cardiomyopathy，ICM）是冠心病的一种特殊类型或晚期阶段，是指由冠状动脉粥样硬化引起长期心肌缺血，导致心肌弥散性纤维化，形成与原发性扩张型心肌病类似的临床综合征，出现收缩或舒张功能失常，或两者兼有，但不能用冠状动脉病变程度和缺血来解释。1970 年 Burch 等首先将其命名为缺血性心肌病。

一、发病机制

冠状动脉粥样硬化性心脏病、先天性冠状动脉异常、冠状动脉微血管病变（继发糖尿病时）和冠状动脉栓塞导致心肌缺血造成心肌细胞坏死、心肌顿抑或心肌冬眠，继而心肌瘢痕形成，剩余的存活心肌必须超负荷工作，最终导致心室扩张和肥厚，从而产生收缩性或舒张性心力衰竭。交感神经和肾素 - 血管紧张素 - 醛固酮系统的激活是缺血性心肌病心力衰竭的重要发病机制。近年来发现，血管内皮细胞功能不全、心肌细胞凋亡、脂肪酸 β 氧化及葡萄糖氧化的异常和线粒体膜电位的变化在缺血性心肌病心力衰竭的发生、发展过程中起着重要的作用。

二、临床表现与辅助检查

根据 ICM 的临床表现不同，将其分为限制型 ICM 和扩张型 ICM。限制型 ICM 属于本病的早期阶段，患者心肌虽有广泛纤维化，但心肌收缩功能尚好，心脏扩大尚不明显，临床上心绞痛已近消失，常以急性左心衰竭发作为突出表现。扩张型 ICM 为病程的晚期阶段，患者心脏已明显增大，临床上以慢性充血性心力衰竭为主要表现。一般认为，扩张型 ICM 是由限制型 ICM 逐渐发展而来的。充血性心力衰竭的症状呈进行性进展，由劳力性呼吸困难发展至夜间阵发性呼吸困难及端坐呼吸，常有倦怠和乏力，周围性水肿和腹水出现较晚。部分患者开始以心绞痛为主要临床表现，以后逐渐减轻甚至消失，而以心力衰竭为主要临床表现。体征为充血性心力衰竭的表现。预后不良，存活率低。

X 线表现：全心或左心增大，肺血流重新分布，严重病例可见间质性或肺泡性肺水肿和胸膜渗出征象。

心电图：可为窦性心动过速、心房颤动、室性期前收缩、ST - T 异常及既往心肌梗死的 Q 波。

超声心动图：左室明显扩大，左室常呈不对称的几何形状改变；心肌厚薄不均，密度增高；室壁运动呈明显节段性运动障碍为主，可表现僵硬、扭曲甚至矛盾运动；房室瓣开放，心肌缺血引起乳头肌功能不全，二尖瓣关闭不全，左室增大，二尖瓣开放幅度减小。常伴有瓣膜、瓣环、腱索、乳头肌钙化、主动脉壁及心内膜钙化；左心功能以舒张功能减低为主，收缩功能异常通常晚于舒张功能异常，收缩功能障碍表现为舒张末期及收缩末期容积增多，心室射血分数明显降低。

核素心肌显像：可有心肌梗死和可逆性心肌缺血；左室收缩功能损害以局部为主，造成室壁各段之间收缩不协调甚至反向运动，射血分数下降。

冠状动脉造影：可见多支冠状动脉弥散性严重狭窄或闭塞。

三、诊断

1. 肯定条件　①有明确的冠心病证据，如心绞痛病史，心肌梗死 6 个月以上，冠状动脉造影结果阳性等；②心脏明显扩大；③心力衰竭反复发作。

2. 否定条件　①需要除外冠心病并发症引起的情况，如室壁瘤、室间隔穿孔、乳头肌功能不全及心律失常等；②需要除外其他心脏病或其他原因引起的心脏扩大和心力衰竭，如扩张型心肌病、风湿性心脏病、高血压性心脏病、酒精性心肌病、克山病、长期贫血、甲状腺功能亢进及心脏结节病等。

四、鉴别诊断

临床上需与 ICM 进行鉴别的心肌病变主要有扩张型心肌病、酒精性心肌病及克山病。

1. 扩张型心肌病　是一种原因不明的心肌病，其临床特征与 ICM 非常相似，鉴别诊断也相当困难，特别是 50 岁以上的患者，若伴有心绞痛则极易误诊为 ICM。由于扩张型心肌病与 ICM 的治疗原则不同，故对二者进行正确的鉴别具有重要的临床意义。

（1）年龄及病史：扩张型心肌病发病年龄较轻，常有心肌炎病史；而 ICM 发病年龄较大，多数有心绞痛或心肌梗死病史，常伴有高血压、高脂血症及糖尿病等。

（2）心电图检查：扩张型心肌病常伴有完全性左束支传导阻滞，心电图 ST - T 改变也多为非特异性而无定位诊断价值。

（3）胸部 X 线检查：扩张型心肌病患者心影呈普大型，心胸比多在 0.6 以上，透视下见心脏搏动明显减弱，晚期常有胸腔积液、心包积液征象。ICM 患者虽有心影明显增大，但多数呈主动脉型心脏，并伴有升主动脉增宽及主动脉结钙化等。

（4）心脏形态学对比：扩张型心肌病因心肌广泛受累，常表现为 4 个心腔呈普遍性显著扩大；而 ICM 常以左心房及左心室扩大为主，并常伴有主动脉瓣及瓣环增厚、钙化。

（5）室壁厚度及运动状态比较：扩张型心肌病患者室壁厚度弥散性变薄，室壁运动弥散性减弱；而 ICM 患者心肌缺血部位与病变冠状动脉分布走行密切相关，缺血严重部位则出现室壁变薄及运动减弱，故常见室壁厚度局限性变薄、室壁运动呈节段性减弱或消失。

（6）血流动力学变化：扩张型心肌病患者因心脏呈普遍性显著扩大，常继发各瓣膜及瓣膜支架结构改变而引起多个瓣口明显反流；而 ICM 患者因以左心房及左心室扩大为主，常伴二尖瓣口反流。

（7）扩张型心肌病患者因心肌病变弥漫广泛，左心室扩大明显及心肌收缩无力，故心脏收缩功能明显降低；而 ICM 患者虽左心室射血分数及短轴缩短率均有降低，但其程度则较扩张型心肌病轻。

（8）周围动脉超声探查：扩张型心肌病仅少数患者的颈动脉与股动脉斑块呈阳性；而 ICM 患者颈动脉与股动脉斑块则多数阳性。

（9）放射性核素检查：一般认为，ICM 比扩张型心肌病患者的心肌损伤更重，纤维化程度更高。因此行 ^{99m}Tc - 甲氧基异丁基异腈（MIBI）心肌灌注显像检查，扩张型心肌病多显示为不呈节段性分布的、散在的稀疏区，范围小、程度轻，表现为较多小片样缺损或花斑样改变；而 ICM 患者多呈按冠状动脉分布的节段性灌注异常，心肌血流灌注受损程度重、范围大；当灌注缺损范围大于左心室壁的40% 时，则对 ICM 的诊断有较高价值。

（10）冠状动脉造影：扩张型心肌病患者冠状动脉造影往往正常。

2. 酒精性心肌病 是由于长期大量饮酒所致的心肌病变，主要表现为心脏扩大、心力衰竭及心律失常等，临床上与扩张型 ICM 有许多相似之处。以下特点有助于二者的鉴别：

（1）有长期、大量饮酒史。

（2）多为 30～50 岁男性，且多伴有酒精性肝硬化。

（3）停止饮酒 3～6 个月后，病情可逐渐逆转或停止恶化，增大的心脏可见缩小。

3. 克山病 是一种原因不明的地方性心肌病，其临床表现与辅助检查所见均与扩张型 ICM 有许多相似之处，但其有明显的地区性，绝大多数患者为农业人口中的生育期妇女及断奶后的学龄前儿童。而 ICM 则以老年人多见。

五、治疗原则及进展

1. 药物治疗 在控制冠心病的易患因素的基础上，给予硝酸酯类药物、β 受体阻滞剂缓解心绞痛，改善心肌缺血症状。以心力衰竭为主要表现，应予利尿剂、血管紧张素转化酶抑制药或血管紧张素受体拮抗剂、醛固酮受体拮抗剂，必要时予正性肌力药（洋地黄）以控制心力衰竭，病情较稳定者应尽早给予 β 受体阻滞剂，从小剂量开始。

心力衰竭常合并高凝状态，易发生静脉血栓和肺栓塞，临床上主要应用华法林抗凝治疗。对合并心房颤动高危患者，ACTIVEA 研究显示氯吡格雷和阿司匹林联合应用可有效预防心房颤动的血管事件，可作为华法林安全的替代治疗。

优化能量代谢的药物曲美他嗪通过促进缺血心肌对葡萄糖的利用，减少对脂肪酸的利用来提高细胞产能的效率，从而保护冬眠心肌，促进心功能的恢复。

2. 经皮冠状动脉介入术（PCI） 冠状动脉造影发现 2 支血管病变尤其伴左前降支近端严重狭窄和左室功能损害，药物不能稳定病情，频繁的心绞痛发作，新发的或恶化的二尖瓣反流，均应行 PCI 治疗。PCI 较单纯药物治疗能更好地改善心功能，提高生活质量。

3. 冠状动脉旁路移植术（CABG） 冠状动脉造影发现左主干病变或三支弥散性病变，尤其伴 2 型糖尿病者，应首选 CABG。

4. 心脏再同步化治疗（cardiac resynchronization therapy，CRT） 心脏再同步化治疗通过改善心脏不协调运动，增加左室充盈时间，减少室间隔矛盾运动，减少二尖瓣反流，从而改善心力衰竭患者的心功能，增加运动耐量，甚至逆转左室重构。患者有中到重度心力衰竭症状（NYHA Ⅲ～Ⅳ级），窦性心律的心脏失同步化（完全性左束支传导阻滞，QRS 间期≥120ms），严重的左室收缩功能不全（LVEF≤35%），尤其是合并三度房室传导阻滞者，在经过合理的药物治疗后没有改善，可考虑 CRT，如果要合并恶性室性心律失常可同时行 CRT-D 治疗。CRT 虽能改善心功能，但不能改善由冠状动脉缺血导致的心肌冬眠和心室重塑。有 30% 的患者对 CRT 无应答。

5. 干细胞治疗 近年来大量研究表明，具有分化和增殖能力的干细胞移植通过直接分化为心肌细胞、血管内皮细胞，改善心肌间质成分、旁分泌功能等机制，可以修复缺血性心肌病坏死心肌组织，促进血管新生，改善心脏功能。动物实验证实以上效果后随即开展了一期和二期的临床试验，但至今干细胞治疗仍未应用于临床。FOCUS-CCTRN 临床试验并未得到理想的预期效果。目前，干细胞种类、数量、增殖能力、移植途径、干细胞移植后的归巢、干细胞和基因的联合治疗等问题在干细胞治疗大规模应用于临床之前尚需进一步研究。

6. 心脏移植 完善的内科治疗及常规心脏手术均无法治愈的各种终末期心力衰竭；其他重要脏器无不可逆性病变或影响长期生存的因素；肺动脉压不高的病例即可施行心脏移植。但是供体来源和移植后排斥反应是心脏移植面临的重大问题。

总之，ICM 是冠心病终末期的一种类型，预后较差，现有的任何单一治疗手段都不能取得最令人满意的效果。临床首先应充分评价存活心肌的范围及数量，选择最佳的治疗策略，通常是几种治疗方法联合应用，才能最大程度改善预后。

（周 艺）

第七章

心律失常

第一节　心律失常总论

一、心律失常的发生机制

心脏电活动的形成源于特殊心肌细胞的内在节律性。自律性是指心肌细胞能够在没有外来刺激的情况下按一定节律重复去极化达到阈值，从而自发地产生动作电位的能力。心房和心室的工作细胞在正常状态下不具有自律性，特殊传导系统的细胞（特殊传导系统包括窦房结、房室结区、希氏束、束支及浦肯野纤维网系统）却具有自律性，故被称作起搏细胞（图7-1）。在病理状态下，特殊传导系统之外的心肌细胞可获得自律性。

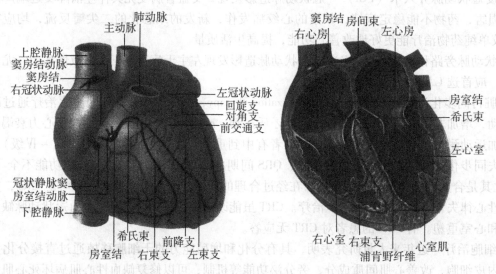

图7-1　心脏传导系统

特殊传导系统中自律细胞的自律性是不同的。正常情况下，窦房结细胞的自动节律性最高（约100次/分），浦肯野纤维网的自律性最低（约25次/分），而房室结（约50次/分）和希氏束（约40次/分）的自律性依次介于二者之间。整个心脏总是依照在当时情况下自律性最高的部位所发出的节律性兴奋来进行活动。正常情况下，窦房结是主导整个心脏兴奋和搏动的正常部位，故称为正常起搏点；特殊传导系统中的其他细胞并不表现出它们自身的自律性，只是起着传导兴奋的作用，故称为潜在起搏点。某些病理情况下，窦房结的兴奋因传导阻滞而不能控制其他自律组织的活动，或窦房结以外的自律组织的自律性增高，心房或心室就受当时情况下自律性最高的部位发出的兴奋节律支配而搏动，这些异常的起搏部位就称为异位起搏点。

（一）激动形成的异常

窦房结或其他组织（包括特殊传导系统和心肌组织）的异常激动形成会导致心律失常。可导致心律失常的主要异常激动包括自律性异常（包括窦房结、特殊传导系统中的潜在起搏细胞、心房或心室肌细胞的异常自律性）和触发活动。

1. 窦房结自律性异常　常见于以下两种。

（1）窦房结自律性增高：正常情况下，窦房结的自律性高低主要受自主神经系统的调控。交感神经刺激作用于起搏细胞的 β_1 肾上腺素能受体，使起搏离子流通道的开放增加，起搏离子内流增多，4 期除极的斜率增大。因此，窦房结 4 期除极达到阈值的时间较正常缩短，自律性因而增高。另外，交感神经的刺激增加电压敏感性 Ca^{2+} 通道的开放概率（起搏细胞中，Ca^{2+} 组成了 0 期去极化电流），从而使阈电位水平负向移动（降低），舒张期除极到达阈电位的时间因而提前。总之，交感神经的活动通过使阈电位阈值负值加大、起搏离子流增加而提高窦房结的自律性（图 7-2）。

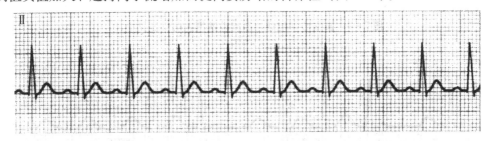

图 7-2　窦性心动过速

（2）窦房结自律性降低：生理情况下，交感神经刺激减弱和副交感神经活性增强可降低窦房结的自律性。胆碱能刺激经迷走神经作用于窦房结，减少起搏细胞离子通道的开放概率。这样，起搏离子流及 4 期除极的斜率都会下降，细胞自发激动的频率减低。此外，由于 Ca^{2+} 通道开放概率减低，阈电位向正向移动（升高）。而且，胆碱能神经的刺激增加了静息状态下 K^+ 通道开放概率，使带正电荷的 K^+ 外流，细胞的最大舒张电位负值增加。起搏离子流的减少、细胞最大舒张电位负值增加及阈电位负值降低共同作用的最终结果是细胞自发激活速率降低，心率减慢（图 7-3）。

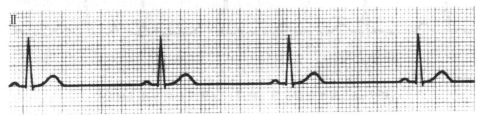

图 7-3　窦性心动过缓

2. 逸搏心律　当窦房结受到抑制使激动发放的频率降低时，特殊传导通路中的潜在起搏点通常会发出激动。由于窦房结的频率降低而使潜在起搏点引发的一次激动称作逸搏；连续的逸搏，称为逸搏心律。逸搏心律具有保护性作用，当窦房结的激动发放受损时，可确保心率不会过低。心脏的不同部位对副交感（迷走）神经刺激的敏感性不同。窦房结和房室结的敏感性最强，心房组织次之，心室传导系统最不敏感。因此，轻度副交感神经的刺激会降低窦房结的频率，起搏点转移至心房的其他部位；而强烈的副交感神经的刺激将抑制窦房结和心房组织的兴奋性，可导致房室结的传导阻滞，并出现室性逸搏心律（图 7-4）。

3. 潜在起搏点自律性增高　潜在起搏点控制激动形成的另一种方式是其自发的除极速率快于窦房结，这种情况称为异位搏动或期前收缩（异位搏动与逸搏的区别在于前者先于正常节律出现，而后者则延迟出现并中止窦性心率缓慢所造成的停搏）。连续发生的异位搏动称作异位节律。多种不同的情况都会产生异位节律，例如，高浓度的儿茶酚胺会提高潜在起搏细胞的自律性，如其除极化的速率超过窦房结，就会发生异位节律；低氧血症、缺血、电解质紊乱和某些药物中毒（如洋地黄）的作用也会导致异位搏动的出现（图7-5）。

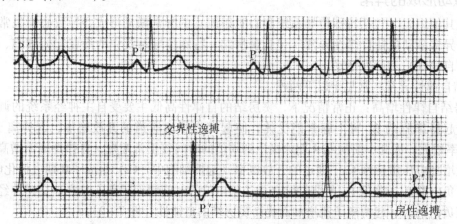

图7-4 窦性心动过速、交界性逸搏、房性逸搏心律

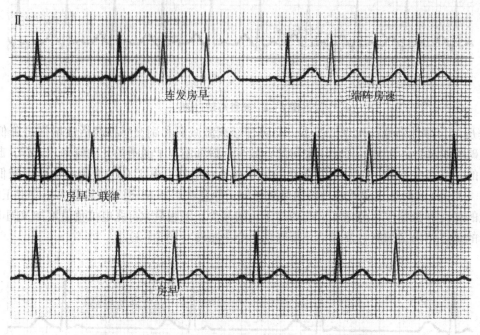

图7-5 房性期前收缩（房早）及房性心动过速（房速）

4. 异常自律性 多种病理因素会导致特殊传导系统之外、通常不具有自律性的心肌细胞获得自律性并自发除极，其表现与来自特殊传导系统的潜在起搏细胞所发出的激动相类似。如果这些细胞的去极化速率超过窦房结，它们将暂时取代窦房结，成为异常的节律起源点。这种异位节律起源点也像窦房结一样具有频率自适应性，因此，频率不等、心动过速开始时频率逐渐加快而终止时频率逐渐减慢、可被其他比其频率更快的节律所夺获是自律性心律失常的重要特征（图7-6）。

由于普通心肌细胞没有或仅有少量激活的起搏细胞离子通道，所以通常没有起搏离子流。各种病理因素是如何使这些细胞自发除极的原因尚不十分清楚，明确的是，当心肌细胞受到损伤，它们的细胞膜通透性将增加，这样，它们就不能维持正常的电离子浓度梯度，细胞膜的静息电位负值变小（即细胞部分去极化）；当细胞膜的负值小于60mV，非起搏细胞就可产生逐渐的4期除极化。这种缓慢的自发除极大概与慢钙电流和通常参与复极的某亚组 K^+ 离子通道的关闭有关。

5. 触发活动 触发活动可视为一种异常的自律性，其产生的根本原因是后除极。在某些情况下，动作电位能够触发异常除极，引起额外的心脏搏动或快速性心律失常。这与自律性升高时出现的自发活动不同，这种自律活动是由前一个动作电位所激发的。根据激发动作电位的时间不同，后除极可分为两种类型：①早后除极发生于触发动作电位的复极期（图7-7）；②延迟后除极紧随复极完成之后（图7-8）。两种后除极到达阈电位都会触发异常的动作电位。

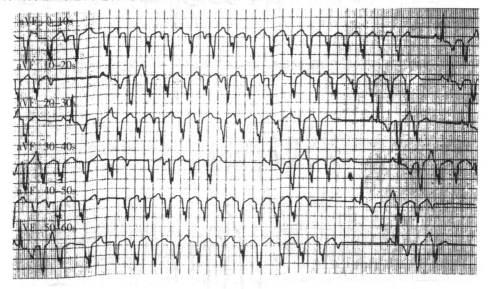

图7-6　自律性（无休止性）室速

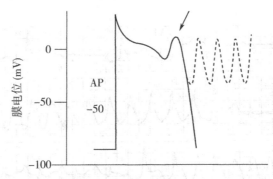

图7-7　触发活动：早后除极发生于触发动作电位（AP）完全复极之前。反复的后除极（虚线）引起连续、快速的触发动作电位，导致心动过速

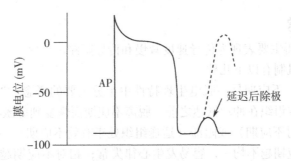

图7-8　触发活动：延迟后除极发生于触发动作电位（AP）完全复极之后。如果延迟后除极到达阈电位，触发可扩布的动作电位

　　早后除极打断正常的复极过程，使膜电位向正电位方向移动。早后除极可发于动作电位的平台期或快速复极期。某些药物的治疗和先天性长QT间期综合征时，动作电位时程（心电图上QT间期）延长，较易发生早后除极。早后除极触发的动作电位可自我维持并引起连续除极，从而表现为快速性心律失常（图7-9），连续的早后除极可能是尖端扭转型心动过速的机制。

　　延迟后除极紧随复极完成之后发生，最常见于细胞内高钙的情况，如洋地黄中毒或明显的儿茶酚胺刺激。与早后除极一样，延迟后除极达到阈电位就会产生动作电位。这种动作电位也可自我维持并导致快速性心律失常，例如，洋地黄中毒引起的多种心律失常就是延迟后除极所致（图7-10）。

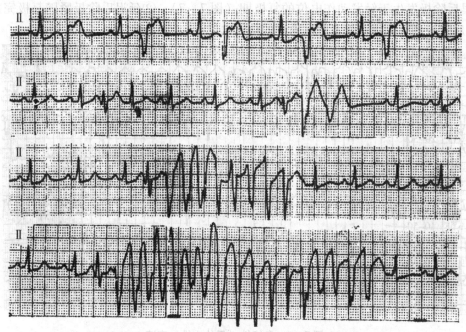

图 7-9　早后除极所致室性期前收缩（早搏）及其诱发的室性心动过速

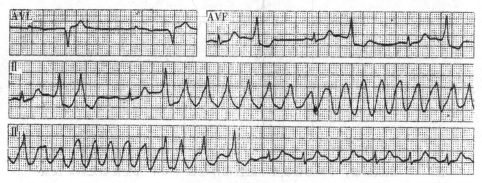

图 7-10　延迟后除极所致室性早搏及其诱发的室性心动过速

（二）激动传导异常

1. 传导障碍　传导障碍主要表现为传导速度减慢和传导阻滞。

发生传导障碍的主要机制有以下几种。

（1）组织处于不应期：不应期是心肌电生理特性中十分重要的概念。冲动在心肌细胞中发生连续性传导的前提条件是各部位组织在冲动抵达之前，脱离不应期而恢复到应激状态，否则冲动的传导将发生延迟（适逢组织处于相对不应期）或阻滞（适逢组织处于有效不应期）。不应期越短，越容易发生心律失常，反之，亦然；不应期越不均一，容易发生心律失常；相对不应期越长，越容易发生心律失常；有效不应期越长，越不易发生心律失常。抗心律失常药物的作用机制：延长不应期，使不应期均一化，缩短相对不应期，延长有效不应期。如图 7-11 所示：在 R_3、R_5 的 T 波上可见一提前出现的房性 P 波，因其落入前次心动周期的绝对不应期未能下传，R_5 的 T 波上的房性 P 波未下传之后接之而来的房性 P 波也不能下传，从而可证明后面的 P 波落在前一房性早搏隐匿性传导所形成的绝对不应期内，这种情况不能误认为房室传导阻滞。

（2）递减传导：当冲动在传导过程中遇到心肌细胞舒张期膜电位尚未充分复极时，由于"静止期"电位值较低，0 相除极速度及振幅都相应减少，引起的激动也较弱，其在冲动的传导中所引起的组织反应性也将依次减弱，即传导能力不断降低，致发生传导障碍。不均匀传导是指十分邻近的传导纤维之间传导速度明显不同，此时，激动传导的总效力下降，也可造成传导阻滞的发生。

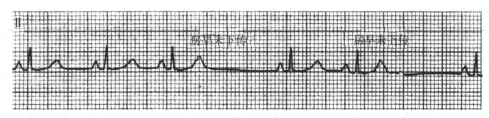

图7-11 房早未下传，交界区隐匿性传导

2. 传导途径异常 正常情况下，心房和心室之间仅能通过房室结-希氏束-浦肯野纤维（房室结-希氏束系统）进行房室或室房传导。多种原因可出现额外的传导径路，比如功能性电传导差异所致的房室结双径路（图7-12）、先天原因所致的房室旁路（图7-13）、瘢痕所致的多条径路等，激动在各个径路的传导及其在各径路之间的折返都可造成心律失常。

旁路可将激动绕经房室结直接传导至心室。由于旁路提前激动了心室，心电图上显示缩短的PR间期和delta波。

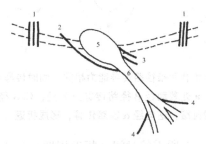

图7-12 房室旁路示意图

1：Kent束；2：房-希氏束；3：结室纤维；4：分支室纤维；5：房室结；6：希氏束

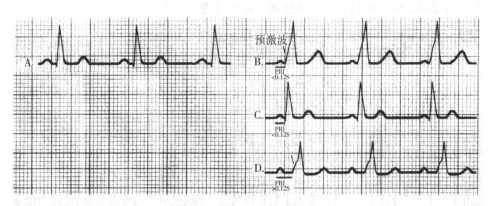

图7-13 预激综合征

A：房室正常传导；B：经Kent束传导的预激综合征；C：经James束传导的预激综合征；D：经Mahaim束传导的预激综合征。PRI：PR间期

3. 折返及折返性心律失常 冲动在传导过程中，途经解剖性或功能性分离的两条或两条以上径路时，一定条件下，冲动可循环往复，即形成折返性激动。折返激动是心律失常的重要发生机制，尤其是在快速性异位搏动或异位性心律失常的发生中占有非常重要的地位。临床常见的各种阵发性心动过速、心房扑动或颤动、心室扑动或颤动，其发生机制及维持机制往往都是折返激动。折返激动的形成需如下条件。

（1）折返径路：存在解剖或功能上相互分离的径路是折返激动形成的必要条件。如图7-14A所示：冲动由A点向B点传播时，有左（α）和右（β）两条径路可循，其α和β两条径路既可顺向传导，亦可逆向传导。如果两者的传导性能相同，则由A点传导的冲动同时沿两条径路传导到B点，如此便不会形成折返激动。上述解剖性或功能性折返径路可以存在于心脏不同部位：①窦房结和其周围的心房组织之间；②房室结或其周围组织内；③希氏束内纵向分离；④希氏束和束支之间；⑤浦肯野纤维网及其末梢与心肌连接处；⑥房室结 – 希氏束系与旁路之间或旁路与旁路之间。

（2）单向阻滞：一般情况下，心脏传导组织具有前向和逆向的双向传导。但在某些生理或病理情况下，心脏某部分传导组织只允许激动沿一个方向传导，而沿另一个方向传导时则不能通过，这种情况称为单向传导或单向阻滞。生理性、先天性单向阻滞在临床上比较常见。折返环的两条径路中若一条发生单向阻滞，则为对侧顺向传导的冲动经此径路逆向传导提供了条件（图7 – 14B）。

（3）缓慢传导：如冲动在对侧径路中发生延缓，延缓的时间足以使发生单向阻滞部位的组织恢复应激性，则可以形成折返激动（图7 – 14C）。

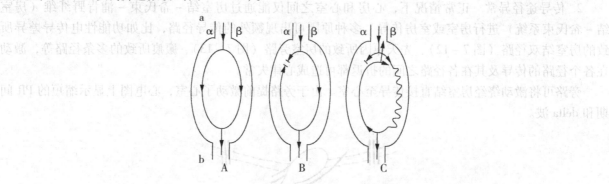

图7 – 14　A. α和β两条径路传导能力相同，同时传导至B处；B. α径路发生阻滞，a处激动经β径路传导至b处；C. α径路发生阻滞，β径路发生传导延缓，逆向经α径路传导，形成折返

（4）折返激动：循折返环运行一周所需的时间（折返周期）长于折返环路任一部位组织的不应期，只有这样，折返激动在其环行传导中才能始终不遇上处于不应状态的组织，折返激动才可持续存在，阵发性室上性心动过速即是此种机制所致心动过速之典型（图7 – 15）。

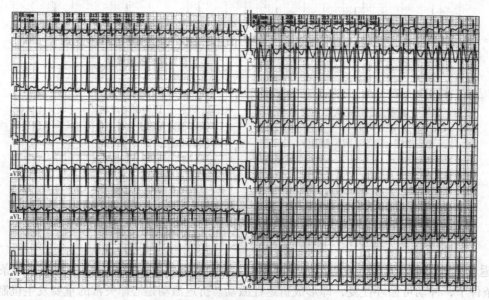

图7 – 15　阵发性室上性心动过速

二、心律失常的分类

心律失常的分类方法较多，根据其发生机制，分为激动形成异常和激动传导异常两大类。

（一）激动形成异常

1. 窦性心律失常　①窦性心动过速；②窦性心动过缓；③窦性心律不齐；④窦性停搏；⑤病态窦房结综合征。

2. 异位心律 有以下两种。

（1）被动性异位心律：①逸搏（房性、房室交界区性、室性）；②逸搏心律（房性、房室交界区性、室性）。

（2）主动性异位心律：①期前收缩（房性、房室交界区性、室性）；②阵发性心动过速（房性、房室交界区性、房室折返性、室性）；③心房扑动、心房颤动；④心室扑动、心室颤动。

（二）激动传导异常

1. 生理性传导异常 生理性传导异常干扰、干扰性房室分离、差异性传导。

2. 病理性阻滞 常见以下四种。

（1）窦房传导阻滞：一度、二度、三度窦房传导阻滞，二度窦房传导阻滞还可以分为Ⅰ型和Ⅱ型。

（2）房内传导阻滞。

（3）房室传导阻滞：一度房室传导阻滞；二度房室传导阻滞：分为Ⅰ型、Ⅱ型；三度房室传导阻滞。

（4）束支传导阻滞：右束支传导阻滞；左束支传导阻滞；左前分支阻滞；左后分支阻滞。

3. 传导途径的异常 预激综合征。

三、心律失常的诊断

（一）临床表现

1. 病史 心律失常的诊断应从详尽采集病史入手。让患者客观描述发生心悸等症状时的感受。病史通常能提供对诊断有用的线索：①心律失常的存在及其类型：年轻人曾有昏厥发作，体检正常，心电图提示预激综合征，如果心动过速快而整齐，突然发作与终止，可能系房室折返性心动过速（AVRT）；如果心率快而不整齐，可能是预激综合征合并心房颤动；老年人曾有昏厥发作，如果心室率快应怀疑室性心动过速；如果心室率慢应怀疑病态窦房结综合征（SSS）或完全性房室传导阻滞。②心律失常的诱发因素：烟、酒、咖啡、运动及精神刺激等。由运动、受惊或情绪激动诱发的心肌通常由儿茶酚胺敏感的自律性或触发性心动过速引起；静息时发作的心悸或患者因心悸而从睡眠中惊醒，可能与迷走神经有关，如心房颤动的发作。③心律失常发作的频繁程度、起止方式：若心悸能被屏气、Valsalva 动作或其他刺激迷走神经的方式有效终止，则提示房室结很有可能参与了心动过速的发生机制。④心律失常对患者造成的影响，产生症状或存在潜在预后意义。这些特征能帮助临床医师了解明确诊断和实施治疗的迫切性，如一个每日均有发作，且发作时伴有近似昏厥或严重呼吸困难的患者和一个偶尔发作且仅伴有轻度心悸症状的患者相比，前者理应得到更迅速的临床评估。

2. 体格检查 在患者发作有症状的心律失常时对其进行体格检查通常是有启迪作用的。很明显，检查心率、心律和血压是至关重要的。检查颈动脉的压力和波型可以发现心房扑动时颈静脉的快速搏动或因完全性房室传导阻滞或室速而导致的房室分离。此类患者的右心房收缩发生在三尖瓣关闭时，可产生大炮α波（cannon α wave）。第一心音强度不等有相同的提示意义。

按压颈动脉窦的反应对诊断心律失常提供了重要的信息。颈动脉窦按摩通过提高迷走神经张力，减慢窦房结冲动发放频率和延长房室结传导时间与不应期，可对某些心律失常的及时终止和诊断提供帮助。其操作方法是：患者取平卧位，尽量伸展颈部，头部转向对侧，轻轻推开胸锁乳突肌，在下颌角处触及颈动脉搏动，先以手指轻触并观察患者反应。如无心率变化，继续以轻柔的按摩手法逐渐增加压力，持续约 5s。严禁双侧同时施行。老年患者颈动脉窦按摩偶尔会引起脑梗死。因此，事前应在颈部听诊，如听到颈动脉嗡鸣音应禁止施行。窦性心动过速对颈动脉窦按摩的反应是心率逐渐减慢，停止按摩后恢复至原来水平。房室结参与的折返性心动过速的反应是可能心动过速突然终止。心房颤动与扑动的反应是心室率减慢，后者房率与室率可呈（2~4）：1 比例变化，随后恢复原来心室率，但心房颤动与扑动依然存在。鉴于诊治心律失常的方法已有长足进展，故目前按压颈动脉窦的方法已经极少使用。

（二）实验室和器械检查

1. 心电图　心电图是诊断心律失常最重要的一项无创伤性检查技术。应记录 12 导联心电图，并记录清楚显示 P 波导联的节律条图以备分析，通常选择 V_1 或 Ⅱ 导联。系统分析应包括：P 波是否存在，心房率与心室率各多少，两者是否相等；PP 间期与 PR 间期是否规律，如果不规律关系是否固定；每一心室波是否有相关的 P 波，P 波是在 QRS 波之前还是 QRS 波后，PR 或 RP 间期是否恒定；P 波与 QRS 波形态是否正常，各导联中 P、QRS 波与 PR、QT 间期是否正常等。

2. 动态心电图　动态心电图（Holter ECG monitoring）检查通过 24h 连续心电图记录可能记录到心悸与昏厥等症状的发生是否与心律失常有关，明确心律失常或心肌缺血发作与日常活动的关系以及昼夜分布特征，协助评价药物疗效、起搏器或埋藏式心脏复律除颤器的疗效以及是否出现功能障碍。

不同的 Holter 记录可为各种特殊的检查服务。多次重复记录的 24h 心电图对于明确是否有房性期前收缩触发的心房颤动，进而是否需要进行电生理检查或导管消融术很有必要。12 导联动态心电图对于需要在行射频消融术前明确室性心动过速的形态或诊断心房颤动消融灶导致的形态一致的房性期前收缩方面是很有用的。目前绝大多数的 Holter 系统尚可提供有关心率变异性的数据。

3. 事件记录　若患者心律失常间歇发作且不频繁，有时难以用动态心电图检查发现。此时，可应用事件记录器（event recorder），记录发生心律失常及其前后的心电图，通过直接回放或经电话（包括手机）或互联网将实时记录的心电图传输至医院。尚有一种记录装置可埋植于患者皮下一段时间，装置可自行启动、检测和记录心律失常，可用于发作不频繁、原因未明而可能系心律失常所致的昏厥病例。

4. 运动试验　患者在运动时出现心悸症状，可进行运动试验协助诊断。运动能诱发各种类型的室上性和室性快速性心律失常，偶尔也可诱发缓慢性心律失常。但应注意，正常人进行运动试验，亦可发生室性期前收缩。临床症状与运动诱发出心律失常时产生的症状（如昏厥、持续性心悸）一致的患者应考虑进行负荷试验。负荷试验可以揭露更复杂的心律失常，诱发室上性心律失常，测定心律失常和活动的关系，帮助选择抗心律失常治疗和揭示致心律失常反应，并可能识别一些心律失常机制。

5. 食管心电图　食管心电图（图 7 - 16）是一种有用的非创伤性诊断心律失常的方法。解剖上左心房后壁毗邻食管，因此，插入食管电极导管并置于心房水平时，能记录到清晰的心房电位，并能进行心房快速起搏或程序电刺激。

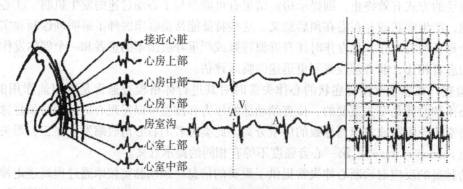

图 7 - 16　食管心电图

食管心电图结合电刺激技术可对常见室上性心动过速发生机制的判断提供帮助，如确定是否存在房室结双径路。房室结折返性心动过速能被心房电刺激诱发和终止。食管心电图能清晰地识别心房与心室电活动，便于确定房室分离，有助于鉴别室上性心动过速伴室内差异性传导与室性心动过速。食管快速心房起搏能使预激图形明显化，有助于不典型的预激综合征患者确诊。应用电刺激诱发与终止心动过速，可协助评价抗心律失常药物疗效。食管心房刺激技术亦用于评价窦房结功能。此外，快速心房起搏，可终止药物治疗无效的某些类型室上性折返性心动过速。

需要指出的是，食管心电图由于记录部位的局限，对于激动的起源部位尚不能做出准确的判断，仍应结合常规体表心电图才能更好地发挥其特点。此外，食管心电图描记后，根据心动过速的发生原因还可以立即给予有效的治疗。因此，应该进一步确立和拓宽食管心电图在临床上的地位与作用。

6. 心脏电生理检查　心脏电生理检查时通常把电极导管放置在右房侧壁上部和下部、右室心尖部、冠状静脉窦和希氏束区域（图7-17），辅以8~12通道以上多导生理仪同步记录各部位电活动，包括右心房、右心室、希氏束、冠状窦（反映左心房、室的电活动）。与此同时，应用程序电刺激和快速心房或心室起搏，测定心脏不同组织的电生理功能。

（1）电极导管的放置和记录

1）右心房：通常采用下肢静脉穿刺的方式，将记录电极经下腔静脉系统放置在右心房内。右心房后侧壁高部与上腔静脉交界处（称为高位右房，HRA）是最常用的记录和刺激部位。

2）右心室：与右心房电极类似，右心室电极也多采用下腔静脉途径。右室心尖部（RVA）是最易辨认的，在此处进行记录和刺激的重复性最高。

3）左心房：左心房电活动的记录和起搏较难。因冠状静脉窦围绕二尖瓣走行，故通常采用将电极导管放置在冠状静脉窦（CS）内的方式间接记录或起搏左心房。采用自颈静脉穿刺的途径较易将电极导管成功送入位于右心房内后方的冠状静脉窦口。

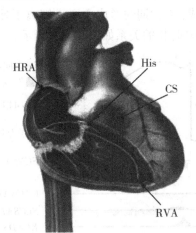

图7-17　心脏电生理检查

HRA：高位右房；His：希氏束；CS：冠状静脉窦；RVA：右室心尖部

4）希氏束：位于房间隔的右房侧下部，冠状静脉窦的左上方，卵圆窝的左下方，靠近三尖瓣口的头侧。将电极导管经下肢静脉穿刺后送入右心房，在三尖瓣口贴近间隔处可以记录到希氏束电图。希氏束电图由一组波群组成，其中心房电位波以A代表，希氏束电位波以H代表，心室电位波由V代表。

（2）常用的程序刺激方式及作用：程序刺激是心电生理检查事先设定的刺激方式。应用不同方式、不同频率的心腔内刺激，以体表心电图与心腔内心电图对其进行同步记录，观察心脏对这些刺激的反应。常用的刺激部位为右房上部的窦房结区域（HRA）及右室心尖部（RVA）。常用的刺激方式包括频率逐渐递增的连续刺激和联律间期逐渐缩短的期前刺激。

连续刺激是以周长相等的刺激（S_1）连续进行（S_1S_1），持续10~60s不等。休息1min后，再以较短的周长（即较快的频率）再次进行S_1S_1刺激，如此继续进行，每次增加刺激频率10次/分，逐步增加到170~200次/分，或出现房室传导阻滞时为止。

期前刺激是指在自身心律或基础起搏心律中引入单个或多个期前收缩（期前）刺激。常见的方式为S_1S_2刺激，即释放出一个期前刺激。先由S_1S_1刺激8~10次，称为基础刺激或基础起搏，在最后一个S_1之后发放一个期前的S_2刺激，使心脏在定律搏动的基础上发生一次期前搏动。逐步更改S_2的联律间期，便可达到扫描刺激的目的。如果在感知心脏自身的8~10个P波或QRS波后发放一个期前刺激，形成在自身心律的基础上出现一次期前搏动，则称为S_2刺激。

心脏电生理检查主要用于明确心律失常的起源处及其发生机制，并根据检查的结果指导进一步的射频消融治疗，是导管射频消融术中的一个必要环节。此外，心脏电生理检查还可应用于评估患者将来发生心律失常事件的可能性，评估埋藏式心脏复律除颤器对快速性心律失常的自动识别和终止功能，以及通过起搏的方式终止持久的室上性心动过速和心房扑动等。

（周 艺）

第二节　心律失常的遗传基础

一、概述

心肌细胞的基本功能包括机械活动（心肌收缩）和电学活动（动作电位，AP）。只有这两种活动都正常时才能完成心脏的兴奋收缩耦联，保证心脏正常搏动。电活动发生异常后就会引起心律失常。代表心肌细胞电学活动性质的动作电位分为 5 个时相（期），每个时相的形成由不同的离子流负载：0 相期主要由钠离子电流（I_{Na}）的内流引起细胞的去极化；1 相期是钾离子（Ito）的快速外流；2 相期则主要由钾离子外流（I_{Kr}、I_{Kur} 等）和钙离子内流（I_{Ca}）之间的平衡来实现，亦称平台期；3 相期是由钾离子的快速外流（I_{Ks}、I_{Kr}、I_{K1} 等）形成；4 相期的形成主要由钾离子外流（I_{K1}）承担。负载各种离子流的主要离子通道编码基因及其对应 AP 时相的关系如图 7-18 所示。

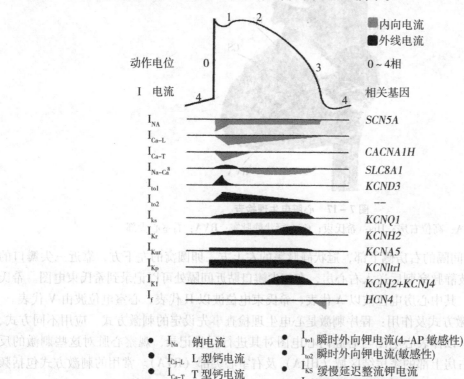

- I_{Na}　钠电流
- I_{Ca-L}　L 型钙电流
- I_{Ca-T}　T 型钙电流
- I_{Na-Ca}　钠钙交换电流
- I_f　起搏电流
- I_{to1}　瞬时外向钾电流（4-AP 敏感性）
- I_{to2}　瞬时外向钾电流（敏感性）
- I_{KS}　缓慢延迟整流钾电流
- I_{Kr}　快速延迟整流钾电流
- I_{Kur}　超速延迟整流钾电流
- I_{KP}　背景钾电流
- I_{K1}　内向整流钾电流

图 7-18　心室肌细胞跨膜动作电位的除极 0 相和复极 1、2、3、4 相对应的离子流及其调控基因；负向为内向电流；正向为外向电流

形成离子流的物质基础是位于心肌细胞膜上的离子通道蛋白，而由这些离子通道及其相关蛋白等结构或功能异常引起的心律失常称为离子通道病（ion channelopathy），亦称原发性心电疾病（primary electrical disease）。在 2013 年版最新的关于遗传性原发心律失常综合征诊断与治疗的专家共识（以下简称专家共识）中，这类疾病被称作遗传性原发心律失常综合征，主要指无器质性心脏病的一类以心电紊乱为主要特征的疾病，包括长 QT 综合征（LQTS）、短 QT 综合征（SQTS）、Brugada 综合征（BrS）、儿茶酚胺敏感型室速（CPVT）、早期复极（ER）、进行性心脏传导疾病（PCCD）、特发性室颤（IVF）、不明原因猝死综合征（SUDS）和婴儿猝死综合征（SUDI）、家族性特发性房颤（AF）等。

最初发现的致病基因多由编码心肌细胞上各主要离子通道亚单位的基因突变引起，如常见的 LQTS 主要亚型 LQT 1～3 就分别由编码钾离子通道的基因 KCNQ1、KCNH2 以及编码钠通道的基因 SCN5A 引起，故称"离子通道病"；但后来随着研究的进一步深入，发现还有一些非离子通道的编码基因突变也可以引起这类疾病，如引起 LQT4 的基因是锚定蛋白 B，编码核孔蛋白的 NUP155 基因突变可以引起房颤等，但离子通道病这个名词概念还是被继续沿用了下来。

二、离子通道病多数是单基因遗传病

该类疾病绝大多数为单基因遗传，以常染色体显性遗传最为常见，可表现为多种恶性快速性心律失常（如多形性室速、尖端扭转型室速、室颤等）或缓慢性心律失常（如病态窦房结综合征、房室传导阻滞等）。多数离子通道病有遗传异质性（genetic heterogeneity），即由不同的遗传缺陷造成同样表型的现象。

另外，同一个基因上的不同突变又可引起不同的疾病表型，比如 SCN5A 上的不同突变可引起像 LQT3、Brugada 综合征（BrS）、房室传导阻滞和单纯室速/室颤等不同表型的结果，表明基因发生不同突变后引起心律失常表型的机制是很复杂的。这种现象还不止发生在 SCN5A，已知的还有 KCNQ（可引起 LQT1、房颤、SQTS2）、KCNH2（可引起 LQT2、SQTS1、CPVT）、KCNJ2（引起 LQT7、SQTS3）等。

按照致病基因的种类及其功能，目前引起各种离子通道病的基因可分为以下几种：①离子通道基因：如钾离子通道基因（KCNQ、KCNH2、KCNE1、KCNE2、KCNJ2）、钠离子通道基因（SCN5A）、钙离子通道基因（RyR2、CAQS2、Cav1.2）、起搏电流（If）通道基因（HCN4）、编码 KATP 通道 Kir6.1 亚单位的基因 KCNJ8 等。②胞质通道相互作用蛋白基因：如编码与 Kv 通道亚单位相互作用蛋白［Kv - channel - interacting protein（KChIP2）］，作为 Kv 通道的 β 亚单位起作用；编码与 KCNQ1 相互作用的 Yotiao 蛋白的 AKAP9 基因；编码 α - 1 互生蛋白的 SNTA1 基因和 nNOS、PMCA4b、SCN5A 相互作用。③细胞骨架蛋白基因（锚蛋白 B）。④缝隙连接蛋白基因（CX40 及 CX43）。⑤编码核孔蛋白的基因 NUP155。⑥钙调蛋白基因。⑦编码心房利钠肽的基因 NPPA。

三、各种离子通道病的遗传学基础

（一）长 QT 综合征（long QT syndrome，LQTS）

指具有心电图上 QT 间期延长，T 波异常，易产生室性心律失常，尤其是尖端扭转型室速（TdP）、昏厥和猝死的一组综合征。已发现的致病基因见表 7 - 1。

表 7 - 1　长 QT 综合征的分子遗传学

突变基因	染色体上座位	表型及综合征	编码蛋白和亚基	影响的离子流、功能及异常	占目前所有检出突变的百分数
KCNQ1	11p15.5	LQTS1，SIDS	Kv7.1，α	$I_{Ks} \downarrow K_V LQT1$	34%
KCNH2	7q35	LQTS2，SIDS	$K_V 11.1$，α	$I_{Kr} \downarrow HERG$	40%
SCN5A	3p21	LQTS3，SIDS	Nav1.5，α	$I_{Na} \uparrow$	11%
ANK2	4q25	LQTS4，ABS	锚定蛋白 - B	$I_{Na,K} \downarrow I_{NCX} \downarrow$	3%
KCNE1	21q22.1	LQTS5	Mink，β	$I_{Ks} \downarrow$	5%
KCNE2	21q22.1	LQTS6，SIDS	MiRP1，β	$I_{Kr} \downarrow$	1.6%
KCNJ2	17q23	LQTS7，ATS	Kir2.1，α	$I_{KL} \downarrow$	4%
CACNA1C	12p13.3	LQTS8，TS	Cav1.2，α	I_{Ca-L}	罕见
CAV3	3p25	LQTS9，SIDS	小凹蛋白 - 3	I_{Na}	
SCN4B	11q23	LQTS10	Nav1.5，β4	$I_{Na} \uparrow$	罕见
AKAP9	7q21～q22	LQTS11	激酶 A 锚定蛋白	$I_{Ks} \downarrow$	罕见

突变基因	染色体上座位	表型及综合征	编码蛋白和亚基	影响的离子流、功能及异常	占目前所有检出突变的百分数
SNTA1	20q11. 2	LQTS12	α－互生蛋白 (syntrophin)	I_{Na} ↑	罕见
KCNE3	11q13. 4 11q23	LQT13	IsK, β3	I_{Ks} ↓	罕见
KCNJ5	12p12	LQT14 + AF	Kir3. 4	IKAch ↓	罕见
ALG10B(KCRJ)	14q31	LQT15diLQT	葡萄糖基转移酶	I_{Kr} ↓ 修饰	未知
CALM1	2p21	LQT16	钙调蛋白 (calmodulin)	C 末端钙结合环的钙	罕见
CALM2	7q21. 3	LQT17		结合力 ↓	罕见
ACN9		LQT18(diLQT)	葡萄糖合成蛋白		未知
KCNQ1	11p15. 5	JLNS1	Kv7. 1, α	I_{Ks} ↓ K_V LQT1	罕见
KCNE1	21q22. 1	JLNS2	Mink, β	I_{Ks} ↓	罕见

注: I_{Ks}: 缓慢激活延迟整流钾电流; I_{Kr}: 快速激活延迟整流钾电流; I_{Na}: 钠电流; I_{ca-L}: L 型钙电流; diLQT: 药物引起的 LQTS。

已知这种疾病的原因是患者从出生就携带了某些基因水平的变异, 导致心脏心肌细胞里一些细微的改变, 虽然超声心动图显示心脏结构正常, 但心脏的功能异常可在心电图上表现出来。目前已经发现了 18 个 LQTS 致病基因, 其中 KCNQ1 (LQT1)、KCNH2 (LQT2) 及 SCN5A (LQT3) 为最常见的致病基因, 约占遗传性 LQTS 患者的 80%。对患者进行基因检测时, 发现已知 18 个基因突变的阳性检出率为 80% ~85%。也就是说, 目前的技术水平还不能保证给所有的 LQTS 患者检测出他们的致病基因, 只有其中的 80% ~85% 可以通过专门的检测机构获得确切的致病基因信息。

由于 LQTS 的遗传方式多为常染色体显性遗传, 所以在一个患者身上发现突变后, 其突变遗传给后代的概率大约是 50%。理论上讲, 通过孕期的早期基因筛查还是可以检测出胎儿是否携带有其亲代的基因突变的, 然后孕妇可以根据情况选择是否需要终止妊娠。只是限于各种原因, 目前真正能够实施该项检测的机构还很少。

LQTS 中还有一种比较罕见的亚型同时伴有耳聋, 称为 JLN 综合征, 是以两位最先发现该病的医生的名字命名的。这种有耳聋表型的 LQTS 患病率更低, 约为百万分之一。致病基因为 KCNQ1 和 KCNE1。其遗传方式为常染色体隐性遗传, 即父母双方各带一个或者相同或者不同的突变, 然后同时把突变传给了子代。这种情况下子代的患病率理论值为 25%。由于患者携带两个突变的累加效应, 通常这种亚型的患者临床症状更严重, 发生致命性心脏事件的概率也更高。

药物引起的长 QT 综合征 (drug－induced LQT, diLQT) 是临床上最常见的获得性 LQTS。通常与抗心律失常药、抗组胺药和抗精神病药有关。这些药物被证明通过延长 QT 间期, 导致 TdP。占所有处方量的 2% ~3%。大多数导致 QT 间期延长的药物阻滞心肌细胞延迟整流钾电流快速成分 (IKr), 类似 HERG 基因突变所导致的 LQT2。1% ~8% 的患者接受 QT 间期延长药物会表现出 QT 间期延长或发展为 TdP。因为 QT 间期延长易感者容易出现快速室性心律失常如 TdP 和室颤 (VF), 所以该种心律失常的病死率可以高达 10% ~17%。因此药物相关的长 QT 综合征是过去几十年里已上市药物撤出市场的最常见原因。尽管这种不良反应在人群中相对少见 (小于十万分之一), QT 间期延长也不总是诱发 TdP。其他因素如心力衰竭、心室肥厚、女性、低钾血症、隐性长 QT 间期 (存在基因突变而 QT 间期仍在正常范围)、猝死家族史等影响心脏的复极稳定性, 也与药物诱发的 TdP 有关。现在已经发现了两个真正与 diLQTS 有关的基因: ALG10B 和 ACN9 (表 7－1)。

在临床实践中, 避免药物致 QT 间期延长应该注意如下几点: 不使用超过推荐剂量; 对已存在危险因素的患者减少使用剂量; 避免已知延长 QT 间期的药物联合使用; 药物诱发 TdP 的幸存患者和猝死者家族成员进行可能的基因筛查, 了解是否存在隐性 LQTS 等。

目前对 LQTS 进行基因检测的专家共识推荐建议如下。

（1）以下情况推荐进行 LQT1～3（KCNQ1、KCNH2、SCN5A）的基因检测：基于病史、家族史及心电图（ECG）表型［静息 12 导联 ECG 和（或）运动或儿茶酚胺应激试验］心脏病专家高度怀疑 LQTS 的患者；无症状的特发性 QT 间期延长者（其中青春前期 QTc ＞480ms 或成人 QTc ＞500ms，排除继发性 QT 间期延长因素，如电解质异常，药物因素，心肌肥厚，束支传导阻滞等）（Ⅰ类推荐）。

（2）以下情况可以考虑进行 LQT1～3 基因检测：无症状特发性 QT 间期延长者，其中青春前期 QTc ＞460ms，成人 QTc ＞480ms（Ⅱb 类推荐）。

（3）已在先证者发现 LQTS 致病基因突变者，推荐其家族成员及相关亲属进行该特定突变的检测（Ⅰ类推荐）。

（4）对药物诱发 TdP 的先证者应考虑行基因检测（Ⅱb 类推荐）。

（5）如果 LQT1～3 突变检测阴性，但有 QTc 间期延长，应该考虑基因再评价，包括重复基因检测或进行其他更多致病基因检测（Ⅱb 类推荐）。

（二）短 QT 间期综合征（short QT syndrome，SQTS）

SQTS 是以短 QT 间期、发作性心室颤动（室颤）和（或）室性心动过速及心脏性猝死为特征，心脏结构正常的一组心电紊乱综合征。已发现的致病基因有：KCNH2（SQT1）、KCNQ1（SQT2）、KCNJ2（SQT3）、CACNAJC（SQT4）、CACNB2b（SQT5）。

最新的 SQTS 的诊断标准如下：①若有 QTc ≤330ms，则诊断 SQTS。②若有 QTc ＜360ms，且存在下述一个或多个情况，可以诊断 SQTS：有致病突变、SQTS 家族史、年龄 ≤40 岁发生猝死的家族史，无器质性心脏病室速或室颤（VT/VF）的幸存者。

对 SQTS 进行基因检测的专家共识建议如下。

（1）基于病史，家族史以及 ECG 表型，临床高度怀疑 SQTS 的患者，可以考虑检测 KCNH2、KCNQ1 及 KCNJ2 基因（Ⅱb 类推荐）。

（2）推荐家族成员及其他相关亲属进行特定突变位点检测（Ⅰ类推荐）。

（三）Brugada 综合征（Brugada syndrome，BrS）

符合下列情况之一者可以诊断 BrS：①位于第 2 肋间、第 3 肋间或第 4 肋间的右胸 V_1、V_2 导联，至少有一个导联记录到自发或由Ⅰ类抗心律失常药物诱发的 1 型 ST 段抬高 ≥2mm；②位于第 2 肋间、第 3 肋间或第 4 肋间的右胸 V_1、V_2 导联，至少有一个导联记录到 2 型或 3 型 ST 段抬高，并且Ⅰ类抗心律失常药物激发试验可诱发Ⅰ型 ST 段 ECG 形态。

BrS 的主要特征为心脏结构及功能正常，右胸导联 ST 段抬高，伴或不伴右束支传导阻滞及因室颤所致的心脏性猝死。BrS 呈常染色体显性遗传，但有 2/3 的患者呈散在发病。到目前为止已经发现 7 个 BrS 的致病基因，分别是编码心脏钠离子通道 α、β 亚单位的 SCN5A 和 SCN1b，钠通道调节因子 GPDIL，编码钙通道的 α、β 亚单位的 CACNA1C 和 CACNB2b，编码 I_{to} 通道的 β 亚单位的 KCNE3，编码 I_{kr} 通道的 KCNH2 基因。我国目前共有 10 个 SCN5A 突变位点报道。

对 BrS 进行基因筛查的专家共识建议如下。

（1）推荐家族成员及其他相关亲属进行特定突变检测（Ⅰ类推荐）。

（2）基于病史、家族史以及 ECG 表现［静息 12 导 ECG 和（或）药物激发试验］，临床怀疑 BrS 的患者进行 SCN5A 基因检测（Ⅱa 类推荐）。

（3）不推荐孤立的 2 型或 3 型 Brugada ECG 表现个体进行基因检测（Ⅲ类推荐）。

（四）儿茶酚胺敏感型多形性室速（catecholaminergic polymorphic ventricular tachycardia，CPVT）

CPVT 是一种少见但严重的遗传性心律失常，常表现为无器质性心脏病个体在交感兴奋状态下发生双向室速（bVT）或多形性室速（pVT），可发展为室颤，引起患者昏厥，甚至猝死。在静息状态时可无明显临床症状。CPVT 发病年龄平均为 8 岁，一部分人首次昏厥发作可以到成年出现。大约 30%

CPVT 患者 10 岁前发病，60% 患者 40 岁以前至少有 1 次昏厥事件发作。

目前已发现的与 CPVT 相关的基因有 3 个：兰尼丁受体（ryanodine receptor 2，RYR2）、集钙蛋白（calsequestrin 2，CASQ2）和钙调蛋白（calmodulin，CALM1）。在已知 2 个 CPVT 致病基因中，约 65% 先证者存在 RYR2 突变，3%~5% 为 CASQ2 突变。65% 诊断为 CPVT 患者基因筛查为阳性。由于 RYR2 基因非常大，目前大部分的文献报道仅提供覆盖关键区域外显子检测。基因检测阳性和阴性先证者的治疗无差别，但对家族成员的处理具有重要价值。鉴于猝死可能是 CPVT 的首发症状，对 CPVT 先证者的其他所有家庭成员早期进行 CPVT 相关基因检测，有助于对他们在出现症状前进行诊断、合理的遗传咨询以及开始 β 受体阻滞剂治疗。另外，因为 CPVT 发病年龄小而且与部分 SIDS 发生有关，所以对先证者有 CPVT 突变的其他家族成员，出生时应进行特定突变位点基因检测，以便对基因检测阳性的个体尽早给予 β 受体阻滞剂治疗。

目前对 CPVT 进行基因筛查的专家共识建议如下。

（1）CPVT1（RYR2）和 CPVT2（GASQ2）的基因检测推荐：基于病史、家族史，以及运动或儿茶酚胺应激诱发的 ECG 阳性表型，具有 CPVT 临床证据的患者，都推荐进行上述基因检测（I 类推荐）。

（2）家族成员及其他相关亲属行特定突变检测（I 类推荐）。

（五）心房颤动（AF）

心房颤动是一种房性心动过速，心电图表现 P 波消失，代之为小 f 波，频率 350~600 次/分。AF 多见于老年人或伴有基础性疾病者，但也有少数特发性房颤有家族性，已发现的致病基因有 9 个：KCNQ1、KCNE2、KCNJ2、KCNH2、SCN5A、KCNA5、NPPA、NUP155、GJA5，但还没有一个致病基因代表了 ≥5% 的 AF，因此目前不推荐对 AF 患者进行基因检测，也不推荐行 SNP 基因分型。推荐家族性 AF 到专门的研究中心诊治。

（六）进行性心脏传导疾病（progressive cardiac conduction disease，PCCD）

PCCD 又称 Lenegre 病，为传导系统的退行性纤维化或硬化的改变呈进行性加重，常从束支阻滞逐渐发展为高度或三度房室传导阻滞，传导阻滞严重时患者发生昏厥或猝死的概率较高。PCCD 呈常染色体显性遗传，隐性遗传及散发病例少见。已发现的致病基因有 SCN5A、TRPM4、SCN1B。目前报道的与 PCCD 相关的 SCN5A 突变有 30 个，其中仅与 PCCD 相关的突变有 11 个，与 Brugada 综合征重叠的突变有 19 个，而 SCN1B 上有两个突变与 PCCD 有关。PCCD 患者分层基因检测应该包括 SCN5A、SCB 和 TRPM4 基因。

对 PCCD 进行基因筛查的专家共识建议如下。

（1）在先证者发现 PCCD 致病基因突变后，推荐在家族成员及其他相关亲属中检测该突变（I 类推荐）。

（2）对于孤立性 PCCD 或伴有先天性心脏病的 PCCD，尤其存在 PCCD 阳性家族史时，基因检测可以考虑作为诊断性评价的一部分（IIb 类推荐）。

其他还有一些与遗传相关的心律失常，如早期复极综合征、特发性室颤、不明原因猝死综合征等，关于这些疾病虽然也有一些基因学证据发现，但只能解释极少数该类患者的病因，因此在此文中暂不详述，待以后本书再版时视本学科的进展情况再加以补充阐述。

（周 艺）

第三节 期前收缩

期前收缩是指起源于窦房结以外的异位起搏点而与基本心律中其他搏动相比在时间上过早发生的搏动，又称过早搏动，简称早搏。几乎 100% 的心脏病患者和 90% 以上的正常人均可发生，是临床上最常见的心律失常。

一、病因

1. 生活习惯　过多的茶、烟、咖啡或腹内胀气、便秘、过度疲劳、紧张或忧虑等精神刺激或情绪波动常常是发生期前收缩的诱因。

2. 神经反射　特别是通过胃肠道的感受器所激发的神经反射更为常见。当运动或饱餐使心率加快，随后在休息时心率又逐渐减慢时容易出现。亦有人在卧床，准备入睡之际发生。

3. 药物　如麻黄碱、肾上腺素、异丙肾上腺素亦可诱发期前收缩。器质性心脏病患者，特别是心脏功能代偿失调发生了心功能衰竭时，期前收缩往往增多。服用强心药如洋地黄制剂后，心力衰竭得到控制，期前收缩减少或消失。若在继续服用洋地黄制剂过程中，反而引起更多的室性期前收缩，甚至发生二联律，这往往是洋地黄中毒或过量的结果。

4. 手术或操作　心脏手术过程中特别是当手术进行到直接机械性刺激心脏传导系统时，期前收缩几乎是不可避免的。此外，在左、右心脏导管检查术、冠状动脉造影术中，当导管尖端与心室壁，特别是与心室间隔接触时，或注射造影剂时，都往往引起各式各样的心律失常，其中期前收缩便是最常见的一种。此外，胆道疾病、经气管插管的过程中亦容易发生期前收缩。

5. 各种器质性心脏病　尤其是慢性肺部疾病、风湿性心脏病、冠心病、高血压心脏病等，房性期前收缩更加常见。一组多中心临床研究提供的 1 372 例 65 岁以上老年人大样本资料，经 24h 动态心电图检测，发现房性期前收缩检出率为 97.2%，而超过连续 3 次以上的室上性心动过速几乎占一半。90% 以上的冠心病、扩张型心肌病患者可出现室性期前收缩。二尖瓣脱垂患者常见频发和复杂的室性期前收缩，如果伴有二尖瓣关闭不全造成的血流动力学损害、心源性昏厥病史、频发的室性期前收缩则提示可能有猝死的危险。而且，无论何种原因所致的心力衰竭，均常发生室性心律失常，频发室性期前收缩的发生率可达 80% 以上，40% 可伴短阵室速，常成为心力衰竭患者发生猝死的主要原因。

二、产生机制

1. 折返激动　折返激动是指心脏内某一部位在一次激动完成之后并未终结，仍沿一定传导途径返回到发生兴奋冲动的原发部位，再次兴奋同一心肌组织并引起二次激动的现象。在折返激动中，如果折返一次即为折返性早搏。由折返激动形成的早搏其激动来自基本心律的起搏点而并非来自异位起搏点，折返激动是临床上最常见的早搏发生原理。环行折返或局灶性微折返如折返途径相同则过早搏动形态一致；如折返中传导速度一致，则过早搏动与前一搏动的配对时间固定。

2. 并行心律　心脏内有时可同时有两个起搏点并存，一个为窦房结，另一个为异位起搏点，但其周围存在着完全性传入阻滞，因而不受基本心律起搏点的侵入，使两个起搏点能按自身的频率自动除极互相竞争而激动心房或心室。因异位起搏点的周围同时还有传出阻滞，故异位起搏点的激动不能任何时候都可以向四周传播，只有恰遇周围心肌已脱离不应期，才能以零星早搏的形式出现，若异位起搏点周围的传出阻滞消失，可形成并行心律性心动过速。并行心律是异位起搏点兴奋性增高的一种特殊形式，是产生早搏的一个重要原因。

3. 异位起搏点的兴奋性增高　①在某些条件下，如窦性冲动到达异位起搏点处时由于韦金斯基现象，使该处阈电位降低及舒张期除极坡度改变而引起过早搏动；②病变心房、心室或浦肯野纤维细胞膜对不同离子通透性改变，使快反应纤维转变为慢反应纤维，舒张期自动除极因而加速，自律性增强，而产生过早搏动。

三、分类

根据异位搏动发生部位的不同，可将期前收缩分为窦性、房性、房室交界性和室性期前收缩，其中以室性期前收缩最为常见，房性次之，交界性比较少见，窦性极为罕见。

描述期前收缩心电图特征时常用到下列术语。

1. 联律间期（coupling interval）　指异位搏动与其前窦性搏动之间的时距，折返途径与激动的传导速度等可影响联律间期长短。房性期前收缩的联律间期应从异位 P 波起点测量至其前窦性 P 波起点，而室性期前收缩的联律间期应从异位搏动的 QRS 波起点测量至其前窦性 QRS 波起点。

2. 代偿间歇（compensatory pause）　当期前收缩出现后，往往代替了一个正常搏动，其后就有一个较正常窦性心律的心动周期为长的间歇，叫作代偿间歇。由于房性异位激动，常易逆传侵入窦房结，使其提前释放激动，引起窦房结节律重整，因此房性期前收缩大多为不完全性代偿间歇。而交界性和室性期前收缩，距窦房结较远不易侵入窦房结，故往往表现为完全性代偿间歇。在个别情况下，若一个室性期前收缩发生在舒张期的末尾，可能只激动了心室的一部分，另一部分仍由窦房结下传的激动所激发，这便形成了室性融合波。

3. 插入性期前收缩　指插入在两个相邻正常窦性搏动之间的期前收缩。

4. 单源性期前收缩　指期前收缩来自同一异位起搏点或有固定的折返径路，其形态、联律间期相同。

5. 多源性期前收缩　指在同一导联中出现 2 种或 2 种以上形态及联律间期互不相同的异位搏动。如联律间期固定，而形态各异，则称为多形性期前收缩，其临床意义与多源性期前收缩相似。

6. 频发性期前收缩　依据出现的频度可人为地分为偶发和频发性期前收缩。目前一般将≤10 次/小时（≤5 次/分）称为偶发期前收缩，≥30 次/小时（5 次/分）称为频发期前收缩。常见的二联律（bigeminy）与三联律（trigeminy）就是一种有规律的频发性期前收缩。前者指期前收缩与窦性心搏交替出现；后者指每 2 个窦性心搏后出现 1 次期前收缩。

四、临床表现

由于患者的敏感性不同，可无明显不适或仅感心悸、心前区不适或心脏停搏感。高血压、冠心病、心肌病、风湿性心脏病病史的询问有助于了解早搏原因指导治疗，询问近期内有无感冒、发热、腹泻病史有助于判断是否患急性病毒性心肌炎，洋地黄类药物、抗心律失常药物及利尿剂的应用有时会诱发早搏的发生。

五、体检发现

除原有基础心脏病的阳性体征外，心脏听诊时可发现在规则的心律中出现提早的心跳，其后有一较长的间歇（代偿间歇），提早出现的第一心音增强，第二心音减弱，可伴有该次脉搏的减弱或消失。

六、心电图检查

1. 房性期前收缩（premature atrial complex）　心电图表现：①期前出现的异位 P' 波，其形态与窦性 P 波不同；②P'R 间期 >0.12s；③大多为不完全性代偿间歇，即期前收缩前后两个窦性 P 波的间距小于正常 PP 间距的两倍（图 7-19）。某些房性期前收缩的 P'R 间期可以延长，如异位 P' 波后无QRS-T 波，则称为未下传的房性期前收缩；有时 P' 波下传心室引起 QRS 波群增宽变形，多呈右束支传导阻滞图形，称房性期前收缩伴室内差异性传导。

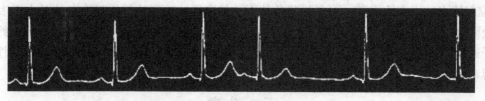

图 7-19　房性期前收缩

2. 房室交界性期前收缩（premature junctional complex）　心电图表现：①期前出现的 QRS-T 波，其前无窦性 P 波，QRS-T 波形态与窦性下传者基本相同；②出现逆行 P' 波（P 波在Ⅱ、Ⅲ、aVⅦ导联倒置，aVⅠR 导联直立），可发生于 QRS 波群之前（P'R 间期 <0.12s）或 QRS 波群之后（RP' 间期 <0.20s），

或者与 QRS 波相重叠；③大多为完全性代偿间歇（图 7 - 20）。

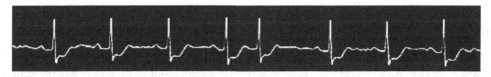

图 7 - 20 房室交界性期前收缩

3. 室性期前收缩（premature ventricular complex） 心电图表现：①期前出现的 QRS - T 波前无P 波或无相关的 P 波；②期前出现的 QRS 波形态宽大畸形，时限通常 >0.12s，T 波方向多与 QRS 波的主波方向相反；③往往为完全性代偿间歇，即期前收缩前后的两个窦性 P 波间距等于正常 PP 间距的两倍（图 7 - 21）。

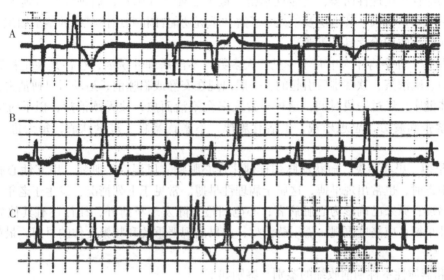

图 7 - 21 室性期前收缩
A. 多源性室性早搏；B. 三联律；C. 成对的室性早搏

室性期前收缩（室早）显著变形增宽，QRS 波 >160ms，常强烈提示存在器质性心脏病。室性期前收缩的配对间期多数固定，配对间期多变的室性期前收缩可能为室性并行心律。过早出现的室性期前收缩，靠近前一心动周期 T 波的顶峰上，称为 R on T 现象，易诱发室颤或室速，特别当心肌缺血、电解质紊乱及其他导致室颤阈值下降的情况时，R on T 现象具有较大危险性（表 7 - 2）。

表 7 - 2 室性前期收缩的 Lown 分级

分级	心电图特点
0	无室性期前收缩
1	偶发，单一形态室性期前的收缩 <30 次/小时
2	频发，单一形态室性期前收缩 ≥30 次/小时
3	频发的多形性室性期前收缩
4A	连续的，成对的室性期前收缩
4B	连续的事 ≥3 次的室性期前收缩
5	R on T 现象

七、诊断

根据体表心电图或动态心电图形态，房性期前收缩和室性期前收缩的诊断不难确定。临床上还需要对期前收缩进行危险分层，区分生理学和病理性期前收缩，尤其是对室性期前收缩要判断其对预后的影响。

房性期前收缩可见于正常健康人和无心脏病患者，但正常健康人频发性房性期前收缩极为少见。房性期前收缩多见于器质性心脏病患者。当二尖瓣病变、甲状腺功能亢进、冠心病和心肌病中发生频发性房性期前收缩时，特别是多源性早搏时，常是要发生心房颤动的先兆。以下房性期前收缩可能与器质性心脏病有关，常提示为病理性期前收缩：①频发持续存在的房性期前收缩；②成对的房性期前收缩；③多形性或多源性房性期前收缩；④房性期前收缩二联律或三联律；⑤运动之后房性期前收缩增多；⑥洋地黄应用过程中出现房性期前收缩。

八、治疗

早搏分为功能性和病理性两类，功能性早搏一般不需要特殊治疗，病理性早搏则需要及时进行处理，否则可能引起严重后果，甚至危及生命。了解和掌握功能性和病理性早搏的鉴别知识，及时进行判断，这对于疾病的预防和治疗具有重要意义。

1. 功能性早搏　在中青年人中并不少见，大多数查不出病理性诱因，往往是在精神紧张、过度劳累、吸烟、酗酒、喝浓茶、饮咖啡后引起的，一般出现在安静或临睡前，运动后早搏消失，功能性早搏一般不影响身体健康，经过一段时间，这种早搏大多会不治而愈，故无须治疗，但平时应注意劳逸结合，避免过度紧张和疲劳，思想乐观，生活有规律，不暴饮暴食、过量饮酒，每天进行适当的体育锻炼。

2. 病理性早搏　患心肌炎、冠状动脉粥样硬化性心脏病、风湿性心脏病、甲亢性心脏病、二尖瓣脱垂及洋地黄中毒时，也常出现早搏，这属于病理性早搏。常见于下列情况：发生于老年人或儿童；运动后早搏次数增加；原来已确诊为心脏病者；心电图检查除发现早搏外，往往还有其他异常心电图改变。对于病理性早搏，应高度重视，需用药治疗，如果出现严重的和频繁发作的早搏，最好住院进行观察和治疗。

3. 功能性和器质性室性期前收缩的鉴别　鉴别如下。

（1）QRS 波群时间：若心肌本身无病变，则不论心室异位起搏点在心室何处，QRS 波群时间均不会超过 0.16s。更宽大的 QRS 波群常提示心肌严重受累，这样的室性期前收缩是器质性的。

（2）QRS 波群形态：异位起搏点位于右室前壁（或室间隔前缘）和心底部的室早，多属于功能性的。

（3）QRS 波群形态结合 ST-T 改变：这是由 Schamroch，提出的鉴别方法（表 7-3）。

表 7-3　Schamroch 功能性和器质性室早的比较法

心电图特点	功能性室早	器质性室早
QRS 波振幅	≥20mm	<10mm
QRS 波时间	<0.14s	>0.14s
粗钝切迹	无	常见
ST 段等电位线	ST 段起始部无等电位线	有
T 波	不对称、与 QRS 波反向	对称、高尖、与 QRS 波同向

（4）运动负荷试验：一般认为休息时有室早，运动时消失者多属于功能性；运动时出现且为频发，则器质性的可能性大。

4. 房性早搏　应积极治疗病因，必要时可选用下列药物治疗：①β 受体阻滞剂，如普萘洛尔（心得安）；②维拉帕米（异搏定）；③洋地黄类，适用于伴心力衰竭而非洋地黄所致的房性早搏，常用地高辛 0.25mg，1 次/日；④奎尼丁；⑤苯妥英钠 0.1g，3 次/日；⑥胺碘酮。前两类药物对低血压和心力衰竭患者忌用。

5. 房室交界性早搏的治疗　与房性早搏相同，如无效，可试用治疗室性早搏的药物。

6. 室性早搏的治疗 室性期前收缩的临床意义可参考以下情况判断并予以重视：①有器质性心脏病基础：如冠状动脉疾病（冠心病）、急性心肌梗死、心肌病、瓣膜疾病等；②心脏功能状态：如有心脏扩大、左心室射血分数低于 40% 或充血性心力衰竭；③临床症状：如眩晕、黑蒙或昏厥先兆等；④心电图表现：如室性期前收缩呈多源、成对、连续≥3 个出现，或在急性心肌梗死或 QT 间期延长基础上发生的 R on T 现象。治疗室性早搏的主要目的是预防室性心动过速，心室颤动和心脏性猝死。

室早的治疗对策如下：①无器质性心脏病的患者，室早并不增加其死亡率，对无症状的孤立的室早，无论其形态和频率如何，无须药物治疗。②无器质性心脏病的患者，但室性期前收缩频发引起明显心悸症状，影响工作和生活者，可酌情选用美西律、普罗帕酮，心率偏快、血压偏高者可用 β 受体阻滞剂。③有器质性心脏病，伴轻度心功能不全（左心室射血分数 40% ~50%），原则上只处理心脏病，不必针对室性期前收缩用药，对于室性期前收缩引起明显症状者可选用普罗帕酮、美西律、莫雷西嗪、胺碘酮等。④急性心肌梗死早期出现的室性期前收缩可静脉使用利多卡因、胺碘酮。⑤室性期前收缩伴发心力衰竭、低钾血症、洋地黄中毒、感染、肺源性心脏病等情况时，应首先治疗上述病因。

7. 室性早搏的经导管射频消融治疗 导管消融术的出现极大地改变了心律失常临床治疗模式，使得心律失常的治疗从姑息性的控制转向微创性的根治术。经过十余年的发展，已经成为绝大多数快速性心律失常的一线治疗。

对于有明显临床症状、药物治疗无效或患者不能耐受、无伴发严重器质性心脏病的频发室性期前收缩患者，可考虑经导管射频消融。根据患者室性期前收缩发生时的体表心电图可以初步诊断室性期前收缩的起源部位在左心室或右心室，经激动标测结合起搏标测，可确定消融部位。目前还可以结合三维电解剖标测手段（Carto、Ensite 3000），提高消融治疗成功率。

射频消融的适应证选择可参考下列条件：①心电图及动态心电图均证实为频发单形性室性早搏，室早稳定，而且频发，24h 动态心电图显示同一形态的室性早搏通常超过 1 万次以上，或占全天心律的 8% 以上；②有显著的临床症状，心理治疗加药物治疗无效或药物有效但患者不能耐受长期药物治疗或者不愿意接受药物治疗者；③因频发室早伴心悸、乏力症状和（或）精神恐惧，明显影响生活和工作者；④因频发室早影响到学习或就业安排，有强烈根治愿望。

射频消融的禁忌证：①偶发室性期前收缩；②多源性室性期前收缩；③器质性心脏病所致室性期前收缩。

室性期前收缩导管射频消融特点：①室性期前收缩多起源于右室流出道；②多采用起搏标测；③无早搏时不宜进行标测和消融；④消融成功率高，并发症少。

九、室性早搏的并发症

本病会诱发室性心动过速、心室颤动，在严重的情况下还会导致心脏性猝死。

1. 室性心动过速 室性心动过速是指起源于希氏束分叉处以下的 3 ~5 个以上宽大畸形 QRS 波组成的心动过速，与阵发性室上性心动过速相似，但症状比较严重，小儿烦躁不安，苍白，呼吸急促，年长儿可诉心悸，心前区疼痛，严重病例可有昏厥、休克、充血性心力衰竭者等，发作短暂者血流动力学的改变较轻，发作持续 24h 以上者则可发生显著的血流动力学改变，体检发现心率增快，常在 150 次/分以上，节律整齐，心音可强弱不等。

2. 心室颤动（VF） 是由于许多相互交叉的折返电活动波引起，其心电图表现为混乱的记录曲线，VF 常可以致死，除非用直流电除颤（用胸部重击或抗心律失常药物除颤难以奏效）。

3. 心脏性猝死 指平素健康或病情已基本恢复或稳定者，突然发生意想不到的非人为死亡，大多数发生在急性发病后即刻至 1h 内，最长不超过 6h 者，主要由于原发性心室颤动、心室停搏或电机械分离，导致心脏突然停止有效收缩功能。

（周　艺）

第四节　心房颤动

一、病因及发病机制

凡能够引起窦房结损伤、缺血、心肌病变或心房压增高、心房扩大的各种疾病均可发生心房颤动（atrial fibrillation，AF），是人类最常见的心律失常类型之一。青年人最常见的病因是风湿性心脏病，尤其是二尖瓣狭窄；老年人则常见于老年退行性心脏瓣膜病；还可见于心肌病、心肌炎、缩窄性心包炎、甲亢、先天性心脏病、预激综合征、冠心病等，亦可见于洋地黄中毒患者。部分阵发性心房颤动可见于正常人或无明确原因，反复发作，又称之为孤立性心房颤动或特发性房颤。在使用洋地黄过程中，若心房颤动伴室内差异性传导，提示洋地黄用量不足；若心房颤动出现室性早搏，心室率慢而节律齐，常提示中毒。其发生是由于心房内存在多个折返环，多发的环行激动使心房失去有效的收缩，而表现为心房颤动。其他机制，如心房内多个起搏点自律性增高尚未得到证实。房颤开始时，常表现为阵发性、反复发作，持续时间延长而转变为持续性或永久性房颤。

二、临床要点

1. 症状与体征　心率慢者可无症状，或自觉心跳不规则；心室率快者可有心悸、疲乏、虚弱、头晕、无力、恶心、面色苍白等症状；严重二尖瓣狭窄者可诱发急性肺水肿。体征可有：①动脉脉搏和心搏完全不规则。②心脉率不一致而表现为脉短绌，心率越快则脉短绌越明显。③听诊心音强弱不等。

2. 心电图表现　表现如下。

（1）各导联 P 波消失，代之以形态、振幅、间期完全不一的基线波动（f 波），频率为 350～600 次/min，心室律绝对不齐，即 RR 间期绝对不等，一般在 120～180 次/分，不超过 200 次/分，QRS 波群一般呈室上性。f 波在心电图上可能相当显著，类似不纯性扑动，也可能非常细小，甚至看不到。一般来说，f 波愈粗大，频率愈低；愈纤细，频率愈高。

（2）心房颤动伴室内差异性传导：心房颤动时，下传的心室搏动其 QRS 波群可以正常或宽大，宽大的 QRS 波群可由于同时存在束支传导阻滞、预激综合征或时相性室内差异性传导引起：心房颤动，由于室率多快速而不规则，常有 Ashman 现象，故比心房扑动更易产生室内差异性传导，而形成宽大畸形的 QRS 波群。QRS 波群多呈右束支传导阻滞图形（占 90%），其起始向量多与正常心搏一致，偶可呈左束支传导阻滞图形。前一个心动周期愈长，"联律间期"愈短，则 QRS 波群增宽愈显著，同时无代偿间歇。

（3）心房颤动伴房室传导阻滞

1）心房颤动伴 II 度房室传导阻滞：出现不同程度的房室交界性或室性逸搏，发生在比较固定的长间歇后。RR 间期虽长短不一，但不规则中有规律，如渐短突长或渐长突长的类文氏现象。心房颤动时 f 波频率为 350～600 次/分。生理性干扰、隐匿性传导是机体的保护性反应，也可造成长 RR 间期，不能单凭 RR 间期长短决定 AVB 的存在。

2）心房颤动伴 III 度房室传导阻滞：心房颤动时，心电图示 RR 间期相等即说明合并 III 度 AVB。根据起搏点部位，QRS 时间、频率不一，心室律可表现为非阵发性或阵发性结性心动过速，也可表现为阵发性或非阵发性室性心动过速。室性逸搏心律使 QRS 宽大畸形。

（4）预激综合征伴心房颤动：①心房颤动常为阵发性。②心室率较快，常大于 200 次/分，节律完全不规则。③QRS 波群时间取决于下传途径，由异常路径下传时，QRS 宽大畸形，可有典型预激综合征图形，较为常见。由正常径路下传时，QRS 波群正常，此时如伴有室内差异性传导，可使 QRS 波宽大畸形，易被误认为房颤沿旁路下传；也可在心电图上呈现"手风琴"现象，QRS 波群宽大与正常相间出现。

三、诊断关键

1. 诊断　主要依据临床和心电图表现。

2. 病情危重指标　心房颤动发生后可为持续性，但也有阵发性者，而后反复发作呈持续型房颤。心房颤动时，由于心房失去有效收缩，使心室舒张期充盈不良，故心输出量减少25%～30%，可诱发或加重心力衰竭，尤其当心室率过快时更易发生。心房颤动发生后可能导致心房内血栓形成，尤其是二尖瓣狭窄的患者，当左房极度增大或心室率很快时心房内更易形成血栓，血栓脱落造成动脉栓塞的发生率达41%左右。孤立性房颤一般预后良好，但需预防发生栓塞。预激综合征伴心房颤动由于心室率极快，可引起严重血流动力学异常，甚至心室颤动和猝死。

3. 鉴别诊断　注意区别以下几种。

（1）心房颤动合并室内差异性传导与心房颤动合并室性心动过速：①前者心室节律绝对不齐，心室率极快时可基本规则；后者多基本规则（RR间期相差0.01～0.04s）。②前者QRS波多呈三相型，呈右束支阻滞图形，偶可呈左束支阻滞图形，QRS波群时间<0.14s，易变性大；后者多呈单相性QRS波群，QRS波群时间可>0.16s，易变性小（除非是多源性室速）。③前者宽大畸形的QRS波群的配对间期多不固定；后者则固定，并且与室性早搏的配对时间相等。④前者无代偿间期，后者有类代偿间歇。⑤前者无室性融合波，后者可有室性融合波及心室夺获。

（2）心房颤动合并预激综合征与心房颤动合并室性心动过速：①前者心室率多超过180次/分；后者常小于180次/分。②前者心室节律不规则，R－R间期相差可超过0.03～0.10s；后者心室节律可稍有不均匀或完全均齐。③前者QRS波群形态宽大畸形，起始部分可见预激波；后者QRS波群很少呈右束支阻滞图形，无预激波。④前者无心室夺获，后者可有心室夺获。⑤前者发作前后心电图可见到预激综合征图形，而后者可能有室性早搏。

（3）心房颤动合并室内差异性传导与心房颤动合并室性早搏：①合并室内差异性传导多发生在心室率较快时，而合并室性早搏多发生在心室率较慢时。②合并室内差异性传导时，QRS波群多呈右束支传导阻滞图形，起始向量与基本心率相同；合并室性早搏时，QRS波群常出现QR、QR或RS形，波形模糊、有切迹，常在QRS波群起始部分已很明显。③合并室内差异性传导时，宽大畸形的QRS波群多紧随在长RR间期后发生（即Ashman现象或称长－短周期），而后者无此规律。④心房颤动合并室内差异性传导无固定的配对间期，而合并室性早搏多有固定的配对间期。⑤合并室内差异传导时，QRS波群畸形程度可有很大差别，QRS波群时间可大于0.12s，也可小于0.12s；而合并室性早搏时，QRS波群如果有多种形态，都是典型的室性早搏波形，QRS波群时间均大于0.12s。⑥心房颤动合并室内差异性传导时其后多无类代偿间歇，而合并室性早搏其后多有类代偿间歇。

四、治疗关键

治疗分为以下几个方面。

1. 转复房颤　目前主张同步直流电转复，转复后用胺碘酮或奎尼丁维持窦性心律，胺碘酮维持率高且死亡率较低，被推荐为首选药物。也可用奎尼丁或胺碘酮行药物转复。转复的禁忌证为房颤持续时间过长（超过6个月），心房较大或合并严重心肌损害的器质性心脏病。

2. 控制心室率　是治疗的主要目的之一，可减轻症状，增加心排血量。适用于不适宜行房颤转复者或转复前心室率较快者，常用药物有洋地黄类，无严重心肌功能不全者也可使用β受体阻滞剂或维拉帕米。

3. 抗凝治疗　β受体阻滞剂和钙拮抗剂是房颤时控制心室率的一线药物。

（张芙成）

第五节　室上性心动过速

室上性心动过速（室上速，SVT）是最常见的一种心动过速，其电生理机制也是认识得最清楚的。根据电生理分类，SVT 由房室结折返、房室折返和房性心动过速组成。本文主要针对狭义上的室上速，即房室结折返和房室折返性心动过速的电生理机制及射频消融进行简单介绍。

一、房室结折返性心动过速（AVNRT）

AVNRT 的电生理基础是房室结双径路。房室结双径路被认为是房室结传导功能性纵向分离的电生理现象，可能与房室结的复杂结构形成了非均一性的各向异性有关。

1. 房室结双径路的诊断　典型的房室结双径路表现为：在高位右房的 S_1S_2 刺激中，当 S_1S_2 缩短 $10\sim20ms$，而出现 A_2H_2 突然延长 $50ms$ 以上，即出现房室传导的跳跃现象。若跳跃值仅 $50ms$，诊断应慎重。此时若同时伴有心房回波或诱发 SVT，且能除外隐匿性旁路和房内折返；或连续两个跳跃值都是 $50ms$，则可诊断。

当高位右房的 S_1S_2 刺激无跳跃现象，应加做以下检查。当出现下述表现时，亦可诊断。

（1）心房其他部位（如冠状窦）S_1S_2 刺激出现跳跃现象。

（2）RVA 的 S_1S_2 刺激出现 V_2A_2 的跳跃现象。快慢型 AVNRT 患者常有此现象。

（3）给 S_2S_3 刺激，或刺激迷走神经，或给予阿托品、异丙肾上腺素、腺苷三磷酸等药物后，出现跳跃现象，或诱发出 AVNRT。

此外，若观察到以下现象，也是诊断房室结双径路的证据。

（1）窦性心律或相似频率心房起搏时，发现长短两种 PR 或 AH 间期，二者相差在 $50ms$ 以上。

（2）心房或心室期前刺激，偶尔观察到双重反应（1：2 传导），前者表现为 1 个 A_2 后面有两个 V_2；后者为 1 个 V_2 后有两个 A_2。

（3）心房或心室快速起搏，房室结正传或逆传出现 3：2 以上的文氏传导时，观察到 AH 或 VA 间期出现跳跃式延长，跳跃值在 $50ms$ 以上。

2. AVNRT 的类型与电生理特性　虽然房室结双径路是 AVNRT 的电生理基础，但要形成 AVNRT，还需要快径路与慢径路在不应期与传导速度上严格的匹配。这就是为什么临床上没有 SVT 的病例，电生理检查中，25% 可以出现房室结双径路现象的原因。根据快慢径路在 AVNRT 中传导方向的不同，可以分为两型：慢快型和快慢型。

（1）慢快型：又称常见型、占 AVNRT 的 95%。它的电生理特点是正传发生在慢径路，而逆传发生在快径路。由于快速的逆传，使心房的激动发生在心室激动的同时，或稍后，或稍前。因此，心电图上逆行 P 波大多数重叠在 QRS 波中（占 48%）或紧随其后（占 46%），少数构成 QRS 波的起始部（占 2%）。在心内电生理记录可以发现，逆传心房激动呈中心型，最早激动出现在房室交界区［即记录希氏束电图（HBE）的部位］；HBE 的 AH > HA 间期，VA < $70ms$，甚至为负值。

（2）快慢型：又称少见型，仅占 AVNRT 的 5%。它的电生理特点是正传发生在快径路，逆传发生在慢径路，因而逆 P' 波远离 QRS 波，而形成长的 RP' 间期。心内电生理检查，逆传心房激动也是中心型，但最早激动点是冠状静脉窦（CS）口；HBE 的 AH < HA 间期。此时，需与房性心动过速、慢传导的隐匿性房室旁路参与的房室折返性心动过速（即 PJRT）相鉴别。

3. AVNRT 诊断要点　要点如下。

（1）常见型 AVNRT

1）房性、室性期前刺激，或用引起房室结正向文氏周期的频率进行心房起搏，可诱发和终止。

2）心房程序刺激，房室结正向传导出现跳跃现象。

3）发作依赖于临界长度的 AH 间期，即慢径路一定程度的正向缓慢传导。

4）逆向性心房激动最早点在房室连接区，HBE 的 VA 间期为 $-40\sim+70ms$。

5）逆行 P' 波重叠在 QRS 波中，或紧随其后，少数构成 QRS 波的起始波。

6）心房、希氏束与心室不是折返所必需。兴奋迷走神经可减慢，然后终止 SVT。

（2）少见型 AVNRT

1）房性、室性期前刺激，或用引起房室结逆向文氏周期的频率进行心室起搏，可诱发和终止。

2）心室程序刺激，房室结逆向传导出现跳跃现象。

3）发作依赖于临界长度的 HA 间期，即慢径路一定程度的逆向缓慢传导。

4）逆向性心房激动最早点在 CS 口。

5）逆行 P' 波的 RP' 间期长于 P'R 间期。

6）心房、希氏束和心室不是折返所必需，兴奋迷走神经可减慢并终止 SVT，且均阻滞于逆向传导的慢径路。

4. AVNRT 的心电图表现　表现如下。

（1）慢快型 AVNRT 的心电图有以下表现

1）P 波埋于 QRS 波中：各导联无 P' 波，但由于 P' 波的记录与辨认有时非常困难，因而仅凭心电图判断有无 P' 波常常难以做到。

2）SVT 时的心电图与窦性心律时比较：常常可以发现 QRS 波群在 Ⅱ、Ⅲ、aVF 导联多 1 个 S 波假 S 现象，在 V_2 导联多 1 个 r' 波（假 r' 现象），这两种现象虽然出现率不太高，但诊断的可靠性相当高。

3）若各导联有 P' 波，RP' 间期 <80ms，与 AVRT 的区别在于后者的 RP' 间期 >80ms。当 RP' 间期在 80ms 左右时，诊断应谨慎，因二者在此范围中有重叠。

（2）快慢型 AVNRT 的心电图表现与房速（AT）和 PJRT 一样，仅凭心电图无法区分。

此外，由于 AVNRT 多见于女性，女∶男约为 7∶3，因而仅凭心电因诊断男性患者为 AVNRT 应谨慎。

5. AVNRT 的鉴别诊断　AVNRT 需要与间隔部位起源的房速（AT）或间隔部旁路参与的房室折返性心动过速（AVRT）以及加速性结性心律失常相鉴别。

（1）心动过速时心房与心室激动的时间关系：V - A 间期 <65ms 可排除 AVRT，但不能区别开 AVNRT 和 AT。

（2）室房传导特征：心室程序刺激无递减传导特性，强烈提示有房室旁路，但如有明确递减传导特性，不能排除慢旁路的存在。

（3）希氏束旁刺激：刺激方法是以较高电压（脉宽）刺激希氏束旁同时夺获心室肌和希氏束或右束支（HB - RB），然后逐渐降低电压，使起搏只夺获心室肌，不夺获 HB - RB，观察心房激动顺序，刺激信号至 A 波（SA）以及 H - A 间期变化。如 S - A 间期和心房激动顺序均不变，提示房室旁路逆传；如 S - A 间期延长，H - A 间期不变，而且心房激动顺序也不变，提示无房室旁路，激动经房室结逆传；如心房激动顺序不同提示既有旁路也有房室结逆传。

（4）心动过速时希氏束不应期内心室期前刺激（RS₂ 刺激）：希氏束不应期内心室期前刺激影响心房激动（使心房激动提前或推后）或终止心动过速时未夺获心房，均提示房室之间除房室结之外还有其他连接，即房室旁路，但刺激部位远离旁路时会有假阴性。

（5）心室超速起搏可以拖带心动过速，并有 QRS 融合波者提示 AVRT。

以上几个方面的检查有助于 AVNRT 与 AVRT 的鉴别，在排除 AVRT 之后，间隔部起源心动过速的鉴别主要集中在房速与 AVNRT 之间。如心室超速起搏不夺获心房常提示为房速，若能夺获心房，但停止心室起搏后心房激动呈 A - A - V 关系也提示心动过速为房速。非间隔起源房速易于鉴别，心房激动顺序呈偏心性，区别于不同类型的 AVNRT。

6. 典型 AVNRT 的消融　慢径消融治疗 AVNRT 的成功率高，房室传导阻滞发生率低，已成为 AVN-RT 的首选治疗方法。不同类型 AVNRT 均可通过慢径消融取得成功，消融可以通过解剖定位或慢径电位指导完成，而目前最常用的方法是将两种方法结合，通过解剖法首先进行初步定位，之后结合心内电图标测，寻找关键的靶点。

解剖定位指导的消融方法：首先将标测消融导管送至心室，慢慢向下并回撤导管至 CS 开口水平，之后回撤并顺时针旋转使消融导管顶端位于 CS 开口和三尖瓣环之间，并稳定贴靠，局部心内电图呈小 A，大 V 波，A/V 在 0.25 : 1~0.7 : 1，A 波通常碎裂、多幅。

慢径电位指导的消融方法：心内电图指导下的慢径消融是指将标测导管置于 CS 开口和三尖瓣环之间，标测所谓的慢径电位区域作为消融靶点。Jackman 和 Haissaguerre 分别介绍了两种不同形态的慢径电位。Jackman 等描述的慢径电位是一种尖锐快波，窦性心律时位于小 A 波终末部，通常只能在 CS 口周围 <5mm 的直径范围内记录到。Haissaguerre 等描述的慢径电位是一种缓慢、低频、低幅波，在 CS 口前面的后间隔或中间隔区域可以记录到。

消融终点：①房室结前传跳跃现象消失，并且不能诱发 AVNRT；②房室结前传跳跃现象未消失，跳跃后心房回波存在或消失，但在静滴异丙肾上腺素条件下不能诱发心动过速；③消融后新出现的持续性一度或一度以上房室传导阻滞。

消融成功标准：①房室结前传跳跃现象消失，并且不能诱发 AVNRT；②房室结前传跳跃现象未消失，跳跃后心房回波存在或消失，但在静滴异丙肾上腺素条件下不能诱发心动过速；③消融后无一度以上房室传导阻滞。

二、房室折返性心动过速（AVRT）

AVRT 的电生理机制是由于房室间存在附加旁路，导致电兴奋在心房、心脏传导系统、心室和房室旁路所组成的大折返环中做环形运动。因此，AVRT 的解剖学基础是房室旁路。房室旁路的产生是由于胚胎发育时，二尖瓣环和三尖瓣环这两个纤维环未能完全闭合，在未闭合处便出现心房肌与心室肌相连，即房室旁路。左前间隔处是主动脉瓣环与二尖瓣环间的纤维连续（亦称心室膜）、二尖瓣环在此处不会发生不闭合。因而，除此处之外，二尖瓣环与三尖瓣环的任何部位都能出现房室旁路。

1. 房室旁路的电生理特性　如前所述，房室旁路的组织学本质是普通心肌，因而它的电生理特性与心房肌和心室肌基本相同，而与心脏传导系统不同。其与房室结传导特性的区别在于，前者表现为全或无传导，而后者是递减传导（亦称温氏传导），即房室旁路的传导时间不随期前刺激的提前而延长，而房室结呈现明显延长。这是鉴别是否存在房室旁路的最根本的电生理依据。

房室旁路的传导方向，可以是双向，也可以是单向。单向中，大多数为仅有逆向传导，少数为仅有正向传导，这可能是由于旁路的心室端电动势大于心房端的缘故。旁路的传导可以持续存在，也可以间断存在。当旁路有双向传导时，患者表现为典型的预激综合征：窦性心律时的心电图有 δ 波（心室预激），且有 SVT 发作。当旁路仅有正向传导时，患者表现为仅心室预激，而无 SVT（此时临床不应诊断预激综合征，应诊断为心室预激）。当旁路仅有逆向传导时，患者无心室预激，而仅有 SVT（此时临床最好采用隐匿性房室旁路的诊断而不用隐匿性预激综合征的诊断，因为患者没有心室预激）。当旁路存在时，是否发生 SVT，还取决于旁路的不应期、传导速度与房室结是否匹配。一般来说，正传不应期旁路长于房室结，而逆传不应期旁路则短于或等于房室结。这正是 AVRT 中大多数为顺向型，极个别是逆向型的原因。

在间歇性预激中，患者表现为一段时间心电图有 δ 波，一段时间 δ 波消失。这有两种可能：①旁路的正向传导呈间歇性；②旁路的正传实际上始终存在，但由于旁路位于左侧，当房室结传导较快时，δ 波过小而误认为 δ 波消失；当房室结传导较慢时，δ 波加大而显现。另外，δ 波也可表现为与心跳按一定比例出现，多数为 2 : 1。这是由于旁路的正传不应期过长所致。

所谓隐匿性预激也有两种情况，一种是隐匿性旁路，一种是左侧显性旁路，但由于房室结正传始终较快，δ 波太小而误认为是隐匿性预激，后者在刺激迷走神经或注射腺苷三磷酸后就表现为显性预激。

根据近年电生理的研究，无一人能证实 James 束（即房结束）的存在。心电图中 PR 间期 <0.12s 而无 SVT 者，实际上都是房室结传导过快。所谓 L-G-L 综合征（PR 间期 <0.12s，且有 SVT 发作），实际上是房室结传导过快伴 AVNRT 或 AVRT。因此，James 束实际上可能并不存在，只是根据心电图无 δ 波的短 PR 间期的一种推论而已。

另一种特殊旁路 Mahaim 束，以往根据心电图有 δ 波，但 PR 间期 >0.12s 推论它应该是结室束或束室束。但近年电生理研究和射频消融术已证实，结室束或束室束是极少见的，它大多数是连接于右房与右束支远端之间的房束旁路，但它的传导特性不是全或无的，而具有一定程度的递减传导。它一般只有正传而无逆传，因而多引起逆向型房室折返性心动过速。从电生理特性和组织学考虑，Mahaim 束实际上是异常存在的发育不健全的副房室传导系统。

还有一种特殊的慢传导的隐匿性旁路，其逆传十分缓慢，当冲动经旁路、心房抵达房室结时，房室结不应期已过，又可使冲动下传。因而，这种患者的 SVT 十分容易发作且不易终止，故称为无休止的房室交界区折返性心动过速（PJRT）。虽然发作时心电图类似于房速或 AVNRT，但实质上仍是 AVRT。据近年来电生理研究和射频消融术的结果，PJRT 的旁路大多数位于冠状静脉窦口附近，与房室结双径路的慢径路位置相同，因而还需与快慢型 AVNRT 鉴别。少数也可位于其他部位，如前间隔或游离壁。

总之，就大多数的房室旁路而言，其全或无传导特性明显地有别于房室结的显著递减性传导特性。但对于少数特殊旁路或少数房室结传导能力过强者，这种传导特性的区别变得很不明显，对于这些个别患者在进行心电生理检查和射频消融术时，应特别注意仔细鉴别，以免误判。

2. AVRT 的类型　分类如下。

（1）顺向型 AVRT（O-AVRT）：此型 AVRT 是以房室传导系统为前传支，房室旁路为逆传支的房室间大折返。其发生的条件为：房室旁路的前传不应期长于房室结，而逆传不应期短于房室结，而且房室传导系统（主要是房室结）的前传速度较慢。由于大多数旁路的不应期都有上述特点，而房室结的前传速度与不应期又能受自主神经影响而满足上述条件，因此，95% 的 AVRT 都是向型的，由于隐性旁路只能逆传，因而它参与的 AVRT 必然都是顺向型的。

（2）逆向型 AVRT（A-AVRT）：A-AVRT 是少见的房室折返性心动过速，发生于房室旁路有前向传导功能的患者。电生理检查中经心房和心室刺激均能诱发和终止这种房室折返性心动过速。心动过速的前传支为显性房室旁路，由此引起心室激动顺序异常而显示宽大畸形的 QRS 波，结合心腔内各部位电图的特点易与 O-AVRT 合并功能性束支传导阻滞和室性心动过速鉴别。目前电生理研究和射频消融结果均证实 A-AVRT 患者常存在多条房室旁路，而且心动过速的前传支和逆传支由不同部位的房室旁路构成。

（3）持续性交界性心动过速（PJRT）：PJRT 实际上是一种特殊的房室折返性心动过速，具有递减传导性能的房室旁路参与室房传导是心动过速的电生理基础。PJRT 的 P 波或 A 波远离 QRS 波或 V 波，而位于下一个心室激动波之前，与部分房性心动过速和少见型房室结折返性心动过速有某些相似之处，消融前进行鉴别诊断甚为重要。①鉴别室房传导途径：心室多频率或不同 S_1S_2 间期刺激时其室房之间没有 H 波，这一特点说明室房传导不是沿 AVN-HPS 途径传导。因此观察 H 波清楚的 HBE 导联在心室刺激时无逆传 H 波，提示存在房室旁路室房传导。②比较心房顺序：心室刺激或心动过速的心房激动顺序异常无疑可确定心动过速的性质。房室慢旁路仅少数位于左、右游离壁，多数位于间隔区（尤其是冠状静脉窦口附近）。因此应在冠状静脉窦口附近详细标测，寻找到最早心房激动部位有助于诊断。③心动过速与 H 波同步刺激心室是否改变心房激动周期（AA 间期）：房性心动过速或房室结折返性心动过速，与 H 波同步刺激心室因恰逢希氏束不应期而不能逆传至心房，故 AA 间期不受影响。如为房室折返性心动过速，则于希氏束不应期刺激心室仍能逆传至心房，并使 AA 间期改变。由于 PJRT 系房室慢旁路逆向传导，因此心室刺激可使 AA 间期缩短或延长。

（4）多旁路参与的 AVRT：多条房室旁路并不少见，约占预激综合征患者的 10%。电生理检查中，出现下述情况提示存在多条旁路：①前传的 δ 波在窦性心律、房颤或不同心房部位起搏时，出现改变；②逆向心房激动有两个以上最早兴奋点；③顺向型 AVRT 伴间歇性前传融合波；④前传预激的位置与顺向型 AVRT 时逆传心房的最早激动位置不符合；⑤逆向型 AVRT 的前传支为间隔旁路（因为典型的逆向型 AVRT 的前传支都是游离壁旁路）和（或）逆向型 AVRT 的周长明显短于同一患者的顺向型 AVRT 的周长。

在多旁路参与的 AVRT 中，各条旁路所起的作用可能是不同的：可以是两种顺向型 AVRT，以其中一条为主，另一条为辅，也可是仅一种顺向型 AVRT，另一条旁路只是旁观者，当主旁路被阻断后，次旁路才参与形成 AVRT。以上情况是最常见的多旁路情况。有时两条旁路可以是一条作为前传支，另一条作为逆传支，形成不典型的逆向型 AVRT。

遇到多旁路患者应进行详尽的电生理检查。若进行射频消融术，应首先阻断引起 AVRT 或 δ 波明显的旁路；然后，在情况变得比较简单后，再确定另一条旁路的位置并消融。

3. 左侧房室旁路消融术 左侧旁路包括左游离壁（简称左壁）、左后间隔和极少数左中间隔旁路。左壁旁路，特别是左侧壁旁路最常见，而且操作也较其他部位的旁路简单。

大多数左侧旁路消融术采取左室途径，即经股动脉左室二尖瓣环消融，又称为逆主动脉途径。

（1）股动脉置鞘：常选取右侧股动脉穿刺置入鞘管，鞘管内径应比大头导管外径大 1F。股动脉置入鞘管后应注意抗凝，常规注射肝素 3 000 ~ 5 000IU，手术延长 1h 应补充肝素 1 000IU。

（2）导管跨瓣：大头导管经鞘管进入动脉逆行至主动脉弓处应操纵尾端手柄，使导管尖端弯曲成弧，继续推送导管至主动脉瓣上，顺时针轻旋并推进导管，多数病例中能较容易地跨过主动脉瓣进入左室。

（3）二尖瓣环标测：导管进入左室后，应在右前斜位透视，使导管尖端位于二尖瓣环下并接触瓣环。局部电图记录到清楚的 A 波和高大的 V 波，提示大头导管尖端从心室侧接触瓣环。进一步操作可在右前斜或左前斜透视下标测二尖瓣环的不同部位。

（4）有效消融靶点：放电消融 10s 内可阻断房室旁路，延长放电 30s 以上可完全阻断房室旁路的部位为有效消融靶点。

靶电图的识别：靶电图是指大头电极在放电成功部位（即"靶点"）双极记录到的心内电图。从二尖瓣环不同部位的横截面得知，在游离壁部位心房肌紧靠房室环而且与其他组织相比，所占比例较大，而在左后间隔部位，心房肌距房室环较远，所占比例也较少。因此，游离壁部位的靶电图，A 波较大，其与 V 波振幅之比应为 1 : 4 ~ 1 : 2；而左后间隔部位的靶电图，A 波较小，A : V 为 1 : 6 ~ 1 : 4，甚至刚能见到 A 波就能成功。对于显性旁路，除了 A 波达到上述标准外，A 波还应与 V 波相连，二者间无等电位线。此外，记录到旁路电位，V 波起始点早于体表心电图的 QRS 波起始点，亦是可供参考的靶电图标准。隐匿性旁路与显性旁路逆传功能的标测，可采用窦 – 室 – 窦标测法。前后窦性心律的靶电图，其 A 波大小应达到上述标准；中间心室起搏的靶电图，V 波应与其后的 A 波相连，二者间无等电位线。

（5）放电消融旁路：当靶电图符合上述标准后，即可试消融 10s。显性旁路在窦性心律下放电，同时注意体表心电图 δ 波是否消失。由于左侧旁路绝大多数为 A 型预激，因而最好选择 V₁ 导联进行观察。δ 波消失时，原有的以 R 波为主的图形立即变成以 S 波为主的图形，变化十分明显，容易发现。也可以观察冠状静脉窦内电图，当 δ 波消失时，原来相连的 A 波与 V 波立即分开，二者之间出现距离，这种变化也十分明显，容易发现。隐匿性旁路一般采用在心室起搏下放电，起搏周长多用 400ms，频率过快可能引起大头电极移位。试放电中注意观察冠状静脉窦内电图，VA 逆传但不能保持 1 : 1，或虽然是 1 : 1，但 V 波与 A 波间距离突然加大都表明放电成功。试消融成功后，继续加强消融 60s 以上。

（6）穿间隔左房途径：利用房间隔穿刺术，可建立股静脉至左房途径达到二尖瓣心房侧消融左游离壁房室旁路的目的。完成心腔内置管和消融前电生理评价后，进行房间隔穿刺术，大头导管再经鞘管进入左房进行消融。

（7）并发症：左侧旁路消融术的并发症发生率为 0.86% ~ 4%。可分为三大类型：①血管穿刺所致并发症，股动脉损伤最常见；②瓣膜损伤和心脏穿孔；③与射频消融直接有关的并发症。

4. 右壁旁路消融术 内容如下。

（1）由于房室环在透视下无标志，只能依据靶电图来判定大头电极是否在瓣环的心房侧。靶电图的标准为：A 波与 V 波紧密相连，二者振幅之比为 1 : 3 ~ 2 : 3。显性预激的靶电图在实际观察中，最大的困难是不易确定哪个成分是 A 波，哪个成分是 V 波。正确的方法是同步记录冠状静脉窦内电图，将靶电图与之对照，凡在冠状静脉窦内电图 A 波之前的为靶电图 A 波成分，与 A 波同时发生的为靶电图 V 波成分。

（2）由于大头电极在显性旁路附近记录到的电图区别不大，只有相互比较才能看出。因此，在经验不足时，最好用两根大头导管在旁路附近做交替标测：固定二者之中记录的 V 波较早的导管，移动 V 波较晚的导管，直到找不到 V 波更早的位置。隐匿性旁路应采用前述的窦－室－窦标测法。一旦确定旁路位置，最好在荧光屏上做标记，并保持电极头与患者体位不变。操纵大头导管的方法一般是先将大头电极送至房室环的心室侧，并保持在标记的旁路处，观察着记录的心内电图缓慢后撤，待 A 波振幅够大时停止后撤，然后利用轻微旋转大头导管来控制大头电极位于瓣环房侧，顺钟向旋转可使大头电极略向心室方向移动，逆钟向旋转则向心房方向移动。

（3）由于大头电极在房室环心房侧都难以紧贴心内膜，故输出功率应增大，一般选用 30～35W，甚至可增至 50W。若在放电过程中出现 δ 波时隐时现的情况，说明大头电极不稳定，此时术者应用手指稳住导管，同时加大输出功率，延长放电时间。最好能更换新的加硬导管，提高稳定度，使 δ 波在放电的 10s 内消失，且无时隐时现的情况。

5. 旁路阻断的验证方法与标准　如下所述。

（1）前传阻断：体表心电图 δ 波消失和心内电图的 A 波与 V 波之间距离明显加大。

（2）逆传阻断：相同频率的心室起搏，消融前 1：1 逆传在消融后再不能保持，或虽然保持 1：1 逆传，但 V 波与逆传 A 波间的距离明显加大。判断有困难时，加做心室程序刺激，室房逆传由消融前的全或无传导变为消融后的递减传导。

显性旁路必须同时达到上述（1）（2）两条，隐匿性旁路只需达到第（2）条即可。

（张芙成）

第六节　室性心动过速

室性心动过速（室速，ventricular tachycardia）是指起源于希氏束以下水平的左、右心室或心脏的特殊传导系统的快速性心律失常，是急诊科和心内科医师经常面临的临床问题。室速包括多种机制和类型，其中一些类型对患者无特殊损害，而另一些则可能直接威胁患者生命。

室速常发生于各种器质性心脏病患者。最常见为冠心病，特别是曾有心肌梗死的患者。其次是心肌病、心力衰竭、心瓣膜疾病等，其他病因包括代谢障碍、电解质紊乱、长 QT 间期综合征等，偶可发生在无器质性心脏病者。

一、临床表现

室速的临床症状取决于发作时的心室率、持续时间、基础心脏病变和心功能状况等。非持续性室速的患者可无明显症状。持续性室速常伴有明显血流动力学障碍与心肌缺血。临床症状包括低血压、气促、昏厥等。

二、分型

1. 根据心动过速时 QRS 波形态分类　如下所述。

（1）单形室速：室速的 QRS 波形态一致。

（2）多形性室速：有多个不同 QRS 波形态的室速。

2. 根据室速持续时间分类　如下所述。

（1）持续性室速：发作时间超过 30s，需药物或电复律终止。

（2）非持续性室速：能够在 30s 内自行终止的室速。

（3）室速风暴：24h 发作至少 3 次以上的持续性室速，需要电复律才能终止。

3. 根据室速的机制分类　如下所述。

（1）瘢痕折返性室速：起源于心肌的瘢痕区的室速，并具有折返性室速的电生理特征。

（2）大折返性室速：折返环的范围较广，为数厘米。

（3）局灶性室速：有最早起源点，且由此激动点向四周传播。其机制包括自律性机制、触发机制和小折返机制。

（4）特发性室速：指发生在无明显器质性心脏病患者中的室速。

三、发病率

无明显基础心脏疾病人群的非持续性室速患病率较低，为1%～3%，且无显著性别差异。在冠心病患者中，非持续性室速的发作取决于疾病的不同时期。经冠状动脉造影证实心肌缺血的慢性冠心病患者约5%发生非持续性室速。其他结构性心脏病也可导致室速发病率明显增加，肥厚型心肌病为20%～28%，左心室肥厚患者为2%～12%，非缺血性扩张型心肌病患者可高达80%。

四、心电图特征

室速的心电图特征为：①3个或3个以上的室性期前收缩连续出现；②QRS波群形态畸形，时限超过0.12s；ST-T波方向与QRS波群主波方向相反；③心室率通常为100～250次/分；心律规则，但亦可略不规则；④心房独立活动与QRS波群无固定关系，形成室房分离，偶尔个别或所有心室激动逆传夺获心房；⑤通常发作突然开始；⑥心室夺获与室性融合波：室速发作时少数室上性激动可下传心室，产生心室夺获，表现为在P波之后，提前发生一次正常的QRS波群。室性融合波的QRS波群形态介于窦性与异位心室搏动之间，其意义为部分夺获心室。心室夺获与室性融合波的存在对确立室性心动过速诊断提供重要依据。

需要注意的是，非持续性的宽QRS波心动过速也可能是室上性心动过速伴差异性传导。Brugada四步法是临床常用的判断宽QRS波心动过速性质的流程，具有较高的敏感性和特异性：①若所有胸前导联均无RS波形，诊断为室速，否则进入第2步；②若任一胸前导联RS波谷时限>100ms，诊断为室速，否则进入第3步；③存在房室分离诊断为室速，否则进入第4步；④QRS波呈右束支传导阻滞型（V_1、V_2导联呈R、QR、RS型，V_6导联呈QR、QS或R/S<1），QRS波呈左束支传导阻滞型（V_1、V_2导联的R波>30ms或RS时限>60ms，V_6导联呈QR、QS型），诊断为室速。

Vereckei等提出的新的宽QRS波心动过速4步法鉴别流程让人耳目一新，该法使宽QRS波心动过速的鉴别诊断进一步简化，尤其适合急诊应用。aVR单导联鉴别宽QRS波心动过速的4步新流程内容包括：①QRS波起始为R波时诊断室速，否则进入第2步；②QRS波起始r波或q波的时限>40ms为室速，否则进入第3步；③QRS波呈QS形态时，起始部分有顿挫为室速，否则进入第4步；④QRS波的V_1/Vt值≤1为室速，V_1/Vt值>1为室上速。

五、发生机制

室速发生的机制包括局灶性室速和瘢痕相关性折返。局灶性室速有一个最早发生室性激动的起源点，激动从该部位向各处传导。自律性、触发活动或微折返为其发生基础。瘢痕相关性折返是指具有折返特征的、起源于某个通过心电特征或心肌影像学确认的心肌瘢痕区的心律失常。瘢痕相关性折返是由瘢痕区域的折返所造成的。室速的机制决定着标测和确定消融靶点策略选择。对于特发性室速来说，局灶性起源或折返通路的关键位置通常只处于很小的范围内，散在的损伤即可消除室速；对于瘢痕相关性室速来说，消融切断室速的关键峡部。

六、治疗

1. 非持续性短暂室速　无器质性心脏病患者发生非持续性短暂室速，如无症状或血流动力学影响，处理的原则与室性期前收缩相同；有器质性心脏病的非持续性室速应考虑治疗。主要针对病因治疗，抗心律失常药物亦可以选用。

2. 持续性室速 无论有无器质性心脏病，均应给予治疗。

（1）若患者无显著的血流动力学障碍，终止室速发作首选利多卡因，其次胺碘酮、普鲁卡因胺、普罗帕酮（心律平）、苯妥英钠、嗅苄胺等，均应静脉使用。首先给予静脉注射负荷量：①利多卡因 50~100mg；②胺碘酮150~300mg；③普罗帕酮70mg，选择其中之一，继而静脉持续滴注维持。

（2）若患者有显著的血流动力学障碍如低血压、休克、心绞痛、充血性心力衰竭或脑血流灌注不足的症状，终止室速发作首选直流电复律。

3. 室性心动过速的导管消融治疗 近十几年来，导管消融被证实是特发性室速和室性早搏唯一有效的根治方法，且随着三维标测系统的发展和灌注消融导管等技术的出现，在多中心临床试验中也显示出导管消融明显减少或消除结构性心脏病室速的反复发作。对导管消融的综合建议见表7-4。

导管消融治疗旨在破坏室速产生或维持的病理性基质、关键折返环。对心动过速起源进行定位的技术主要依据为大多数室速为心内膜下起源，对室速进行定位的方法包括，通过分析室速发作时心电图的形态，心内膜激动顺序标测，心内膜起搏标测，瘢痕区标测，以及孤立电位标测。

表7-4 室性心动过速导管消融的适应证

结构性心脏病患者（包括既往心肌梗死、扩张型心肌病、AVRC/D）

1. 推荐室速导管消融

（1）有症状的持续单形性室速，包括ICD终止的室速，若使用抗心律失常药物治疗后以及抗心律失常药物不耐受或不接受者

（2）非短暂可逆原因所致的室速或室速风暴时

（3）频发可引起心室功能障碍的室性早搏或室速的患者

（4）束支折返性或束支间折返性室速

（5）抗心律失常治疗效果欠佳的反复发作的持续多形性室速和室颤，存在可标测消融的疑似触发灶

2. 考虑导管消融

（1）患者至少发作一次室速，使用过至少一种Ⅰ类或Ⅲ类抗心律失常药物

（2）既往心肌梗死患者，反复发作室速，左室射血分数<30%，预期寿命超过1年，适合选择胺碘酮以外治疗

（3）既往心肌梗死而残存左室射血分数尚可（>35%）的血流动力学能耐受的室速者，即使抗心律失常药物治疗失败

无结构性心脏病患者

1. 推荐特发性室速患者导管消融

（1）造成严重症状的单形性室速

（2）抗心律失常药物疗效欠佳、不耐受或不接受药物治疗的单形性室速患者

（3）抗心律失常治疗效果欠佳的反复发作的持续多形性室速和室颤（电风暴），存在可标测消融的疑似触发灶室速导管

2. 消融的禁忌证

（1）存在活动的心室内血栓（可考虑行心外膜消融）

（2）非导致及加重心室功能不全的无症状室早和（或）单形性室速

（3）由短暂可逆原因所致的室速，如急性缺血、高钾血症或药物引起的尖端扭转型室速

根据室速发作时标准12导联心电图的QRS波形态，能够分辨或识别室速的起源。根据心梗的部位、室速的束支传导阻滞形态、QRS波额面电轴、胸前导联的演变形式等，能够显著缩小分析室速起源的范围。室速消融的步骤为：第一步，选择血管途径，右室起源的室速经静脉途径，左室起源室速经动脉逆行途径或穿刺房间隔途径。第二步诱发室速，第三步进行标测和消融，第四部进行检验，判断心律失常是否能再被诱发。

4. 埋藏式心脏复律除颤器（ICD）治疗 目前植入ICD已成为治疗室性快速性心律失常最有效的方法之一，能够成功地预防心脏性猝死，降低心血管疾病病死率（表7-5）。

表7-5 室性心动过速植入ICD的适应证

1. 推荐室速ICD治疗

（1）非可逆性原因引起的室颤或血流动力学不稳定的持续性室速所致的心搏骤停

（2）伴有器质性心脏病的自发的持续性室性心动过速，无论血流动力学是否稳定

（3）原因不明的昏厥，在心电生理检查时能诱发有血流动力学显著改变的持续性室速或室颤

（4）心肌梗死所致非持续室速，左室EF<4.004且心电生理检查能诱发出室颤或持续性室速

2. 室速考虑ICD治疗

（1）心室功能正常或接近正常的持续性室速

（2）服用 β 受体阻滞剂期间发生昏厥和（或）室速的长 QT 间期综合征

（3）儿茶酚胺敏感型室速，服用 β 受体阻滞剂后仍出现昏厥和（或）室速

3. 不推荐 ICD 治疗的室速

（1）合并 WPW 综合征的房性心律失常、右室或左室流出道室速、特发性室速，或无器质性心脏病的分支相关性室速，经手术或导管消融可治愈者

（2）没有器质性心脏病，由完全可逆病因导致的室性快速性心律失常（如电解质紊乱、药物或创伤）

七、特殊类型的室性心动过速

（一）加速性心室自主节律

亦称缓慢性室速，其发生机制与自律性增加有关。心电图通常表现为连续发生 3 ~ 10 个起源于心室的 QRS 波群，心率常为 60 ~ 110 次/分。心动过速的开始与终止呈渐进性，跟随于一个室性期前收缩之后，或当心室起搏点加速至超过窦性频率时发生。由于心室与窦房结两个起搏点轮流控制心室节律，融合波常出现于心律失常的开始与终止时，心室夺获亦很常见。

本型室速常发生于心脏病患者，特别是急性心肌梗死再灌注期间、心脏手术、心肌病、风湿热与洋地黄中毒。发作短暂或间歇。患者一般无症状，亦不影响预后。通常无须抗心律失常治疗。

（二）尖端扭转型室速

尖端扭转型室速（torsades de pointes）是多形性室性心动过速的一个特殊类型，因发作时 QRS 波群的振幅与波峰呈周期性改变，宛如围绕等电位线连续扭转而得名，频率 200 ~ 250 次/分。其他特征包括：QT 间期通常超过 0.5 s，U 波显著。当室性期前收缩发生在舒张晚期、落在前面 T 波的终末部可诱发此类室速。此外，在长 - 短周期序列之后亦易引发尖端扭转型室速。尖端扭转型室速亦可进展为心室颤动和猝死。临床上，无 QT 间期延长的多形性室速亦有类似尖端扭转的形态变化，但并非真的尖端扭转，两者的治疗原则完全不同。

本型室速的病因可为先天性、电解质紊乱（如低钾血症、低镁血症）、抗心律失常药物（如 I A 类或Ⅲ类）、吩噻嗪和三环类抗抑郁药、颅内病变、心动过缓（特别是三度房室传导阻滞）等。

应努力寻找和去除导致 QT 间期延长的病因和停用有关药物。I A 类或Ⅲ类抗心律失常药物可使 QT 间期更加延长，故不宜应用。亦可使用临时心房或心室起搏。起搏前可先试用异丙肾上腺素或阿托品。利多卡因、美西律或苯妥英钠等常无效。先天性长 QT 间期综合征治疗应选用 β 受体阻滞剂。对于基础心室率明显缓慢者，可起搏治疗，联合应用 β 受体阻滞剂。药物治疗无效者，可考虑左颈胸交感神经切断术，或植入 ICD 治疗。

（张芙成）

第七节　病态窦房结综合征

病态窦房结综合征（sick sinus syndrome，SSS）简称病窦，又称窦房结功能障碍（sinus node dysfunction），是因窦房结及其周围组织病变，或者由于各种外在因素导致窦房结冲动形成或传导障碍而产生的多种心律失常临床综合征。临床中多见于老年患者，其表现形式多样。可急性产生，或缓慢形成；病程迁延或间歇出现。

一、病因

病窦的病因较为复杂，包括如下几种。

1. 心脏疾患　冠心病、心肌炎、心包炎、心肌病、先天性心脏病、传导系统退行性病变等。

2. 内分泌或系统性疾病　淀粉样变性、血色病、硬皮病、系统性红斑狼疮、甲状腺功能减退等。

3. 药物或电解质紊乱　β 受体阻滞剂、钙通道阻滞剂、抗心律失常药物及交感神经阻滞剂（可乐

定、甲基多巴）、高血钾及高钙血症等。

4. 自主神经系统紊乱　迷走神经张力增高、血管迷走性昏厥及颈动脉高敏综合征等。

5. 其他　外伤、手术及导管消融等。

二、临床表现

可见于任何年龄，老年人多见。起病隐匿，发展缓慢，病程可长达数年甚至数十年。早期多无症状，当心率缓慢影响了主要脏器如心脏、脑部供血时，则可引发明显的临床症状。

脑部供血不足时可以出现头晕、记忆力减退、一过性黑蒙、近似昏厥或昏厥。严重者可出现抽搐乃至猝死。心脏方面多表现为心悸，部分患者可出现心力衰竭或心绞痛。骨骼肌供血不足时则可出现四肢乏力、肌肉酸痛等症状，常因不突出而被忽略。

三、心电图表现

可有多种心电图表现，其中以严重而持久的窦性心动过缓最为常见，同时多伴发快速性心律失常，特别是心房颤动。部分患者也可并发房室传导阻滞或室内阻滞。

1. 窦性心动过缓　心率常小于50次/分，运动时心率亦不能相应提高，多低于90次/分（图7-22）。

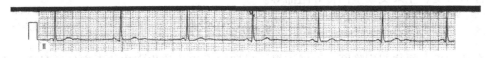

图7-22　显著窦性心动过缓伴交界性逸搏

2. 窦性停搏　心电图上表现为P波脱落和较长时间的窦性静止，其长间歇与基础窦性心动周期不成倍数关系，多伴交界性或室性逸搏（图7-23）。

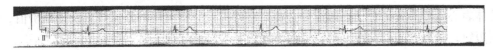

图7-23　窦性停搏；缓慢的交界性自主心律，部分伴窦性夺获；不完全性干扰性房室分离

3. 窦房传导阻滞　理论上可分为三度，但一度和三度窦房传导阻滞体表心电图上不能诊断，故临床上仅见于二度窦房传导阻滞，可分为：莫氏Ⅰ型和莫氏Ⅱ型。其中莫氏Ⅰ型的特点为：PP间期逐渐缩短，直至一次P波脱落；P波脱落前的PP间期最短；长的PP间期短于最短PP间期的2倍；P波脱落后的PP间期长于脱落前的PP间期。莫氏Ⅱ型的特点为：PP间期不变，可见一个长的PP间期；长的PP间期与基础PP间期之间存在倍数关系（图7-24）。

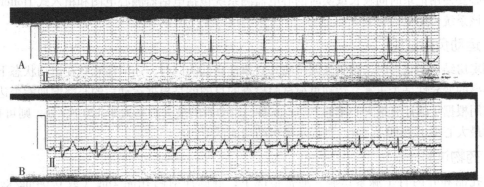

图7-24　窦房传导阻滞

A. 二度Ⅰ型窦房传导阻滞；B. 二度Ⅱ型窦房传导阻滞

4. 心动过缓－心动过速综合征（bradycardia－tachycardia syndrome）简称慢－快综合征　在窦性心动过缓的基础上，可伴有阵发性心房颤动、心房扑动或室上性心动过速。在心动过速终止时，伴有一个较长的间歇。此类患者中，昏厥常见。心电图特点为：在窦性心动过缓的基础上，间歇出现阵发性房颤、房扑或室上性心动过速；心动过速终止时，窦性心律恢复缓慢状态，可出现窦性停搏、房性或交界性逸搏甚至室性逸搏心律（图7－25）。严重者可反复发作昏厥或发生猝死。此型应与心动过速－心动过缓综合征（简称快－慢综合征）相鉴别。在后者，基础窦房结功能正常，在心动过速（阵发性房颤、房扑或室上速）终止时，可出现较长的间歇；患者甚至出现一过性黑蒙或昏厥。

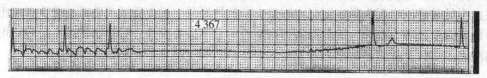

图7－25　房颤后伴长RR间期4 367ms，伴交界性逸搏

5. 合并其他部位阻滞　在缓慢的窦性心律基础上，可伴发心脏其他部位的阻滞，如房室结、束支或室内阻滞。合并房室传导阻滞时，部分学者将其称为"双结病变"。心电图特点为：在缓慢窦性心律基础上（符合病窦标准），合并出现下列情况：如PR间期0.24s；无诱因出现二度或二度以上房室传导阻滞；完全性右束支、左束支或室内传导阻滞等。

四、实验室检查

病窦综合征的患者往往起病隐匿，发展缓慢。早期多无相关的临床症状而容易被漏诊，也有部分患者因症状间歇发作，难以捕捉而给临床诊断带来困难，因此需要通过各种实验室手段来检测窦房结的功能，以帮助临床诊断及鉴别诊断。

（一）体表心电图

常规的体表心电图检查，对于临床十分必要。它可提供非常有用的临床线索及诊断价值，但因心电图记录时间短暂，若患者间歇发作，则容易漏诊或忽略一过性心律失常。

（二）动态心电图

动态心电图是评判窦房结功能是否正常的有效检测方法。它比常规体表心电图记录的时间更长，可持续记录24h、48h甚至72h，因而可捕捉到间歇出现的缓慢性窦性心律失常如窦性停搏或窦房传导阻滞等，并证实这些心律失常与临床症状之间的关系，也可提供其他一些心电图信息，如ST－T改变。

（三）心电监测系统

对于临床症状不突出或间歇发作的患者，即便应用了动态心电图，有时亦难以捕捉到一过性心律失常，因而有必要使用记录时间较长或实时的心电监测系统包括电话监测心电图和植入式Holter检查。这些情况下，该系统可能更为有效。

（四）运动负荷试验

在评判窦房结功能状态时，除了强调检测其自律性高低的同时，还应注意其在运动状态下心率的变化能力即心率的变异性是否正常。运动负荷试验检查的目的就是根据运动后的心率增加能否达到预计心率，通常采用根据年龄计算最大心率的Burce方案。运动后的最大心率大于120次/分，则可排除病窦；若运动后的最大心率小于90次/分，则提示窦房结功能低下。

（五）药物试验

包括阿托品和异丙肾上腺素试验。通常情况下，静脉注射阿托品2mg（或0.04mg/kg，不超过3mg）后，分别记录注射后1min、2min、3min、4min、5min、10min、15min、20min、30min时刻的心电图，计算最小和最大的心率。若最大心率低于90次/分，则认为窦房结功能低下。如试验中或试验后出现了窦性停搏、窦房传导阻滞或交界性逸搏，则可明确病窦的诊断。由于该方法较为简单且容易实施，故在基层医院应用较为广泛。但需注意的是，该方法诊断病窦的特异性不高，因而存在一定的假阳性率，分析时应谨慎。

临床上，部分学者提出也可静脉应用异丙肾上腺素检测窦房结功能。具体方法是：每分钟静脉滴注异丙肾上腺素 $1 \sim 4\mu g$，观察心率变化。如出现频发或多源室性早搏、室性心动过速或异丙肾上腺素剂量已达 $4\mu g/min$，而最大心率仍未达到 100 次/分时，则可考虑窦房结功能低下。

（六）固有心率测定

有学者提出应用心得安和阿托品同时阻断交感神经和迷走神经后，就可使窦房结自身的内在特性显露。具体方法为：给予受试者经静脉滴注 0.2mg/kg 的普萘洛尔（心得安），滴注速度为 1mg/min，10min 后再在 2min 内静脉推注 0.04mg/kg 的阿托品，观察 30min 内的心率。窦房结固有心率与年龄相关。也可用校正的回归方程大致推算受试者窦房结固有心率的正常值。预计固有心率（IHRp）= 118.1 − （0.57 × 年龄），其 95% 的可信区间为计算值的 14%（小于 45 岁）或 18%（大于 45 岁）。若低于此值则提示窦房结功能低下。

（七）心脏电生理检查

心脏电生理检查包括食管和心内电生理检查。可测定窦房结恢复时间（sinus nodal recovery time，SNRT）和窦房传导时间（sinoatrial conduction time，SACT）。其原理为窦房结细胞的自律性具有超速抑制的作用，超速抑制的刺激频率越快，对窦房结的抑制越明显。故当心房的超速刺激终止后，最先恢复的应是窦性节律。从最后一个心房刺激信号开始至第一个恢复的窦性 P 波之间的距离，被称为窦房结恢复时间。它反映了窦房结细胞的自律性高低。试验的方法为：停用可能影响检查结果的心血管活性药物如拟交感胺类药物、氨茶碱和阿托品类制剂以及抗心律失常类药物至少 5 个半衰期以上。在受试者清醒空腹状态下，插入食管或心内电极导管，待心率稳定后，用快于自身心率 20 次/分的频率开始刺激，逐渐增加刺激的频率。每次刺激至少持续 30s，两次刺激间隔至少 1min，终止刺激后观察窦性节律的恢复情况。正常成人的 SNRT < 1 500ms，若大于此值则提示窦房结功能低下。为排除自身心率的影响，也可采用校正的窦房结恢复时间（CSNRT）即用测量的 SNRT 减去基础窦性周期，CSNRT 正常值应小于 550ms。

窦房传导时间的计算方法较为复杂，临床上有 Strass 和 Narula 两种方法。Strass 法具体方法为：应用 RS_2 刺激即每感知 8 个自身窦性 P 波后，发放一个房性早搏刺激。在 II 区反应内记录和测量窦性基础周长（A_1A_1）、早搏联律间期（A_1A_2）和回复周期（A_2A_3），II 反应 = 不完全代偿间期（$A_1A_1 + A_2A_3 < 2A_1A_1$）。Narula 法是取一个平均的窦性周长（记录 10 次基础窦性周长取其平均值），然后用略快于基础窦性频率 $5 \sim 10$ 次/分的频率连续刺激心房（连续发放 $8 \sim 10$ 个刺激脉冲），停止刺激后测量。SNRT 的正常值通常小于 120ms。

（八）直立倾斜试验

对疑似血管迷走性昏厥特别是心脏抑制型的患者，也可考虑行直立倾斜试验。

五、诊断

由于病窦是一多种心律失常组合的临床综合征，因而必须结合患者的临床症状、心电图及电生理检查结果综合考虑。若能证实临床症状如头晕、一过性黑蒙及昏厥与缓慢性窦性心律失常密切相关，则可确定病窦的诊断。

六、治疗

（一）病因治疗

部分患者病因明确，如服用抗心律失常药物、电解质紊乱及甲状腺功能减退等，这些均可通过纠正其病因而使窦房结功能恢复。

（二）对症治疗

对于症状轻微或无症状的患者，可随访观察而无须特殊处理。对于部分症状不明显且不愿接受起搏器治疗的患者，也可给予提高心率的药物如抗胆碱能制剂阿托品、山莨菪碱和 β 受体激动剂异丙肾上腺素、沙丁胺醇（舒喘灵）和氨茶碱等。

（三）起搏治疗

对于临床症状明显的病窦患者，起搏治疗具有十分重要的作用。需要强调的是，起搏治疗的主要目的在于缓解因心动过缓引发的相关临床症状和提高患者的生活质量。起搏器植入的适应证应有严格的指征，对于临床症状明显且其病因不可逆转或需要服用某些抗心律失常药物控制快速性心律失常的病窦患者均可考虑植入心脏永久起搏器治疗。起搏器植入治疗时，应优先选择生理性起搏模式的起搏器如AAIR、AAI、DDD 或 DDDR 型起搏器。已有研究证实，心室起搏可增加病窦患者发生房颤的概率。此外，心室起搏特别是心尖部起搏由于心室激动顺序的异常和血流动力学的异常均可影响患者的心脏功能，而引发心脏的病理生理改变，因此临床中应尽量避免或减少心室起搏。

（张芙成）

第八节　房室传导阻滞

房室传导阻滞是指窦房结发出冲动，在从心房传到心室的过程中，由于生理性或病理性的原因，在房室交界处受到部分或完全、暂时性或永久性的阻滞。房室传导阻滞可发生在心房内、房室结、希氏束以及左或右束支等不同的部位。根据阻滞程度不同，可分为一度、二度和三度房室传导阻滞。三种类型的房室传导阻滞其临床表现、预后和治疗有所不同。

一度房室传导阻滞为房室间传导时间延长，但心房冲动全部能传到心室；二度房室传导阻滞为部分心房冲动不能传至心室；三度房室传导阻滞则全部心房冲动均不能传至心室，故又称为完全性房室传导阻滞。

一、病因

本病常作为其他疾病的并发症出现，如急性下壁心肌梗死、甲状腺功能亢进、预激综合征等都可以引起本病。

（1）以各种原因的心肌炎症最常见，如风湿性、病毒性心肌炎和其他感染。

（2）迷走神经兴奋，常表现为短暂性房室传导阻滞。

（3）药物不良反应可能导致心率减慢，如地高辛、胺碘酮、心律平等，多数房室传导阻滞在停药后消失。

（4）各种器质性心脏病，如冠状动脉粥样硬化性心脏病、风湿性心脏病及心肌病。

（5）高钾血症、尿毒症等。

（6）特发性传导系统纤维化、退行性变（即老化）等。

（7）外伤、心脏外科手术或介入手术及导管消融时误伤或波及房室传导组织时可引起房室传导阻滞。

二、分型

按阻滞部位常分为房室束分支以上与房室束分支以下阻滞两类，其病因、临床表现、发病规律和治疗各不相同。还可按病程分为急性和慢性房室传导阻滞；慢性还可分为间断发作与持续发作型。也可按病因分为先天性与后天性房室传导阻滞；或按阻滞程度分为不全性与完全性房室传导阻滞。从临床角度看，按阻滞部位和阻滞程度分型不但有利于估计阻滞的病因、病变范围和发展规律，还能指导治疗，因而比较切合临床实际。

三、临床表现

不同程度的房室传导阻滞，其临床表现各不相同。

①一度房室传导阻滞症状不明显，听诊发现第一心音减弱、低钝；②二度房室传导阻滞临床症状与心室率快慢有关，心室脱落较少时，患者可无症状或偶有心悸，如心室脱落频繁可有头晕、胸闷、心悸、乏力及活动后气急，严重时可发生昏厥，听诊有心音脱落；③三度房室传导阻滞的症状取决于心室率及原有心功能，常有心悸、心跳缓慢感、乏力、气急、眩晕，心室率过慢、心室起搏点不稳定或心室停搏时，可有短暂的意识丧失，心室停搏超过15s时可出现昏厥、抽搐和青紫，即阿－斯综合征发作。迅速恢复心室自主心律时，发作可立即中止，神志也立即恢复，否则可导致死亡。听诊心率每分钟30～40次、节律规则，第一心音强弱不等，脉压增大。

房室束分支以上阻滞，大多表现为一度或二度Ⅰ型房室传导阻滞，病程一般短暂，少数持续。阻滞的发展与恢复有逐步演变过程，突然转变的少见。发展成三度时，心室起搏点多在房室束分支以上（QRS波形态不变），这些起搏点频率较高，35～50次/分（先天性房室传导阻滞时可达60次/分），且较稳定可靠，因而患者症状较轻，阿－斯综合征发作少见，死亡率低，预后良好。

房室束分支以下阻滞（三分支阻滞），大多先表现为单支或二束支传导阻滞，而房室传导正常。发展为不完全性三分支阻滞时，少数人仅有交替出现的左或右束支传导阻滞而仍然保持正常房室传导，多数有一度、二度Ⅱ型、高度或三度房室传导阻滞，下传的心搏仍保持束支传导阻滞的特征。早期房室传导阻滞可间断发生，但阻滞程度的改变大多突然。转为三度房室传导阻滞时，心室起搏点在阻滞部位以下（QRS波群畸形），频率慢（28～40次/分），且不稳定，容易发生心室停顿，因而症状较重，阿－斯综合征发作常见，死亡率高，预后差。

四、体表心电图表现

房室传导阻滞可发生在窦性心律或房性、交界性、室性异位心律时。冲动自心房向心室方向传导阻滞（前向传导或下传阻滞）时，心电图表现为PR间期延长，或部分甚至全部P波后无QRS波群。冲动自心室向心房传导阻滞（后向传导或逆传阻滞）时，则表现为RP间期延长或部分QRS波群后无逆传P波。以下主要介绍前向阻滞的表现，后向阻滞的相应表现可以类推。

（一）一度房室传导阻滞

每个P波后均有QRS波群，但PR间期在成人超过0.20s，老年人超过0.21s，儿童超过0.18s。诊断一度逆传阻滞的RP间期长度目前尚无统一标准。

应选择标准导联中P波起始清楚、QRS波群以Q波起始的导联测量PR间期，以最长的PR间期与正常值比较。PR间期明显延长时，P波可隐伏在前一个心搏的T波内，引起T波增高、畸形或切迹，或延长超过PP间距，而形成一个P波越过另一个P波传导。后者多见于快速房性异位心律。显著窦性心律不齐伴一度房室传导阻滞时，PR间期可随其前的RP间期的长或短而相应地缩短或延长。

（二）二度房室传导阻滞

间断出现P波后无QRS波群（亦称心室脱漏）。QRS波群形态正常或呈束支传导阻滞型畸形和增宽。P波与QRS波群可呈规则的比例（如5：4、3：1等）或不规则比例。二度房室传导阻滞的心电图表现可分两型。莫氏Ⅰ型（又称文氏现象）PR间期不固定，心室脱漏后第一个PR间期最短，以后逐次延长，但较前延长的程度逐次减少，最后形成心室脱漏。脱漏后第一个PR间期缩短，如此周而复始。RR间距逐次缩短，直至心室脱漏时形成较长的RR间距。P波与QRS波群比例大多不规则。不典型的文氏现象并不少见，可表现为：心室脱漏前一个PR间期较前明显延长，导致脱漏前一个RR间期延长；由于隐匿传导而使脱漏后第一个PR间期不缩短；或在文氏周期中出现交界性逸搏或反复搏动，从而打乱典型的文氏现象。莫氏Ⅱ型PR间期固定，可正常或延长，QRS波群呈周期性脱落，房室传导比例可为2：1、3：1、3：2等。

（三）高度房室传导阻滞

二度Ⅱ型房室传导阻滞中，房室呈 3：1 以上比例传导，称为高度房室传导阻滞。

（四）近乎完全性房室传导阻滞

绝大多数 P 波后无 QRS 波群，心室基本由房室交界处或心室自主心律控制，QRS 波群形态正常或呈束支传导阻滞型畸形增宽。与完全性房室传导阻滞的不同点在于，少数 P 波后有 QRS 波群，形成一个较交界处或心室自主节律提早的心搏，称为心室夺获。心室夺获的 QRS 波群形态与交界性自主心律相同，而与心室自主心律不同。

（五）三度或完全性房室传导阻滞

全部 P 波不能下传心室，P 波与 QRS 波群无固定关系，PP 和 RR 间距基本规则。心室由交界处或心室自主心律控制，前者频率 35～50 次/分，后者 35 次/分左右或以下。心室自主心律的 QRS 波群形态与心室起搏点部位有关。在左束支起搏，QRS 波群呈右束支传导阻滞型；在右束支起搏，QRS 波群呈左束支传导阻滞型。在心室起搏点不稳定时，QRS 波群形态和 RR 间距多变。心室起搏点自律功能暂停则引起心室停搏，心电图上表现为一系列 P 波。

完全性房室传导阻滞时偶有短暂超常传导表现。心电图表现为一次交界性或室性逸搏后出现一次或数次 P 波下传至心室的现象，称为韦金斯基现象，其发生机制为逸搏作为对房室传导阻滞部位的刺激，可使该处心肌细胞阈电位降低，应激性增高，传导功能短暂改善。

由三分支阻滞引起的房室传导阻滞的心电图表现有以下类型：①完全性三分支阻滞：完全性房室传导阻滞，心室起搏点在房室束分支以下或心室停顿；②不完全性三分支阻滞：一度或二度房室传导阻滞合并二分支传导阻滞；一度或二度房室传导阻滞合并单分支阻滞；交替出现的左束支传导阻滞和右束支传导阻滞，合并一度或二度房室传导阻滞。

五、心内电图表现

（一）一度房室传导阻滞

以 A－H 间期延长（房室结内阻滞）最为常见，H－V 间期延长且 V 波形态异常（三分支阻滞）较少见。其他尚可表现为 P－A 间期延长、H 波延长、H 波分裂和 H－V 间期延长但 V 波形态正常。

（二）二度房室传导阻滞

①Ⅰ型大多数表现为 A－H 间期逐次延长，直至 A 波后无 H 波，且 H－V 间期正常（房室结内阻滞）；极少表现为 H－V 间期逐次延长，直至 H 波后无 V 波，而 A－H 间期正常（三分支阻滞）；②Ⅱ型以部分 H 波后无 V 波而 A－H 间期固定（三分支阻滞）最为多见；表现为部分 A 波后无 H 波而 H－V 间期固定的情况（房室结内阻滞）少见。

（三）三度房室传导阻滞

可表现为 A 波后无 H 波而 H－V 关系固定，A 波与 H 波间无固定关系（房室结内阻滞）或 A－H 关系固定、H 波后无固定的 V 波，V 波畸形。

六、诊断

根据典型心电图改变并结合临床表现，不难做出诊断。为估计预后并确定治疗，尚需区分生理性与病理性房室传导阻滞、房室束分支以上阻滞和三分支阻滞，以及阻滞的程度。

个别或少数心搏的 PR 间期延长，或个别心室脱漏，多由生理性传导阻滞引起，如过早发生的房性、交界性早搏，心室夺获，反复心搏等。室性早搏隐匿传导引起的 PR 间期延长（冲动逆传至房室结内一定深度后中断，未传到心房，因而不见逆传 P 波；但房室结组织则因传导冲动而处于不应期，以致下一次冲动传导迟缓）也属生理性传导阻滞。此外室上性心动过速的心房率超过 180 次/分时伴有的一度房室传导阻滞，以及心房颤动由于隐匿传导引起的心室律不规则，均为生理性传导阻滞的表现。生理性传导阻滞的另一种表现为干扰性房室分离，应与完全性房室传导阻滞引起的房室分离仔细鉴别。前者心房率与心室率接近而心室率大多略高于心房率；后者心室率慢于心房率。

三分支阻滞的诊断应结合病史、临床表现和心电图分析，有条件时辅以希氏束电图。不完全性三分支阻滞的心电图表现中，除交替出现左束支和右束支传导阻滞可以肯定诊断外，其他几种都可能是房室束分支以上和以下多处阻滞的组合。

一度房室传导阻滞或二度 2 ：1 房室传导阻滞时，如全部或未下传的 P 波埋在前一个心搏的 T 波中，可分别被误诊为交界性心律或窦性心动过缓。二度房室传导阻滞形成的长间歇中可出现 1~2 次或一系列交界性逸搏，打乱房室传导规律，甚至呈类似三度房室传导阻滞的心电图表现，仔细分析可发现 P 波一次未下传，与 QRS 波群干扰分离的现象。

七、治疗原则

房室束分支以上阻滞形成的一至二度房室传导阻滞，并不影响血流动力学状态者，主要针对病因治疗。房室束分支以下阻滞者，不论是否引起房室传导阻滞，均必须结合临床表现和阻滞的发展情况，慎重考虑起搏治疗的适应证。

（一）病因治疗

如解除迷走神经过高张力、停用有关药物、纠正电解质紊乱等。各种急性心肌炎、心脏直视手术损伤或急性心肌梗死引起的房室传导阻滞，可试用肾上腺皮质激素治疗，氢化可的松 100~200mg 加入 500mL 液体中静脉滴注，但心肌梗死急性期应慎用。

（二）增快心率和促进传导

1. 药物治疗　方法如下。

（1）拟交感神经药物：常用异丙肾上腺素，能选择性兴奋心脏正位起搏点（窦房结），并能增强心室节律点的自律性及加速房室传导。对心室率在 40 次/分以下或症状显著者可以选用。每 4h 舌下含 5~10mg，或麻黄碱口服，0.03g，3~4 次/天。预防或治疗房室传导阻滞引起的阿-斯综合征发作，宜用 0.5~2mg 溶于 5% 葡萄糖溶液 250~500mL 中静脉滴注，控制滴速使心室率维持在 60~70 次/分，过量不仅可明显增快心房率而使房室传导阻滞加重，而且还能导致严重室性异位心律。

（2）阿托品：每 4h 口服 0.3mg，适用于房室束分支以上的阻滞，尤其是迷走神经张力过高所致的阻滞，必要时肌内或静脉注射，每 4~6h 0.5~1.0mg。

（3）碱性药物：碳酸氢钠或乳酸钠有改善心肌细胞应激性、促进传导系统心肌细胞对拟交感神经药物反应的作用，5% 碳酸氢钠或 11.2% 乳酸钠 100~200mL 静脉滴注，尤其适用于高钾血症或伴酸中毒时。

2. 阿-斯综合征的治疗　方法如下。

（1）心脏按压、吸氧。

（2）0.1% 肾上腺素 0.3~1mL，肌内注射，必要时亦可静脉注射。2h 后可重复一次。亦可与阿托品合用。

（3）心室颤动者改用异丙肾上腺素 1~2mg 溶于 10% 葡萄糖溶液 200mL 中静脉滴注。必要时用药物或电击除颤。

（4）静脉滴注乳酸钠或碳酸氢钠 100~200mL。

（5）对反复发作者，合用地塞米松 10mg，静脉滴注，或以 1.5mg，每日 3~4 次口服，可控制发作。但房室传导阻滞仍可继续存在。其发作可能为：①增强交感神经兴奋，加速房室传导；②降低中枢神经对缺氧的敏感性，控制其发作；③加速心室自身节律。

对节律点极不稳定，反复发作阿-斯综合征者，节律点频率不足以维持满意的心排血量，肾、脑血流量减少者，可考虑采用人工心脏起搏器。

3. 人工心脏起搏治疗　心室率缓慢并影响血流动力学状态的二至三度房室传导阻滞，尤其是阻滞部位在房室束分支以下，并发生在急性心肌炎、急性心肌梗死或心脏手术损伤时，均有用临时起搏治疗的指征。安装永久起搏器前，或高度至三度房室传导阻滞患者施行麻醉或外科手术时，临时起搏可保证麻醉或手术诱发心室停搏时患者的安全，并可预防心室颤动的发生。

植入永久性心脏起搏器的适应证如下。

（1）伴有临床症状的任何水平的高度或完全性房室传导阻滞。

（2）束支–分支水平阻滞，间歇发生二度Ⅱ型房室传导阻滞，且有症状者。

（3）房室传导阻滞，心室率经常低于50次/分，有明显临床症状，或是间歇发生心室率低于40次/分，或由动态心电图显示有长达3s的RR间期（房颤患者长间歇可放宽至5s），虽无症状，也应考虑植入永久起搏器。

4. 禁止使用抑制心肌的药物　如普萘洛尔（心得安）、奎尼丁及普鲁卡因胺等。

（朱　琳）

第八章

心脏瓣膜病

第一节 二尖瓣狭窄

一、病因和病理改变

临床上所见的二尖瓣狭窄（mitral stenosis），绝大多数都是风湿热的后遗病变，因二尖瓣狭窄而行人工瓣膜置换术的患者中，99%为风湿性二尖瓣狭窄。但有肯定的风湿热病史者仅占60%；在少见病因中，主要有老年人的二尖瓣环或环下钙化以及婴儿及儿童的先天性畸形；更罕见的病因为类癌瘤及结缔组织病；有人认为，病毒（特别是Coxsackie病毒）也可引起慢性心脏瓣膜病，包括二尖瓣狭窄。淀粉样沉着可以发生在风湿性瓣膜病变的基础上并导致左房灌注障碍。Lutembacher综合征为二尖瓣狭窄合并房间隔缺损。左房肿瘤（特别是黏液瘤）、左房内球瓣栓塞以及左房内的先天性隔膜如三房心，也可引起左房血流障碍，而与二尖瓣狭窄引起的血流动力学改变相似，但这些情况不属于二尖瓣器质性病变的范畴。风湿性心脏病患者中大约25%为单纯二尖瓣狭窄，40%为二尖瓣狭窄合并关闭不全。二尖瓣狭窄的患者中约2/3为女性。

在风湿热病程中，一般从初次感染到形成狭窄，估计至少需要2年，一般常在5年以上的时间，多数患者的无症状期在10年以上。

风湿性二尖瓣狭窄的基本病理变化是瓣叶和腱索的纤维化和挛缩，瓣叶交界面相互粘连。交界粘连、腱索缩短，使瓣叶位置下移，严重者如漏斗状，漏斗底部朝向左房，尖部朝向左室。在正常人，血流可自由通过二尖瓣口，经乳头肌间和腱索间进入左室。在风湿性二尖瓣狭窄的患者，腱索融合，瓣叶交界融合，造成血流阻塞，引起一系列病理生理改变。

正常二尖瓣口面积约 $4 \sim 6cm^2$。当二尖瓣受风湿性病变侵袭后，随着时间的推移，瓣口面积逐渐缩小。瓣口面积缩小至 $1.5 \sim 2.0cm^2$ 时，属轻度狭窄；$1.0 \sim 1.5cm^2$ 时，属中度狭窄；$<1.0cm^2$ 时属重度狭窄。

二、病理生理

二尖瓣狭窄时，基本的血流动力学变化是：在心室舒张期，左房左室之间出现压力阶差，即跨二尖瓣压差。轻度二尖瓣狭窄，"压差"仅见于心室快速充盈期；严重狭窄，"压差"见于整个心室舒张期。值得注意的是在同一患者，跨二尖瓣压差的高低还与血流速度有关。后者不仅决定于心排血量，还决定于心室率。心室率加快，舒张期缩短，左房血经二尖瓣口流入左室的时间缩减，难于充分排空。在心排量不变的情况下，心室率增快，跨二尖瓣压差增大，左房压力进一步升高。临床可见不少原来无症状的二尖瓣狭窄患者，一旦发生心房颤动，心室率增快时，可诱发急性肺水肿。流体力学研究证明，瓣口面积恒定的情况下，跨瓣压差是血流速度平方的函数，也就是说，流速增加一倍，跨瓣压差将增加三倍。

（一）左房－肺毛细血管高压

瓣口面积大于 $2.0cm^2$ 时，除非极剧烈的体力活动，左房平均压一般不会超过肺水肿的压力阈值

— 185 —

（25～30mmHg），因此患者不会有明显不适。瓣口面积1.5～2.0cm^{2}时，静息状态，左房－肺毛细血管平均压低于肺水肿的压力阈值；但在中度活动时，由于血流加快，再加上心跳加快，心室舒张期缩短，二尖瓣两侧压差增大，左房－肺毛细血管平均压迅速超过肺水肿的压力阈值，因此可出现一过性间质性肺水肿。活动停止，左房，肺毛细血管压又迅速下降，肺间质内液体为淋巴回流所清除，肺水肿减轻或消失。这类患者，安静时无症状，但在较重的体力活动时，则表现出呼吸困难。

瓣口面积1.0～1.5cm^2，左房－肺毛细血管压持续在高水平，轻微活动，甚至休息时，也可能超过肺水肿的压力阈值，因此，患者常主诉劳力性气促和阵发性夜间呼吸困难。稍微活动，即可诱发急性肺泡性肺水肿。左房－肺毛细血管高压期，心排血量大体正常，患者无明显疲乏感。

（二）肺动脉高压

二尖瓣狭窄患者肺动脉高压产生机制包括：①左房压力升高，逆向传导致肺动脉压被动升高；②左房高压，肺静脉高压触发反射性肺小动脉收缩；③长期而严重的二尖瓣狭窄导致肺小动脉壁增厚。从某种意义上说，肺血管的这些变化有一定的保护作用，因毛细血管前阻力增高，避免较多的血液进入肺毛细血管床，减少肺水肿的发生。然而，这种保护作用是以右心排血量减少为代价的。

随着肺动脉压力进行性增高，劳力性呼吸困难、阵发性夜间呼吸困难、急性肺水肿等表现会逐渐减轻。但右室功能受损表现及心排血量减少的症状逐渐明显。

瓣口面积1.5～2.0cm^{2}时，可有阵发性左房－肺毛细血管高压，但肺动脉压一般不高。

瓣口面积1.0～1.5cm^2，持续性左房－肺毛细血管高压，肺动脉压也可以被动性升高。

瓣口面积<1.0cm^2，肺动脉压主动性地、明显地升高，而左房－肺毛细血管压略有下降，心排出量也下降。患者常诉疲乏无力，劳动耐量减少。

（三）左心房活动紊乱

二尖瓣狭窄和风湿性心脏炎可引起左房扩大、心房肌纤维化、心房肌排列紊乱。心房肌排列紊乱，进一步导致心房肌电活动传导速度快慢不一，不应期长短有别。由自律性增高或折返激动所形成的房性期前收缩，一旦落在心房肌易损期即可诱发心房颤动。心房颤动的发生与二尖瓣狭窄的严重程度、左房大小、左房压高低密切相关。开始时，心房颤动呈阵发性。心房颤动本身又可促进心房肌进一步萎缩，左房进一步扩大，心房肌传导性和不应性差距更为显著，心房颤动逐渐转为持续性。

40%～50%症状性风湿性二尖瓣狭窄患者，合并有心房颤动。

二尖瓣狭窄早期，一般为窦性心律。

当瓣口面积1.0～1.5cm^2，可发生阵发性心房颤动。心房颤动发作时，心室率快而不规则，心室舒张期短，每可诱发急性肺水肿。

当瓣口面积<1.0cm^2，常为持久性心房颤动。因此，持久性心房颤动，多提示血流动力学障碍明显。

（四）心室功能改变

二尖瓣口面积>1.0cm^2，左房，肺毛细血管压升高，肺动脉压力也可被动性升高。但是，这种程度的肺动脉高压，不会引起明显的右室肥厚，更不会引起右室衰竭。二尖瓣口面积<1.0cm^{2}时，肺动脉压主动性地、明显地升高，甚至超过体循环压水平。长期压力负荷增重，右室壁代偿性肥厚，继之右室扩大，右室衰竭。

Grash等研究发现，约1/3的风湿性二尖瓣狭窄患者存在左室功能异常，其原因尚有争议。一般认为，二尖瓣口狭窄，舒张期左室充盈减少，前负荷降低，导致心排血量降低。Silverstein则认为，风湿性炎症造成的心肌损害、心肌内在收缩力降低为其主要原因。临床上，外科二尖瓣分离术后，左室射血分数不能随二尖瓣口面积的扩大而增加，也支持Silverstein的观点。Holzer则指出，二尖瓣狭窄时，心排血量降低与冠状动脉供血不足、心肌收缩力受损有关。还有人提出，二尖瓣狭窄时，右室后负荷增重，收缩状态改变，可影响左室功能。汤莉莉等对20例风湿性二尖瓣狭窄患者行球囊扩张术，术前及术后测定多种左室功能指标，发现术前各项左室功能降低主要与前负荷不足有关。这一结论与外科二尖瓣分离术所得结论相矛盾，其原因可能是外科手术中全麻开胸等多种因素改变了心肌收缩力以及心脏的前、后负荷的结果。

（五）血栓前状态出现

血栓前状态是指机体促凝和天然抗凝机制的平衡失调，具体地讲，是血管内皮细胞、血小板、血液抗凝、凝血、纤溶系统及血液流变等发生改变所引起的有利于血栓形成的病理状态。

血栓栓塞是二尖瓣狭窄的常见的、严重的并发症。据统计，该病血栓栓塞并发症的发生率约20%，二尖瓣狭窄合并心房颤动时，血栓栓塞的危险性较窦性心律时提高3～7倍。有学者对34例二尖瓣狭窄患者的止血系统多项指标进行过研究，结果发现，这类患者止血系统多个环节发生异常，即存在着血栓前状态。其严重程度与二尖瓣口狭窄严重程度相关，合并心房颤动者较窦性心律者更为严重。

（六）心血管调节激素的改变

如前所述，随着二尖瓣狭窄的发生和发展，左房压力逐渐增高，继之肺动脉压力升高，右室负荷增重，最终将导致右心衰竭。这些血流动力学改变必然会启动机体一系列心血管调节激素的代偿机制。

1. 心钠素分泌的变化 近年来发现，心脏具有分泌心钠素的功能，在一些心血管疾病中，其分泌可发生程度不等的变化。Leddome在狗的左心房放置一气囊，造成二尖瓣口的部分阻塞以模拟二尖瓣狭窄。研究结果显示血浆心钠素浓度随左房压力升高而升高。Daussele发现严重二尖瓣狭窄但不伴右心衰竭的患者，外周血心钠素浓度为正常人的7～10倍。多数学者（包括外国学者）认为二尖瓣狭窄时，血心钠素水平升高的主要原因是左房压力升高刺激心房壁肌细胞分泌心钠素。Waldman发现二尖瓣狭窄时，血心钠素水平不仅与左房压力有关，而且与左房容积和左房壁张力有关。Malatino通过对24例二尖瓣狭窄患者的研究发现，心房颤动组与窦性心律组相比，左房内径较大，血心钠素水平较高；心房颤动组血心钠素水平与左房压力高低无关。这一结果说明，心房快速颤动，心房容量增大，心房壁显著扩张是二尖瓣狭窄合并心房颤动患者血心钠素升高的主要原因。

二尖瓣狭窄患者血心钠素水平升高的意义在于：①促进水钠排泄；②抑制肾素－血管紧张素－醛固酮系统的分泌；③扩张肺动脉、降低肺动脉压或推迟肺动脉高压的发生；④降低交感神经兴奋性。

2. 肾素－血管紧张素－醛固酮系统的变化 二尖瓣狭窄时，肾素－血管紧张素－醛固酮系统（RAS）随病程的变化而有不同的改变。早期，即左房高压期，心肺压力感受器兴奋，交感神经活性减弱，血中肾素－血管紧张素－醛固酮系统水平降低。一旦肺动脉压力明显升高或右心衰竭出现，心排血量下降，重要脏器供血不足，交感神经及RAS兴奋，相关心血管调节激素分泌增加，血中去甲肾上腺素、肾素、醛固酮水平升高。体外试验证明，心钠素与RAS是一对相互拮抗的心血管调节激素。但对二尖瓣狭窄患者的研究发现，血浆心钠素水平与RAS系统的变化似乎相关性不大。Luwin等发现，经皮二尖瓣球囊扩张（PBMV）术后10～60分钟，心钠素水平下降同时肾素、醛固酮水平上升；Ishikura等报道，PBMV术前，心钠素水平显著升高，肾素、醛固酮水平也显著升高，血管紧张素水平无明显变化；术后，血心钠素水平显著下降，同时肾素、血管紧张素Ⅱ、醛固酮水平未见明显上升。

上述资料说明，二尖瓣狭窄患者，体内RAS变化是很复杂的，可能受多种机制所控制。

3. 血管加压素分泌的变化 血管加压素由垂体分泌，左房也有感受器，其分泌受血浆晶体渗透压和左房容量双重调节。二尖瓣狭窄患者，左房容量增加，左房内感受器兴奋，血管加压素水平升高；PBMV术后，左房容量下降，血管加压素水平也降低。

三、临床表现

（一）症状

1. 呼吸困难 劳力性呼吸困难为最早期症状，主要由肺的顺应性减低所致。由于肺血管充血和间质水肿而使活动能力降低。日常活动时即有左室灌注受阻和呼吸困难的患者，一般有端坐呼吸并有发生急性肺水肿的危险。后者可由劳累、情绪激动、呼吸道感染、性交、妊娠或快速房颤等而诱发。肺血管阻力显著升高的患者，右室功能受损，致右室排血受阻，因此，这类患者很少有突然的肺毛细血管压力升高，故反而较少发生急性肺水肿。由于二尖瓣狭窄是一种缓慢进展性疾病，患者可以逐渐调整其工作和生活方式，使之接近于静息水平，避免了呼吸困难发生。若行运动试验，方可客观判断心功能状态。

2. 咳血　可表现为下列几种形式。

（1）突然的咳血（有时称之为肺卒中），常为大量，偶可致命。系由于左房压突然升高致曲张的支气管静脉破裂出血所造成，多见于二尖瓣狭窄早期，无肺动脉高压或仅有轻、中度肺动脉高压的患者；后期因曲张静脉壁增厚，咳血反而少见。

（2）痰中带血或咳血痰，常伴夜间阵发性呼吸困难，此与慢性支气管炎、肺部感染和肺充血或毛细血管破裂有关。

（3）粉红色泡沫痰，为急性肺水肿的特征，由肺泡毛细血管破裂所致。

（4）肺梗死，为二尖瓣狭窄合并心力衰竭的晚期并发症。咳血性痰是由于毛细血管有渗血和肺组织有坏死的缘故。

3. 胸痛　二尖瓣狭窄的患者中，约15%有胸痛，其性质有时不易与冠状动脉疾患所致的心绞痛相区别。有人认为可能是由于肺动脉高压以致肥大的右室壁张力增高，同时由于心排血量降低致右室心肌缺血所致，或继发于冠状动脉粥样硬化性狭窄，其确切机制尚不明。大多数患者通过成功的二尖瓣分离术或扩张术，胸痛症状可以得到缓解。

4. 血栓栓塞　为二尖瓣狭窄的严重并发症，约20%的患者在病程中发生血栓栓塞，其中约15%～20%由此导致死亡。在开展抗凝治疗和外科手术以前，二尖瓣狭窄患者中约1/4死于血栓栓塞。血栓形成与心排血量减低、患者的年龄和左心耳的大小有关。此外，瓣膜钙质沉着可能是一危险因素，有10%的二尖瓣钙化的患者，在施行瓣膜分离术后发生栓塞。有栓塞病史的患者，在手术时左房中常见不到血栓。发生栓塞者约80%有心房颤动。若患者发生栓塞时为窦律，则可能原有阵发性房颤或合并有感染性心内膜炎，或原发病为心房黏液瘤而并非是二尖瓣狭窄。栓塞可能是首发症状，甚至发生在劳力性呼吸困难以前。35岁以上的房颤患者，尤其是伴有心排血量降低和左心耳扩大者是发生栓塞最危险的因素，因此应该给予预防性的抗凝治疗。

临床所见约半数的栓塞发生在脑血管。冠状动脉栓塞可导致心肌梗死和（或）心绞痛，肾动脉栓塞可引起高血压。约25%的患者可反复发生或为多发性栓塞，偶尔左房内有巨大血栓，似一带蒂的球瓣栓子，当变换体位时可阻塞左房流出道或引起猝死。

5. 其他　左房显著扩大、气管-支气管淋巴结肿大、肺动脉扩张可压迫左侧喉返神经，引起声嘶；此外，由于食管被扩张的左房压迫可引起吞咽困难。发生右心衰竭者，常有食欲缺乏、腹胀、恶心、呕吐等消化系统症状，小便量亦少。

（二）体征

1. 望诊和触诊　严重二尖瓣狭窄可出现二尖瓣面容，特征是患者两颊呈紫红色。发生机制是，心排血量减低，周围血管收缩。二尖瓣狭窄，尤其是重度二尖瓣狭窄，心尖冲动往往不明显（左室向后移位）。若能触及与第一心音（S_1）同时出现的撞击（tapping）感，其意义与 S_1 亢进等同，提示二尖瓣前内侧瓣活动性好。令患者左侧卧位，可在心尖区触及舒张期震颤。肺动脉高压时，胸骨左缘第2肋间触及肺动脉瓣震荡感，胸骨左缘触及右室抬举感；当右室明显扩大，左室向后移位，右室占据心尖区，易将右室搏动误为左室搏动。

2. 听诊　二尖瓣狭窄，在心尖区多可闻及亢进的第一心音，它的存在提示二尖瓣瓣叶弹性良好，当二尖瓣瓣叶增厚或钙化，这一体征即告消失。随着肺动脉压增高，肺动脉瓣关闭音变响，传导也较广，甚至在主动脉瓣听诊区及心尖区可闻及；第二心音分裂变窄，最后变成单一心音。重度肺动脉高压，还可在胸骨左缘第2肋间闻及喷射音，吸气时减弱，呼气时增强；在胸骨左缘2～3肋间闻及肺动脉关闭不全的格-史（Graham-Steell）杂音；在胸骨左下缘闻及三尖瓣关闭不全的收缩期杂音以及右室源性的第三心音和第四心音。

二尖瓣开瓣音（opening snap），在心尖区采用膜型胸件易于闻及，往往与亢进的 S_1 同时存在，二者均提示二尖瓣瓣叶弹性良好。钙化仅累及二尖瓣瓣尖，该音依然存在，但累及二尖瓣瓣体时，该音即告消失。开瓣音与主动脉瓣关闭音之间的时距愈短，提示二尖瓣狭窄愈重；相反，则愈轻。

二尖瓣狭窄最具诊断价值的听诊是，在心尖区用钟型胸件听诊器听诊可闻及舒张期隆隆样杂音，左侧卧位尤易检出。该杂音弱时，仅局限于心尖区；强时，可向左腋下及胸骨左缘传导。杂音响度与二尖瓣狭窄轻重无关，但杂音持续时间却与之相关，只要左侧房室压力阶差超过 3mmHg，杂音即持续存在。轻度二尖瓣狭窄，杂音紧跟开瓣音之后出现，但持续时间短暂，仅限于舒张早期，但舒张晚期再次出现；严重二尖瓣狭窄，杂音持续于整个舒张期，若为窦性心律，则呈舒张晚期增强。二尖瓣狭窄舒张期隆隆样杂音在下述情况下可能被掩盖：胸壁增厚，肺气肿，低心排血量状态，右室明显扩大，二尖瓣口高度狭窄。这种二尖瓣狭窄谓之"安静型二尖瓣狭窄"。对疑有二尖瓣狭窄的患者，常规听诊未发现杂音，可令患者下蹲数次，或登梯数次，再左侧卧位，并于呼气末听诊，可检出舒张期隆隆性杂音。

（三）辅助检查

1. X 线检查　X 线所见与二尖瓣狭窄的程度和疾病发展阶段有关，仅中度以上狭窄的病例在检查时方可发现左房增大（极度左房扩大罕见），肺动脉段突出，左支气管抬高，并可有右室增大等。后前位心影如梨状，称为"二尖瓣型心"。主动脉结略小，右前斜位吞钡检查可发现扩张的左房压迫食管，使其向后并向左移位，左前斜位检查易发现右室增大。老年患者常有二尖瓣钙化，青壮年患者亦不少见，以荧光增强透视或断层 X 线检查最易发现二尖瓣钙化。肺门附近阴影增加，提示肺静脉高压所致的慢性肺瘀血和肺间质水肿。

2. 心电图检查　轻度二尖瓣狭窄者，心电图正常。其最早的心电图变化为具特征性的左房增大的 P 波，P 波增宽且呈双峰型，称之为二尖瓣型 P 波（$P_{II} > 0.12$ 秒，$Ptf_{V_1} \leq -0.03mm \cdot s$，电轴在 $+45° \sim -30°$ 之间），见于 90% 显著二尖瓣狭窄患者。随着病情发展，当合并肺动脉高压时，则显示右室增大，电轴亦可右偏。病程晚期，常出现心房颤动。

3. 超声心动图检查　超声心动图对二尖瓣狭窄的诊断有较高的特异性，除可确定瓣口有无狭窄及瓣口面积之外，尚可帮助了解心脏形态，判断瓣膜病变程度及决定手术方法，对观察手术前后之改变及有无二尖瓣狭窄复发等方面都有很大价值。

超声诊断的主要依据如下。

（1）二维超声心动图上见二尖瓣前后叶反射增强，变厚，活动幅度减小，舒张期前叶体部向前膨出呈气球状，瓣尖处前后叶的距离明显缩短，开口面积亦变小。

（2）M 型超声心动图示二尖瓣前叶曲线上，舒张期正常的双峰消失，E 峰后曲线下降缓慢，EA 间凹陷消失，呈特征性城墙状。根据狭窄程度的不同，下降速度亦有差异，与此相应，E 峰后下降幅度即 EA 间垂直距离减小；二尖瓣前叶与后叶曲线呈同向活动；左房扩大，右室及右室流出道变宽，有时还可发现左房内有血栓形成。

（3）Doppler 图像上舒张期可见通过二尖瓣口的血流速率增快。

（4）Doppler 超声心动图运动试验：运动试验可用于某些二尖瓣狭窄患者，以了解体力活动的耐受水平，揭示隐匿的二尖瓣狭窄的相关症状。运动试验可与 Doppler 超声心动图相结合，以评价二尖瓣狭窄在运动时的血流动力学。Doppler 超声心动图运动实验通常是在运动中止后静息状态下行 Doppler 检查。Doppler 超声心动图主要用于下列情况：①证实无症状的二尖瓣狭窄，患者具有良好的运动能力，在强度和日常生活活动相等的工作负荷状态下可以无症状；②评价运动期间肺动脉收缩压；③对于那些有症状但静息状态下检查却只有轻度二尖瓣狭窄的患者，可用这种方法了解运动时血流动力学变化。

四、并发症

（一）心房颤动

见于重度二尖瓣狭窄的患者，左房明显增大是心房颤动能持续存在的解剖基础；出现心房颤动后，心尖区舒张期隆隆样杂音可减轻，收缩期前增强消失。

（二）栓塞

常见于心房颤动患者，以脑梗死最为多见，栓子也可到达四肢、肠、肾脏和脾脏等处；右房出来的栓子可造成肺栓塞或肺梗死；少数病例可在左房中形成球瓣栓塞，这种血栓可占据整个左房容积的1/4，若堵住二尖瓣口则可造成昏厥，甚至猝死。

（三）充血性心力衰竭或急性肺水肿

病程晚期大约有50%～75%发生充血性心力衰竭，并是导致死亡的主要原因，呼吸道感染为诱发心力衰竭的常见原因，在年轻女性患者中，妊娠和分娩常为主要诱因。急性肺水肿是高度二尖瓣狭窄的严重并发症，往往由于剧烈体力活动、情绪激动、感染、妊娠或分娩、快速房颤等情况而诱发，上述情况均可导致左室舒张充盈期缩短和左房压升高，因而使肺毛细血管压力增高，血浆易渗透到组织间隙或肺泡内，故引起急性肺水肿。

（四）呼吸道感染

二尖瓣狭窄患者，由于常有肺静脉高压、肺瘀血，故易合并支气管炎和肺炎。临床上凡遇心力衰竭伴发热、咳嗽的患者时，即应考虑到并发呼吸道感染的可能，应及时给予抗生素治疗，以免诱发或加重心力衰竭。显著二尖瓣狭窄的患者，一般不易感染肺结核。

五、自然病程

由于介入治疗和外科治疗的飞速发展，使得了解二尖瓣狭窄以及其他类型瓣膜病的自然病程相当困难。仅有少数资料能提供二尖瓣狭窄病程信息。在温带地区，如美国和西欧，首次风湿热发生后15～20年才出现有症状的二尖瓣狭窄。从心功能Ⅱ级进展为心功能Ⅲ～Ⅳ级约需5～10年；在热带和亚热带地区，病变进展速度相对较快。经济发展程度和种族遗传因素也可能起一定作用。如在印度，6～12岁儿童即可患有严重的二尖瓣狭窄，但在北美和西欧，有症状的二尖瓣狭窄却见于45～65岁。Sagie采用Doppler超声心动图对103例二尖瓣狭窄患者进行随访后指出，二尖瓣口面积减小速率为0.09cm^2/年。

外科治疗二尖瓣狭窄出现前的年代，有关二尖瓣狭窄自然病程的资料提示，症状一旦出现，预后不良，其5年存活率在心功能Ⅲ级为62%，Ⅳ级为15%。1996年，Horstkotte报道一组拒绝行手术治疗的有症状的二尖瓣狭窄患者，5年存活率为44%。

六、治疗

二尖瓣狭窄患者，可发生肺水肿、心力衰竭、心律失常以及血栓栓塞等并发症，已如前述。一般来说，二尖瓣狭窄患者，若未出现并发症，可不必治疗，但应防止受凉，注意劳逸结合，应用长效青霉素预防乙型溶血性链球菌感染；有并发症者，宜选择适当方式进行治疗。

二尖瓣狭窄的治疗方式分内科治疗和外科治疗两方面。此处只介绍内科治疗部分。

（1）β受体阻滞剂：由于二尖瓣狭窄合并间质性肺水肿或肺泡性肺水肿的主要成因是二尖瓣口的机械性阻塞，二尖瓣跨瓣压差增大，左房压力和肺静脉－肺毛细血管压力增高。二尖瓣跨瓣压差与心率、心排血量之间的关系是：压力阶差＝心排血量/（K·舒张充盈期）（K为一常数，包含二尖瓣口面积）。心排血量增加或舒张充盈期缩短可导致压力阶差上升。若能减慢心率及（或）降低心排出量，就可降低二尖瓣跨瓣压差，降低左房、肺静脉－毛细血管压，减轻患者肺瘀血症状。

1977年，Steven等对8例单纯二尖瓣狭窄呈窦性心律的患者进行了研究，用普萘洛尔2mg静脉注射，注射前及注射后10分钟测心率、肺小动脉楔嵌压、左室收缩压、左室舒张压以及心排血量。结果显示心率下降（13.0±2.6）次/分（P<0.01），心排血量下降（0.5±0.2）L/min（P<0.05），二尖瓣跨瓣压差下降（7.1±1.6）mmHg（P<0.05），肺小动脉楔嵌压下降（6.9±1.2）mmHg（P<0.01），左室收缩压下降（5.1±2.6）mmHg（P>0.05），左室舒张末期压力无变化。

有学者也曾用普萘洛尔静脉注射抢救单纯二尖瓣狭窄合并急性肺水肿的患者，还曾用普萘洛尔口服治疗单纯二尖瓣狭窄合并慢性肺瘀血的患者，疗效均非常满意。β受体阻滞剂能有效地减慢窦房结冲动，因此可用于：①二尖瓣狭窄合并窦性心动过速；②二尖瓣狭窄合并窦性心动过速和急性肺水肿；

③二尖瓣狭窄合并快速型室上性心律失常。

（2）钙通道阻滞剂：如维拉帕米和硫氮䓬酮，这两种药物均能直接作用于窦房结，减慢窦性频率；还可作用于房室结，延缓房室传导。但是这两种药物还能扩张周围血管，引起交感神经兴奋，间接地使窦性频率加快，房室结传导加速。因此，钙通道阻滞剂对房室结和窦房结的净效应与剂量相关，为有效减慢窦性心律，延缓房室传导，常须用中等剂量或大剂量。由于用量较大，常发生诸如头痛、便秘、颜面潮红及肢体水肿等不良反应。所以这种药物，多用作洋地黄的辅助用药，以减慢快速心房颤动患者的心室率。

（3）洋地黄制剂：对窦房结基本无直接作用，但能有效地抑制房室结，延缓房室传导。对二尖瓣狭窄、窦性心动过速合并肺水肿的患者，临床应用价值有限，甚至有人认为有害。对二尖瓣狭窄快速心房颤动合并肺水肿者，应用洋地黄制剂，疗效满意。

应该指出的是：洋地黄对静息状态下的快速心房颤动，能显著减慢心室率，在应激状态下，洋地黄控制心房颤动的心室率的能力较差。其原因在于：洋地黄减慢房室结传导的作用，主要是通过兴奋迷走神经实现的，在应激状态下，交感神经兴奋，房室传导加速，这种交感神经的兴奋作用超过迷走神经的抑制作用，因此心房颤动患者心室率难以减慢，为解决这一问题，可加用β受体阻滞剂或钙通道阻滞剂，辅助洋地黄控制应激状态下心房颤动患者的心室率。

经皮球囊二尖瓣成形术的禁忌证包括：①左房内血栓形成；②近期（3个月）内有血栓栓塞史；③中、重度二尖瓣关闭不全；④左室附壁血栓；⑤右房明显扩大；⑥心脏、大血管转位；⑦主动脉根部明显扩大；⑧胸、脊柱畸形。

（朱　琳）

第二节　二尖瓣关闭不全

一、病因和病理改变

二尖瓣装置包括瓣环、瓣叶、腱索和乳头肌，它们在功能上是一个整体。正常的二尖瓣功能，有赖于上述四成分的结构和功能的完整，其中任何一个或多个成分出现结构异常或功能障碍便可产生二尖瓣关闭不全（mitral regurgitation），当左室收缩时，血液便可反流入左房。以前，在人群中，风湿热、风湿性心瓣膜炎发生率很高，因此认为风湿性二尖瓣关闭不全极为常见，即使临床未发现伴有二尖瓣狭窄的二尖瓣关闭不全，若未查到其他病因，也认为是风湿性二尖瓣关闭不全。随着心脏瓣膜病手术治疗的开展及尸检资料的累积，对二尖瓣关闭不全的病因的认识也随着发生了变化。据报道，风湿性单纯性二尖瓣关闭不全占全部二尖瓣关闭不全的百分数逐渐在减少。1972年，Seizer报道风湿性二尖瓣关闭不全占44%；1976年，Amlie报道占33%；1987年，Kirklin及中尾报道为3%~21%。非风湿性单纯性二尖瓣关闭不全的病因，以腱索断裂最常见，其次是感染性心内膜炎、二尖瓣黏液样变性、缺血性心脏病等。缺血性心脏病之所以造成二尖瓣关闭不全，其机制可能与左室整体收缩功能异常、左室节段性室壁运动异常以及心肌梗死后左室重构等有关。

二尖瓣关闭不全的病因分类，详见表8-1。

表8-1　二尖瓣关闭不全的病因分类

病损部位	慢性	急性或亚急性
瓣叶-瓣环	风湿性	感染性心内膜炎
	黏液样变	外伤
	瓣环钙化	人工瓣瓣周漏
	结缔组织疾病	
	先天性，如二尖瓣裂	

病损部位	慢性	急性或亚急性
腱索－乳头肌	瓣膜脱垂	原发性腱索断裂
	（腱索或乳头肌过长）	继发性腱索断裂
	乳头肌功能不全	感染性心内膜炎或慢性瓣膜病变所致
		心肌梗死并发乳头肌功能不全或断裂
		创伤所致腱索或乳头肌断裂
心肌	扩张型心肌病	
	肥厚性梗阻型心肌病	
	冠心病节段运动异常或室壁瘤	

（一）瓣叶异常

由于瓣叶受累所致的二尖瓣关闭不全，常见于慢性风湿性心瓣膜病，男性多于女性，其主要病理改变为慢性炎症及纤维化使瓣叶变硬、缩短、变形，或腱索粘连、融合、变粗等，病程久者可钙化而加重关闭不全。风湿性二尖瓣关闭不全的患者中，约半数合并二尖瓣狭窄。此外，结缔组织疾病、感染性心内膜炎、穿通性或非穿通性创伤均可损毁二尖瓣叶；心内膜炎愈合期二尖瓣尖的回缩也能引起二尖瓣关闭不全。

（二）瓣环异常

1. 瓣环扩张　成人二尖瓣环的周径约 10cm，在心脏收缩期，左室肌的收缩可使瓣环缩小，这对瓣膜关闭起重要作用，因此，任何病因的心脏病凡引起严重的左室扩张者，均可使二尖瓣环扩张，从而导致二尖瓣关闭不全。一般原发性瓣膜关闭不全比继发于二尖瓣环扩张引起的关闭不全严重些。

2. 瓣环钙化　在尸检中，二尖瓣环特发性钙化甚为常见。一般这种退行性变对心脏功能影响很小，严重的二尖瓣环钙化，则是引起二尖瓣关闭不全的重要原因。高血压、主动脉瓣狭窄和糖尿病以及 Marfan 综合征等，均可使二尖瓣环的钙化加速，并可使二尖瓣环扩张，因而更易造成二尖瓣关闭不全；此外，慢性肾衰竭和继发性甲状旁腺功能亢进的患者，也易发生二尖瓣环钙化。严重钙化的患者，钙盐可能侵入传导系统，导致房室或（和）室内传导阻滞，偶尔钙质沉着扩展可达冠状动脉。

（三）腱索异常

这是引起二尖瓣关闭不全的重要原因。腱索异常可由下列原因引起，先天性异常、自发性断裂或继发于感染性心内膜炎、风湿热的腱索断裂。多数患者腱索断裂无明显原因，后叶腱索断裂较前叶腱索断裂多见，常伴有乳头肌纤维化，腱索断裂也可由创伤或急性左室扩张引起。根据腱索断裂的数目和速度而引起不同程度的二尖瓣关闭不全，临床上可表现为急性、亚急性或慢性过程。

（四）乳头肌受累

任何妨碍乳头肌对瓣叶有效控制的因素，均可导致二尖瓣关闭不全。乳头肌是由冠状动脉的终末支供血，因此，对缺血很敏感，乳头肌血供的减少，可引起乳头肌缺血、损伤、坏死和纤维化伴功能障碍。唯乳头肌断裂在临床上罕见。若缺血呈一过性，乳头肌功能不全和二尖瓣关闭不全也呈一过性，且伴有心绞痛发作。若缺血严重而持久，引起慢性二尖瓣关闭不全。后内侧乳头肌的血供较前外侧少，故较易受缺血的影响。引起乳头肌受累的原因，归纳起来有下列几种：①乳头肌缺血，常见者为冠心病；②左室扩大，使乳头肌在心脏收缩时发生方位改变；③乳头肌的先天性畸形，如乳头肌过长、过短、一个乳头肌阙如等；④感染性心内膜炎时合并乳头肌脓肿，可引起急性瓣下二尖瓣关闭不全；⑤其他，如肥厚型心肌病、心内膜心肌纤维化、左房黏液瘤、外伤等。

根据乳头肌受累的程度及速度，临床上可表现为急性二尖瓣关闭不全或慢性二尖瓣关闭不全的征象。

二、病理生理

二尖瓣关闭不全时，左室排血可经两个孔道，即二尖瓣孔和主动脉瓣孔，因此排血阻力降低。在主动脉瓣打开之前，几乎半量的左室血液先期反流左房。反流量的多少，决定于二尖瓣孔的大小和左室左房压力阶差。而二尖瓣孔的大小和左室 左房压力阶差又是可变的。左室收缩压或者左室－左房压力阶差决定于周围血管阻力；正常二尖瓣环有一定弹性，其横截面可由多种因素调节，如前负荷、后负荷、心肌收缩力。当前负荷和后负荷增加，心肌收缩力降低，左室腔扩大，二尖瓣环扩张，反流孔增大，反流量增加；当采用某些措施（如正性肌力药物、利尿剂、血管扩张剂）使左室腔缩小，反流孔变小，反流量减少。

（一）左室功能的变化

当急性二尖瓣关闭不全发生开始时，左室以两种方式来代偿，一是排空更完全，二是增加前负荷。此时，左室收缩末压降低，内径缩短，室壁张力明显下降，心肌纤维缩短程度和速率增加。当二尖瓣关闭不全持续而变为慢性二尖瓣关闭不全，特别是严重二尖瓣关闭不全，左室舒张末期容量增大，收缩末期容量恢复正常。根据 Laplace 定律（心肌张力与心室内压和心室半径乘积相关），由于左室舒张末期容量增大，室壁张力增加至正常水平或超过正常水平，此谓严重二尖瓣关闭不全的慢性代偿阶段。左室舒张末期容量增加，即前负荷增加，二尖瓣环扩大，二尖瓣关闭不全加重，即进入二尖瓣关闭不全引起二尖瓣关闭不全的恶性循环。在慢性二尖瓣关闭不全，左室舒张末期容量及左室质量均是增加的，左室发生典型的离心性肥厚，肥厚的程度与扩大的程度不成比例。二尖瓣关闭不全，由于左室后负荷降低，射血分数（EF）可以维持于正常水平或超过正常水平。

多数严重二尖瓣关闭不全患者，心功能代偿期可持续多年；部分患者，由于左室长期容量超负荷，最终发生心肌失代偿，收缩末期容量，前负荷后负荷均增加，而射血分数和每搏出量降低。左室功能失代偿者，神经内分泌系统激活，循环炎性因子增加，磷酸肌酸与三磷腺苷比例降低。

严重二尖瓣关闭不全患者，冠状动脉血流速度加快，而与主动脉瓣病变相比较，心肌氧耗量的增加并不显著，因为这类患者心肌纤维缩短程度和速度虽然增高，但这不是心肌氧耗量的主要决定因素，主要决定因素是室壁张力，心肌收缩力和心率，前者（平均左室壁张力）实际是降低的，而后两者变化不大。因此，二尖瓣关闭不全的患者很少出现心绞痛。

反映心肌收缩力强弱的各种射血指标（如射血分数，左室短轴缩短率）是与后负荷大小成反比的，二尖瓣关闭不全早期，上述射血指标增高。许多患者最终之所以有症状，是因为二尖瓣反流量大，左室压和肺静脉压增高，而各种射血指标却无变化，甚至增高。也有部分患者，症状严重，提示左室收缩功能严重减低，各种射血指标降至低于正常水平或正常低水平。即使二尖瓣关闭不全合并明显左室衰竭，左室射血分数及短轴缩短率仅有轻、中度降低。因此，当射血分数为正常低水平时，即提示左室收缩功能受损。当射血分数中度减低（0.40～0.50），则提示左室收缩功能严重受损，而且在二尖瓣矫治术后常难以逆转；当射血分数低于0.35，提示左室收缩功能极度受损，二尖瓣矫治术的风险很大，术后疗效不佳。

（二）左房顺应性的变化

左房顺应性是严重二尖瓣关闭不全患者血流动力学和临床表现的主要决定因素。依据左房顺应性的差别，可将二尖瓣关闭分为三个亚组。

1. 左房顺应性正常或降低组 该组左房扩大不明显，左房平均压显著增高，肺瘀血症状突出。见于急性二尖瓣关闭不全，如腱索断裂、乳突肌头部梗死、二尖瓣叶穿孔（外伤或感染性心内膜炎）。数周、数月后左房壁逐渐增厚，收缩力增强，排空更充分，左房顺应性低于正常；急性二尖瓣关闭不全发生后6～12个月，肺静脉壁增厚，肺动脉壁也增厚，肺动脉血管阻力增加，肺动脉压力增高。

2. 左房顺应性显著增高组 该组左房明显扩大，左房平均压正常或略高于正常。见于严重慢性二尖瓣关闭不全。这类患者，肺血管阻力和肺动脉压力正常或稍高于正常，常有心房颤动和心排血量减低的表现。

3. 左房顺应性中度增高组　该组介于第一组和第二组之间，临床上最常见。见于严重二尖瓣关闭不全，左房可有不同程度扩大，左房平均压升高，肺静脉压力、肺血管阻力和肺动脉压力可能升高，心房颤动迟早也会发生。

三、临床表现

（一）症状

慢性二尖瓣关闭不全患者临床症状的轻重，取决于二尖瓣反流的严重程度、二尖瓣关闭不全进展的速度、左房和肺静脉压高低、肺动脉压力水平以及是否合并有其他瓣膜损害和冠状动脉疾病等。

慢性二尖瓣关闭不全的患者在出现左室衰竭以前，临床上常无症状。部分慢性二尖瓣关闭不全合并肺静脉高压或心房颤动患者可于左室衰竭发生前出现症状。从罹患风湿热至出现二尖瓣关闭不全的症状，一般常超过 20 年。二尖瓣关闭不全的无症状期比二尖瓣狭窄长，急性肺水肿亦比二尖瓣狭窄少见，可能与左房压较少突然升高有关，咳血和栓塞的机会远比二尖瓣狭窄少，而由于心排血量减少所致的疲倦、乏力则表现较突出。

轻度二尖瓣关闭不全的患者，可能终身无症状，多数患者仅有轻度不适感。但如有慢性风湿活动、感染性心内膜炎或腱索断裂，则可使二尖瓣关闭不全进行性加重，由低心排血量或肺充血引起之症状亦会逐渐明显，有时甚至发展为不可逆的左心衰竭。二尖瓣关闭不全的患者出现心房颤动时，虽会影响病程的进展，但不如二尖瓣狭窄时明显，可能因为二尖瓣关闭不全患者出现快速房颤时，不至于使左房压明显升高之故。

严重二尖瓣关闭不全的患者，由于心排血量很低，因此患者有极度疲乏力、无力的感觉，活动耐力也大受限制，一旦左心衰竭，肺静脉压力升高，患者即可出现劳力性呼吸困难，亦可有夜间阵发性呼吸困难，进而可出现右心衰竭的征象，表现为肝脏瘀血肿大、踝部水肿，甚至出现胸、腹水；合并冠状动脉疾病患者，可出现心绞痛的临床症状。

（二）体征

心界向左下扩大，心尖区出现有力的、局限性的收缩期搏动，亦表示左室肥厚、扩张。二尖瓣瓣叶病变所致二尖瓣关闭不全，第一心音常减低。由于左室排空时间缩短，主动脉瓣关闭提前，常可出现第二心音宽分裂。合并肺动脉高压时，肺动脉瓣关闭音增强。在左室快速充盈期，流经二尖瓣口血流量增大、增速，常可在心尖部闻及左室源性第三心音，有时伴有短促的舒张期隆隆性杂音。

二尖瓣关闭不全最重要的体征是心尖区收缩期杂音。多数患者，杂音在 S_1 后立即发生，持续于整个收缩期，超过甚至掩盖主动脉关闭音，该杂音响度稳定，呈吹风性，调较高，可向左腋下和左肩下放射，若为后外侧瓣病变，杂音还可向胸骨和主动脉瓣区放射，后者特别多见于二尖瓣后叶脱垂时。二尖瓣关闭不全杂音，不随左室每搏输出量大小变化而变化，其强弱也与二尖瓣关闭不全的严重程度无关。某些患者，因左室扩大、急性心肌梗死、人工瓣瓣周漏、严重肺气肿、肥胖、胸廓畸形，虽有严重二尖瓣关闭不全，杂音很难听到，甚至完全听不到，此谓安静型二尖瓣关闭不全（silent mitral regurgitation）。

风湿性二尖瓣病，可表现为单纯二尖瓣狭窄、二尖瓣关闭不全，但更多表现为二尖瓣狭窄合并二尖瓣关闭不全。在二尖瓣狭窄合并二尖瓣关闭不全的患者，如果听诊发现心尖部 S_1 减低，又可闻及第三心音，说明以关闭不全为主；若发现心尖部 S_1 亢进，有明显开瓣音，收缩期杂音柔和而又短促，提示以狭窄为主。

（三）辅助检查

1. X 线检查　轻度二尖瓣关闭不全，X 线检查无明显异常发现，较严重者可有左房增大及左室增大。严重二尖瓣关闭不全者，可呈巨大左房，有时可使食管向右、向后移位，并组成右心缘的一部分。若有心力衰竭或肺动脉高压症存在，则出现右室增大。透视下可见二尖瓣钙化，有时可见左房收缩期搏动。有肺静脉高压时，可见 Kerley B 线。急性严重二尖瓣关闭不全常有肺水肿的征象，而左房、左室扩大不显著。左室造影对二尖瓣关闭不全的诊断，很有帮助，且能提示反流量的大小。

2. 心电图检查　轻度二尖瓣关闭不全者，心电图正常；较重者，主要示左室肥大和劳损，当出现肺动脉高压后，可有左、右室肥大或右房肥大的表现。病程短者，多呈窦性心律，约 1/3 的慢性二尖瓣关闭不全者示心房颤动。窦性心律者，标准导联中 P 波可增宽并出现切迹，V_1 导联 ptf 负值增大，提示左房增大。

3. 超声心动图检查　对重症二尖瓣关闭不全的诊断准确率很高，轻症者因反流量小，心脏形态改变不显著，故较难肯定。超声诊断的主要依据如下。

（1）M 型图可示左房左室增大及容量负荷过重的现象，有时可见瓣膜钙化。右室及肺动脉干亦可能扩大或增宽。

（2）切面超声心动图上可见瓣叶增厚、反射增强，瓣口在收缩期关闭对合不佳。

（3）Doppler 检查时，在左房内可见收缩期血液返回所引起湍流。

（4）左心声学造影时，可见造影剂在收缩期由左室返回左房。

（5）腱索断裂时，二尖瓣可呈连枷样改变，在左室长轴切面观可见瓣叶在收缩期呈鹅颈样钩向左房，舒张期呈挥鞭样漂向左室。

运动超声心动图可协助判断二尖瓣关闭不全的严重程度，了解运动期间血流动力学的异常改变，尤其对那些轻度二尖瓣关闭不全但有症状患者以及病情稳定而无症状的二尖瓣关闭不全患者，运动超声心动图可客观地评价其心功能状态。

4. 放射性核素检查　超声心动图是诊断二尖瓣关闭不全最常用的影像学方法，但在下述情况下可进一步考虑门控血池核素造影或一期心血管造影：超声检查结果不甚满意；临床与超声诊断有出入；有必要更准确测定左室射血分数。此外，通过该法还可测量左室功能和反流分数；也可用于定期随访患者，若在随访期，静息射血分数进行性下降达正常值下限，或左室舒张末期以及（或）收缩末期容量进行增加，提示患者应考虑手术治疗。

四、自然病程

二尖瓣关闭不全的自然病史，取决于基本病因、反流程度及心肌功能状态。轻度二尖瓣关闭不全，可多年无症状，其中仅少数患者因感染性心内膜炎或腱索断裂而使病情加重。一般慢性风湿性二尖瓣关闭不全在诊断后的 5 年存活率为 80%，10 年存活率为 60%，但如已出现明显症状（心功能已达 Ⅲ～Ⅳ级），则 5 年和 10 年存活率均明显降低，分别为 40% 和 15%。瓣膜脱垂综合征的病程大多为良性，寿命与正常人相近，但约有 15% 可进展为严重的二尖瓣关闭不全，若并发感染性心内膜炎或腱索断裂，则预后与急性二尖瓣关闭不全相同。

五、治疗

慢性瓣膜病由于相当时期内可无症状，因此，在诊断确立后仅需定期随访，内科治疗的重点是预防风湿热和感染性心内膜炎的发生及适当地限制体力活动。血管扩张剂特别是减轻后负荷的血管扩张剂，通过降低射血阻抗可减少反流量和增加心排出量，对急性二尖瓣关闭不全可产生有益的血流动力学效应，对于慢性二尖瓣关闭不全是否如此，目前尚无定论。洋地黄类药物对负荷过重的左室具正性肌力作用，故控制本病的心力衰竭症状较二尖瓣狭窄者更适宜，对伴有心房颤动者更有效。

六、急性二尖瓣关闭不全

有关急性二尖瓣关闭不全的病因详见表 8-1。其中，最重要的是自发性腱索断裂，感染性心内膜炎致瓣膜毁损和腱索断裂，缺血性乳头肌功能不全或断裂，人工瓣功能不全。急性二尖瓣关闭不全也可发生在慢性二尖瓣关闭不全的病程中，使病情突然加重。

急性二尖瓣关闭不全多发生于左房大小正常，房壁顺应性正常或降低的患者，当二尖瓣反流突然发生，左房压、肺静脉压迅速升高，可引起急性肺水肿，甚至引起肺动脉压升高，右心衰竭。而左室前向搏出量显著减少，收缩末期容量稍降低，但舒张末容量增加，压力升高。

（一）临床表现

1. 症状　突然发作呼吸困难，不能平卧。频频咳嗽，咳大量粉红色泡沫痰，伴极度乏力。

2. 体征　端坐位，精神紧张，全身大汗，皮肤青紫。听诊肺部满布哮鸣音或哮鸣音与湿性啰音混杂。重症者，可有血压下降，甚至发生心源性休克。心尖冲动位置大多正常。听诊心脏可发现心跳快速；第二心音宽分裂，左室源性第三心音或第四心音；肺动脉瓣关闭音增强；心尖区可闻及收缩早期递减型杂音，呈吹风性，调低而柔和，传导方向视受累瓣膜不同而不同。

（二）辅助检查

1. X线检查　左房、左室不大，但有明显肺瘀血或肺水肿。若发生于慢性二尖瓣关闭不全的基础上，则可见左房、左室扩大。

2. 心电图　一般为窦性心动过速，无左房、左室扩大表现。

3. 超声检查　左房、左室稍大；收缩期，二尖瓣闭合不全；有时可发现二尖瓣在整个心动周期内呈连枷样运动；Doppler超声检查可发现严重二尖瓣反流。

（三）治疗

吸氧，镇静，静脉给予呋塞米。内科治疗最重要的是使用血管扩张剂，特别是静脉滴注硝普钠。该药可以扩张动脉系统，降低周围血管阻力，从而减轻二尖瓣反流；同时可扩张静脉系统，减少回心血量，缓解肺瘀血。临床实践证明，硝普钠可以减轻症状，稳定病情，为下步手术治疗创造条件。急性二尖瓣关闭不全伴血压下降时，可同时使用正性肌力药，如多巴酚丁胺等；如有条件，应尽早应用主动脉内球囊反搏。

（朱　琳）

第三节　二尖瓣脱垂综合征

一、概述

1961年，Reid提出收缩中期喀喇音（click）和收缩晚期杂音均起源于心脏瓣膜。1963年，Barlow将收缩中期喀喇音、收缩晚期杂音、心电图T波改变和心室造影显示二尖瓣脱垂归纳为独特的综合征。以后人们称之为Barlow综合征，即本文所称的二尖瓣脱垂综合征（mitral valve prolapse syndrome）。二尖瓣脱垂综合征，又名听诊-心电图综合征，收缩中期喀喇音-收缩晚期杂音综合征，气球样二尖瓣综合征等。

目前认为，二尖瓣脱垂综合征是多种病因所造成的，在左室收缩时二尖瓣叶部分或全部突向左房，并同时伴有相应临床表现的一组综合征。

二尖瓣脱垂是一种最常见的瓣膜疾病。其患病率，根据受检人群及诊断标准的不同而异，文献报道的患病率为0.4%～17%。

2002年发表的Framingham心脏研究，采用新的超声诊断标准（下面将讨论）对人群进行检查，二尖瓣脱垂综合征患病率为2.4%，女性患病率为男性两倍。

虽然大多数原发性二尖瓣脱垂综合征是散发的，但有少数研究显示其家族性聚集倾向。有一报道在17例肯定受累的先证者家庭中，近50%的第一代亲族呈现二尖瓣脱垂的超声心动图特征。本病还曾在几对孪生儿中发现。Framingham首次检出100例二尖瓣脱垂病例中，30%的人至少有1名亲戚也有二尖瓣脱垂。从现有资料看，大多数为垂直遗传，在二代或多代中有听诊异常，提示为常染色体显性遗传。

二、病因

二尖瓣脱垂综合征的病因至今尚未完全澄清。有人曾试图从病因角度将该病分为原发性二尖瓣脱垂和继发性二尖瓣脱垂（表8－2）。

表8－2 二尖瓣脱垂综合征病因分类

原发性	家族性
	非家族性
继发性	Marfan 综合征
	风湿性心内膜炎
	冠心病
	扩张型心肌病
	特发性肥厚性主动脉瓣下狭窄
	心肌炎
	外伤
	甲状腺功能亢进
	左房黏液瘤
	结节性动脉周围炎
	系统性红斑狼疮
	肌营养不良
	骨发生不全
	Ehlers－Danlos 综合征
	假性弹性纤维黄色瘤先天性心脏病（第2孔型房间隔缺损、室间隔缺损、动脉导管未闭、爱伯斯坦畸形、矫正型大血管转位）
	运动员心脏
	Turner 综合征
	Noonan 综合征
	先天性 QT 间期延长综合征

　　从二尖瓣脱垂综合征猝死者和瓣膜置换术者的病理检查发现，这类患者均有不同程度的瓣膜和腱索的黏液瘤样变性。由于原发性二尖瓣脱垂患者死亡数少，换瓣者也不多，因此目前尚难确定是否大多数或所有原发性二尖瓣脱垂者均有瓣膜和腱索的黏液瘤样变性。

　　前已述及，部分患者有家族性发病倾向，常合并有骨骼异常和某些类型的先天性心脏病，因此应怀疑本综合征与胚胎期发育障碍有关。胚胎学研究业已证明，二尖瓣、三尖瓣、腱索、瓣环、房间隔、胸椎、肋骨和胸骨的发育均在胚胎的35~42天进行。因此这些成分的两种或两种以上异常并存就不足为怪了。

　　二尖瓣脱垂常与某些遗传性结缔组织疾病并存。其中知道最多的是 Marfan 综合征和 Ehlers－Danlos 综合征。在一组研究中，35 例 Marfan 综合征患者，91% 有二尖瓣脱垂；另一组 13 例典型 Marfan 综合征患者，超声证实 4 例有二尖瓣脱垂，尸检和组织学发现所有病例二尖瓣均有酸性黏多糖沉积所致的黏液瘤样改变。在Ⅳ型 Ehlers－Danlos 综合征一个家系 10 例患者中，经切面超声心动图证实 8 例有二尖瓣脱垂。Ⅲ型胶原异常是Ⅳ型 Ehlers－Danlos 综合征的基本生化缺陷。最近有人报道，19 例瓣膜替换术时切除的黏液样变性的二尖瓣，多种胶原含量增加，特别是Ⅲ型胶原。故在原发性二尖瓣脱垂与遗传性胶原合成障碍疾病所致的二尖瓣脱垂之间，瓣叶的超微结构基础是不同的。Marfan 综合征，Ehlers－Danlos 综合征等结缔组织疾病，由于二尖瓣、瓣环、腱索组织脆弱，容易引起二尖瓣脱垂。

　　心室与瓣叶大小之间正常的平衡关系失调可引起解剖学上的二尖瓣脱垂，这时，二尖瓣叶或腱索可无任何病理改变。左室明显缩小或几何形状发生显著改变时，二尖瓣叶于收缩期不能保持正常的位置和形状，从而形成某种程度的脱垂，如特发性梗阻性肥厚型心肌病、继发孔房间隔缺损、直背综合征、漏斗胸等。风湿性心肌炎、病毒性心肌炎、扩张型心肌病、冠心病，由于左室整体或节段性运动异常，也可引起二尖瓣脱垂。预激综合征患者，由于左室激动顺序异常，也可引起二尖瓣脱垂。

Tomaru 曾对 42 例脱垂瓣叶的切除标本做了病理分析，发现脱垂瓣叶有慢性炎症者 22 例。病变主要表现为瓣叶结构有明显破坏，有弥散性小血管增生和瘢痕形成，因而瓣叶的海绵组织层变窄甚至消失。有作者据此称之为炎症后瓣叶脱垂。说明二尖瓣脱垂不仅可由黏液样变引起，也可由炎症后病变所致。

三、病理解剖

正常二尖瓣主要包括三层：第一，心房面层，含弹力纤维结缔组织；第二，中层，又称海绵组织层，含疏松的、黏液样的结缔组织；第三，心室面层，又称纤维质层，含浓密的胶原纤维。腱索也是由浓密的胶原纤维所构成，插入纤维质层。

原发性二尖瓣脱垂的基本病理改变是，海绵组织层组织含量增加（瓣叶肥大），侵入纤维质层，使之断裂；在纤维质层和腱索的连续部位胶原分解或发育不全，腱索分支点减少、附着点增加，排列杂乱无章，中央索呈退行性变，黏液样变性，腱索延长，位于腱索间的瓣膜节段脆弱、伸长，心室收缩时在压力的作用下异常的向左房鼓出，但二尖瓣关闭尚属正常。瓣膜病理改变不是均一的，后瓣受累最重；瓣环发生黏液样变，周径扩大。

由于瓣叶、腱索和左室内壁之间频繁接触摩擦，相应部位纤维增厚，即出现继发性摩擦病灶（friction lesion）。

在瓣叶，继发性摩擦病灶位于瓣叶间的接触处，局部纤维组织特别是胶原纤维沉积，细嫩的透明的瓣叶变为粗糙的不透明的瓣叶，形态也发生改变。尽管如此，前后叶交界处绝无粘连，这是区别于风湿性二尖瓣病的特征之一。

摩擦病灶也可出现于左室心内膜面与腱索接触处。其开始病变为在与有关腱索相对应的心室内膜出现线状纤维增厚，后者可以扩展并汇合。病程后期，有关腱索也被融合于左室内壁的纤维组织中。这样一来，腱索可以缩短。若左室内膜有广泛的纤维化，纤维化组织也可出现少有的钙化现象。

四、病理生理

二尖瓣脱垂是一种慢性进行性病理过程。绝大多数无并发症的二尖瓣脱垂，其血流动力学正常。

多数报道认为二尖瓣脱垂患者心室活动呈高动力状态，射血分数增加。少数研究者发现，这类患者左室有节段性收缩异常。偶有报道指出，左室后基底段和膈段强烈收缩，前壁向内凹陷，后者似乎与二尖瓣脱垂相应腱索张力增高有关。

二尖瓣环呈中度或显著扩大，其周径可较正常大 2/3 以上。瓣环扩大本身就可影响瓣叶的正常关闭。

曾有少数报道，可同时伴有三尖瓣脱垂及右室收缩功能异常。

五、临床表现

（一）症状

大多数二尖瓣脱垂患者无症状，只是在健康检查通过听诊或心电图有 T 波改变而被发现，实践证明，仅有收缩中期喀喇音而不伴收缩晚期杂音者多无明显症状。

常见症状有胸痛、心悸、呼吸困难、疲乏无力，头昏或昏厥，少数患者主诉焦虑和恐惧感。还有个别患者有神经精神症状。

胸痛发生率40% ~80%，多与劳力无关，部位局限而不向他处放射，性质如刀割样或撕裂样，可持续半小时、数天，硝酸甘油疗效差，个别患者，胸痛呈典型心绞痛样。胸痛机制不明。

心悸，见于半数以上病例。心悸的发生，可能与心律失常有关，但动态心电图检查发现，主观感觉心悸与记录到的心律失常之间相关性不高。

约40%患者主诉呼吸困难。不论活动时还是静息状态下均如此。经仔细询问有这种主诉者，多诉说"气不够用"，"长吸一口气好些"，并非真正的呼吸困难。这样异常感觉可能与换气过度有关。

少数患者有黑蒙和昏厥。Wigle 等报告 7 例昏厥者均为短阵心室颤动引起。但昏厥也可在无心律失常时出现，其中部分患者可能为脑栓塞引起的一过性脑缺血发作，栓子来自于心房壁或二尖瓣叶。

（二）体征

在体征方面，二尖瓣脱垂患者最重要的表现为体型、胸廓和脊柱以及心脏听诊的异常发现。

这类患者，多为无力体型。胸廓和脊柱常有异常，如正常脊柱胸段后曲消失（直背综合征），脊柱侧弯以及漏斗胸等。

听诊心脏时可能发现包括收缩中期或晚期喀喇音、收缩期杂音和第一心音改变。其中，以喀喇音和杂音尤为重要，是二尖瓣脱垂综合征特征性标志。这类患者听诊发现变化甚大，时有时无，时强时弱。有的患者既有收缩中期喀喇音又有收缩晚期杂音，另一些患者可能只有收缩中期喀喇音或只有收缩晚期杂音。因此应多次听诊、多体位听诊。Fontana 等强调至少需要在四个体位进行听诊，如仰卧位、左侧卧位、坐位和立位。

收缩中晚期喀喇音，为收缩期的高调的额外音，持续时间短暂，在心尖部和胸骨左缘近二尖瓣处最易闻及。喀喇音可以缺如，可呈单个或多个，多发生于收缩中期和晚期，偶尔发生于收缩早期。多个喀喇音可酷似心包摩擦音，这可解释何以过去易将二尖瓣脱垂综合征误诊为心包炎。经选择性左室造影和心脏超声检查证明，喀喇音出现的时间正好与脱垂二尖瓣叶活动达最高峰的时间相一致，此时瓣叶腱索结构突然被拉紧而产生振动，所以，曾被称之为"腱索拍击音"或瓣叶"帆样拍击"现象。由于收缩期喀喇音与喷血无关，因此又称为非喷射性喀喇音。喀喇音出现时间可随左室舒张末期容量及几何形态改变而改变，可提前也可错后。

收缩期杂音为一种高调、柔和的吹风性杂音，常紧跟喀喇音之后，也可在喀喇音稍前出现，因此，位于收缩中晚期，也可呈全收缩期。杂音为递增型，也可为递增－递减型，常超越第二心音的主动脉瓣成分。收缩期杂音是由二尖瓣脱垂、瓣口不能紧密闭合而使血液反流所致。杂音的最佳听诊部位在心尖区。和喀喇音一样，其发生时间也随左室舒张末期容量变化而变化，既可提前也可错后，可增强也可减弱。少数患者，可间歇闻及收缩期"喘息"（systolic whoop）音或"哮鸣"（honk）音。心尖部喘息音或哮鸣音是一种高频乐音，传导广泛并常伴振颤。其产生的可能机制是，由于脱垂瓣叶振荡，或从一侧脱垂瓣叶边缘漏出的非对称性血流冲击另一侧瓣叶所致。

心尖部第一心音的强度可有不同变化，这与二尖瓣脱垂发生的时间及特点有关。第一心音增强，提示二尖瓣呈早期脱垂或全收缩期脱垂。第一心音正常，提示二尖瓣中晚期脱垂。第一心音减弱，提示腱索断裂，二尖瓣呈连枷样脱垂。第一心音之所以增强，是由于喀喇音和第一心音几乎同时发生；第一心音之所以减弱，是由于二尖瓣关闭时，瓣叶不能很好弥合。

二尖瓣脱垂综合征的动态听诊（dynamic auscultation）详见表 8-3。

表 8-3　二尖瓣脱垂综合征的动态听诊

方法	喀喇音出现时间	收缩期杂音		
		出现时间	持续时间	响度
运动	↑	↑	↑	↑
站立	↑	↑	↑	↑
蹲踞	↓	↓	↓	↓
等长握拳	↓	↓	↓	↓
Valsalva 动作（屏气）	↑	↑	↑	↑
Valsalva 动作（呼气）	↓	↓	↓	↓
亚硝酸异戊酯吸入	↑	↑	↑	↓
去氧肾上腺素滴入	↓	↓	↓	↑
异丙肾上腺素滴入	↑	↑	↑	↑
普萘洛尔	↓	↓	↓	↓

注：↑：提前，延长，增强；↓：后移，缩短，减弱。

二尖瓣脱垂综合征的听诊表现可因为某些生理性措施和药物的影响使其发生时间、持续时间、响度明显改变，这一特点对于该综合征的诊断价值很大。其发生基础是左室舒张末期容量的改变，凡能降低左室射血阻力、减少静脉回流、加快心率、增加心肌收缩力的药物或生理性措施，均可使左室舒张末期容量减少，腱索与左室长轴相比相对过长，瓣叶较接近于脱垂位置，左室收缩一开始，二尖瓣瓣叶即迅速达到最大脱垂，因此喀喇音和杂音提前发生，并靠近第一心音。相反，凡能增加左室舒张末期容量的药物和生理性措施，均能使二尖瓣叶脱垂延迟发生，喀喇音和杂音则错后出现，并靠近第二心音。

一般来说，如果杂音出现时间后移，说明二尖瓣反流程度减轻，那么，杂音响度减轻，持续时间缩短。但是，某些措施却可引发矛盾性表现，如吸入亚硝酸异戊酯时，左室舒张末期容量减少，杂音提前发生，持续时间延长，但由于左室压力下降，反流减少，杂音减轻。相反，静脉滴入去氧肾上腺素时，杂音发生延迟、持续时间缩短、杂音却增强。对二尖瓣脱垂综合征的诊断来说，了解各种生理性措施和药物对杂音发生时间的影响比对杂音响度的影响更为重要。

值得注意的是，不少经选择性左室造影或超声检查证实有二尖瓣脱垂的患者，听诊时甚至动态听诊时完全无异常，此即所谓"隐匿性二尖瓣脱垂"。这类患者发生率究竟多高，尚未确定。据 Framingham 对 2 931 例人调查，经 M 型超声心动图证实有二尖瓣脱垂者中，不到 15% 的可听到喀喇音和（或）杂音。这个报道是否可靠，不少人提出质疑。因为 M 型超声心动图本身对二尖瓣脱垂的诊断标准须进一步审订。

最后，需要提及的是，除二尖瓣脱垂能产生收缩中期喀喇音外，还有三尖瓣脱垂、心房间隔瘤、心腔内肿瘤、肥厚型心肌病以及胸膜 - 心包疾病，应该注意鉴别。

六、辅助检查

（一）心电图

大多数经心脏听诊和心脏超声检查证实有二尖瓣脱垂而无症状的患者，心电图检查都为正常；少数无症状患者及许多有症状患者，心电图检查时有异常发现，尤其是吸入亚硝酸异戊酯及运动期间更为明显。这些心电图异常，多属非特异性的。

最常见的心电图异常是 ST - T 改变，表现 Ⅱ、Ⅲ、aVF、V_{4-6} 导联 T 波低平或倒置，可伴有 ST 段抬高或压低。这些表现可随体位变化而变化，还随时间推移而变化。ST - T 改变的发生率随各组选择病例的不同而不同，约占 30% ~ 50%。心电图改变的机制可能是：二尖瓣叶和（或）腱索张力增高，乳头肌和心内膜应激，发生相对性缺血。

二尖瓣脱垂综合征的患者，可发生多种心律失常，其中以室性期前收缩最常见。这里，特别应指出的是，二尖瓣脱垂综合征患者，常有阵发性室上性心动过速。Kligfield 认为这与这类患者预激综合征发生率高有关。在一般人群，有室上性心动过速发作史者仅 20% 有旁道存在；但在二尖瓣脱垂又有室上性心动过速发作史的患者中，60% 有旁道存在。而且旁道总在左侧。上述事实说明，二尖瓣脱垂合并阵发性室上性心动过速的患者，必须进一步做心脏电生理检查。

Bekheit 等通过研究发现，二尖瓣脱垂患者心电图上常有 QT 间期延长，这可能是室性心律失常的发生机制之一。

（二）动态心电图

二尖瓣脱垂综合征患者进行动态心电图监测时，85% 患者可检出频发性室性期前收缩，50% 可检出短暂性室性心动过速，30% 可检出室上性心律失常。心律失常的出现与性别、年龄、瓣膜脱垂程度、喀喇音有无、ST - T 改变、QT 间期延长与否等因素无明显相关性。

动态心电图监测时，偶可检出窦性心动过缓、窦性停搏、窦房阻滞及不同程度的房室传导阻滞。

（三）运动心电图

二尖瓣脱垂综合征患者运动心电图常呈异常，但冠脉造影正常。运动对心电图的影响报道不一。例如，在一组有心绞痛史的二尖瓣脱垂患者，50% 于亚极量或极量运动试验时，出现缺血性 ST 段压低，这种 ST 段压低与心律失常的检出无关；另组病情相似，但静息心电图有 ST－T 改变和严重心律失常，运动心电图却无 ST 段压低。原有静息心电图 ST－T 波改变人中，部分于运动时可转为正常，另一部分却在运动时变得更为明显，更为广泛；原无ST－T 改变的患者，运动时可发生 ST－T 改变。

运动试验时，75% 以上二尖瓣脱垂综合征患者可检出心律失常，特别是室性心律失常。一般来说，心律失常出现于运动终末，心率减慢时。

（四）X 线表现

胸部骨骼异常为二尖瓣脱垂综合征患者最常伴随的 X 线征象（60%～70%），大多数为直背、漏斗胸或胸椎侧突。

无并发症的二尖瓣脱垂患者，心影多为正常。合并二尖瓣关闭不全者，可有左房和左室扩大。

（五）负荷闪烁显像

对于某些既有胸痛又有心电图异常的二尖瓣脱垂患者，为除外冠心病合并二尖瓣脱垂，心电图运动试验固然有些帮助，但采用负荷闪烁显像检查更有价值。若检查结果阴性，即无运动诱发的局限性心肌缺血，则可排除冠心病；但阳性结果，则无鉴别诊断价值。

七、并发症

绝大多数二尖瓣脱垂综合征患者不会发生严重并发症。只有少数患者可发生进行性二尖瓣关闭不全、心律失常、心脏性猝死、体循环栓塞、感染性心内膜炎等严重并发症。

（一）进行性二尖瓣关闭不全

进行性二尖瓣关闭不全在二尖瓣脱垂综合征的患者中确切发生率尚不明确。Pocock 组患者随访时间 10～15 年，进行性二尖瓣脱垂发生率为 15%，既有喀喇音又有收缩期杂音的患者较仅有喀喇音的患者进行性二尖瓣关闭不全的发生率高。严重二尖瓣关闭不全多见于 50 岁以上男性二尖瓣脱垂综合征患者。

二尖瓣关闭不全呈进行性加重的机制：①二尖瓣叶退行性变和腱索延长呈进行性加重，致使二尖瓣脱垂加重；②二尖瓣环呈进行性扩大，早期阶段这种扩大属原发性（即与左室腔与左房腔大小无关的）扩大，随之而来的是继发性（即与二尖瓣关闭不全所致的左室和左房扩张相关的）扩大；③自发的或因某种应激所致腱索断裂；④感染性心内膜炎。后两者常使二尖瓣反流突然加重。

进行性二尖瓣关闭不全的结果是左房、左室扩大，左心衰竭。

（二）心律失常

早期一些报道认为二尖瓣脱垂综合征的患者中，室上性和室性心律失常的发生率较高。动态心电图记录发现，二尖瓣脱垂综合征的患者，室性期前收缩发生率为 50%～80%；频发或复杂性室性期前收缩 30%～50%；持续性和非持续性室性心动过速 10%～25%。这类患者，室上性心律失常也相当常见；阵发性室上性心动过速发生率最高，少数患者可表现为窦房结功能不全，不同程度的房室传导阻滞以及各种束支和分支阻滞。

Framingham 地区调查时，采用 M 型超声心动图和动态心电图对 179 名无二尖瓣脱垂者和 61 例有二尖瓣脱垂者进行对比研究，发现二尖瓣脱垂患者复杂或频发室性期前收缩发生率较高，但与无二尖瓣脱垂者比较，统计学上无显著差异。

二尖瓣脱垂综合征患者室性心律失常发生率，运动时增高，休息时降低；Boudoulas 发现，室性心律失常发生率与尿中儿茶酚胺浓度明显相关；情绪不良时，室性心律失常频繁发生。这些事实均证明，室性心律失常与神经体液因素有着密切联系。另外，也有人认为脱垂瓣膜过度牵拉腱索，激惹心肌，也是室性心律失常发生的机制之一。

室上性心动过速的基础是存在房室结双通道或房室旁道。近年来，有关二尖瓣脱垂综合征与预激综合征并存的报道颇多（7%～68%），但它的发生机制不同于过去概念，认为并非由于二尖瓣黏液样变性破坏引起，而是由于旁道的存在改变了心室肌的电－机械活动顺序，导致二尖瓣脱垂。二尖瓣脱垂后期患者，可出现心房颤动，这多由于进行性二尖瓣关闭不全，血流动力学改变，左房扩大所致。

（三）心脏性猝死

心脏性猝死与二尖瓣脱垂之间的关系尚未完全弄清。二尖瓣脱垂综合征的患者，可发生心脏性猝死。猝死可发生于运动中，也可发生于睡眠时，可有先兆症状，也可无先兆症状。有明确家族史者、严重二尖瓣关闭不全者、有复杂室性心律失常者及有 QT 间期延长者，猝死的危险较大。

猝死的直接原因多为心室颤动，Boudoulas 报道 9 例二尖瓣脱垂合并猝死者，8 例记录到心室颤动。也有个别报道猝死是由病态窦房结综合征或完全性房室传导阻滞引起。

尽管这类患者可以发生心脏性猝死，但发生率相当低。Devereux 组 387 例二尖瓣脱垂者中，4 例发生猝死。

（四）感染性心内膜炎

Corrigall 等经对照研究证实，二尖瓣脱垂综合征患者易于发生感染性心内膜炎，其发生率为对照组的 5 ~ 8 倍。临床报道说明，不论有无收缩期杂音都可能发生感染性心内膜炎，有收缩期杂音者、瓣叶增厚者、脱垂严重者更易于发生。

有学者报道 25 例二尖瓣脱垂合并感染性心内膜炎患者，除 1 例的诊断仅根据患者具有一清楚的喀喇音和收缩期杂音外，所有患者都是以超声心动图、心血管造影或病理检查确诊的。17 例于感染性心内膜炎发生前 2 ~ 49 年就有心脏杂音史。血培养结果以甲型链球菌最多，其次是 D 组链球菌、金黄色葡萄球菌等。

二尖瓣脱垂综合征之所以易于发生感染性心内膜炎与脱垂加于二尖瓣的应力，以及二尖瓣关闭不全时，血液由左室高速射向左房有关。

（五）体循环栓塞

Barnett 等收集众多文献说明，二尖瓣脱垂综合征是一过性脑缺血或脑卒中病因之一。许多神经科文献也证明了这一点。45 岁以上脑卒中患者中，50% ~ 70% 有二尖瓣脱垂；45 岁以下的患者，二尖瓣脱垂发现率为 40%。

栓塞除发生于脑动脉外，还可发生视网膜动脉、冠状动脉及其他体动脉。

二尖瓣脱垂综合征患者之所以易发生体循环栓塞，原因尚未澄清。可能由于瓣膜肥大、增厚、表层出现裂隙，有利于血小板聚集。Steele 研究证明，二尖瓣脱垂综合征患者的血小板活性是增强的。

八、病程经过

有关二尖瓣脱垂综合征自然病史报告不多，Zuppiroli 曾对经超声心动图检查证实的 316 例患者进行前瞻性研究，随访时间（102 ± 32）个月。随访期间 29 例发生 33 种严重或致死性并发症，每年总发生率为 1.2%；心脏性死亡 6 例（0.2%）；体循环栓塞 7 例（0.3%）；行二尖瓣置换者 11 例（0.4%）。Avierinos 等报告（2002）一组 833 例二尖瓣脱垂综合征患者，平均随访 10 年，19% 死亡，20% 发生与二尖瓣脱垂相关事件（如心力衰竭、心房颤动、脑血管事件、动脉血栓栓塞、感染性心内膜炎）。高龄、男性、存在全收缩期杂音是死亡和心血管并发症的独立预测指标。

一般认为，绝大多数二尖瓣脱垂综合征患者预后良好，可多年无症状，病情长期稳定。少数患者可发生进行性二尖瓣关闭不全，而且多见于瓣膜显著肥大，瓣叶增厚的年龄较大的男性患者。罕有发生心脏性猝死者，这类患者死前多有严重二尖瓣关闭不全或 QT 间期延长，或级别较高的室性心律失常。感染性心内膜炎发生率也相当低，而且多可采取措施加以防范。但体循环栓塞也并非少见，表现为一过性脑缺血发作、脑梗死、黑蒙、视网膜动脉阻塞，瓣膜肥大而又增厚的患者易于发生，应注意预防。

九、诊断

关于二尖瓣脱垂综合征的诊断标准，尚未完全统一。这里引用 Perloff 诊断标准，以供参考。该标准分为肯定诊断标准和可疑诊断标准。

具有下述一项或多项即可确诊为二尖瓣脱垂。

（一）听诊

心尖部闻及收缩中晚期喀喇音和收缩晚期杂音或者仅在心尖部闻及哮鸣音。

（二）二维超声心动图

（1）心室收缩时，二尖瓣叶明显向心房侧移位，而且瓣叶结合点位于或高于（≥2mm）二尖瓣环平面。

（2）心室收缩时，二尖瓣叶呈轻中度向心房侧移位，同时应伴有腱索断裂或多普勒显示二尖瓣反流，或二尖瓣环扩大。

（三）心脏听诊加上超声心动图

超声检查时，心室收缩期，二尖瓣叶呈轻中度向左房侧移位，同时应伴有下述之一者：①心尖部可闻及明显的收缩中晚期喀喇音。②年轻人心尖部可闻及收缩晚期杂音或全收缩期杂音。③收缩晚期吼鸣音。

下述各项只能作为诊断二尖瓣脱垂综合征的怀疑线索，而不能作为确诊的依据。

1. 心脏听诊　心尖部可闻及响亮第一心音以及全收缩期杂音。

2. 二维超声心动图　有以下两种。

（1）心室收缩时，二尖瓣后叶呈轻中度向左房侧移位。

（2）心室收缩时，二尖瓣前、后叶呈中度向左房侧移位。

3. 超声心动图加上病史　心室收缩时，二尖瓣叶呈轻中度向左房侧移位，同时伴有下述条件之一者。

（1）年轻人有局灶性神经症状发作史或一过性黑蒙病史。

（2）按肯定诊断标准确诊的二尖瓣脱垂综合征患者的第一代亲属。

在二尖瓣脱垂综合征的诊断方面，超声心动图占有十分重要的地位。超声检查时，应十分准确地了解瓣环与瓣叶的相对关系。许多研究表明，二尖瓣环并不是一平面结构，而是前后缘靠近左房侧，内外侧结合部靠近左室侧，构成所谓"马鞍"样形态。二维超声心动图检查时，在心尖四腔图上，瓣环连线位置较左心长轴切面瓣环连线的位置低，靠近左室，故诊断的假阳性率高。近年发展的三维超声心动图和四维超声心动图，能重建二尖瓣装置的马鞍形立体结构，直接显示瓣环和瓣叶的解剖关系，对正确诊断二尖瓣脱垂、重新评价其诊断标准可能有较大价值。

十、治疗

二尖瓣脱垂综合征的治疗包括下述四个方面。

（一）指导并安慰患者

无明显并发症的二尖瓣脱垂患者，一般预后良好，无须特别治疗，可每2～4年在门诊随访一次。心尖部有收缩期杂音者，每年门诊随访一次。应给患者作耐心说服教育工作，安慰患者，消除顾虑。

（二）对症治疗

因为许多症状缺乏器质性改变的基础，如心悸、胸痛、眩晕等。对此，除向患者说明病情外，可考虑使用镇静剂，也可用β受体阻滞剂如美托洛尔等。

（三）预防并发症

1. 感染性心内膜炎　对于确诊为二尖瓣脱垂的患者，是否一律应采取预防感染性心内膜炎的措施，一直存在着争议。因为这种患者感染性心内膜炎的发生率仅5/10万人口，所以预防感染性心内膜炎的措施仅适用于：①超声证实二尖瓣叶肥大而且增厚者；②心尖部有明显收缩期杂音者；③易于发生菌血症者（如有药瘾者）。

2. 心律失常和心脏性猝死　前已述及，这类患者可以发生猝死，猝死最常见的原因是心律失常。心律失常的发现常有赖于动态心电图监测。由于二尖瓣脱垂综合征患者很常见，这么多的患者均作动态心电图，显然不实际。下述患者应考虑行动态心电图监测：①常规心电图存在心律失常者；②常规心电图存在QT间期延长者；③常规心电图有 ST－T 改变者；④从事特殊职业者（如飞行员、高空作业工人）。

根据动态心电图所发现的心律失常类型和恶性程度，选择药物如美托洛尔、苯妥英钠、奎尼丁及胺碘酮等。极个别患者甚至要埋植心脏转复除颤器。

3. 进行性二尖瓣关闭不全　目前尚缺乏有效的预防措施。

4. 体循环栓塞　有体循环栓塞史的患者，可用抗凝剂及血小板聚集抑制剂，防止再次发生栓塞。

（四）治疗并发症

1. 感染性心内膜炎　治疗原则同一般感染性心内膜炎。若血流动力学改变明显，或者因瓣膜上有赘生物存在而反复发生栓塞者，应考虑换瓣手术。

2. 心律失常　根据心律失常类型及复杂程度，选择适合的抗心律失常药物，如美托洛尔、苯妥英钠、胺碘酮等。

3. 体循环栓塞　可选用抗凝剂和血小板聚集抑制剂，但是近期发生的脑梗死，这类药物应用宜谨慎。

（薛 歆）

第四节　主动脉瓣狭窄

一、病因和病理改变

主动脉狭窄（aortic stenosis）的病因主要有三种，即先天性病变、炎症性病变和退行性病变。单纯性主动脉瓣狭窄，极少数为炎症性，多为先天性或退行性，而且多见于男性。

（一）先天性主动脉瓣狭窄

先天性主动脉瓣狭窄，可来源于单叶瓣畸形，双叶瓣畸形，也可来源于三叶瓣畸形。

单叶瓣畸形，可引起严重的先天性主动脉瓣狭窄，是导致婴儿死亡的重要原因之一。

双叶瓣畸形本身不引起狭窄，但先天性瓣膜结构异常致紊流发生，损伤瓣叶，进而纤维化，钙化，瓣膜活动度逐渐减低，最后造成瓣口狭窄。这一过程常需数十年，因此此型狭窄多见于成人。部分双叶瓣畸形患者，也可表现为单纯先天性主动脉瓣关闭不全，或者既有狭窄又有关闭不全。双叶瓣畸形患者，常伴有升主动脉扩张，主动脉根部扩张也可引起主动脉瓣关闭不全。

三叶瓣畸形表现为三个半月瓣大小不等，部分瓣叶交界融合。虽然三叶瓣畸形主动脉瓣的功能可能终身保持正常，但不少患者，由于瓣叶结构异常，紊流发生，导致瓣膜纤维化，钙化，最终也可出现瓣口狭窄。

（二）炎症性主动脉瓣狭窄

引起炎症性主动脉瓣狭窄的病因主要为风湿热，其他少见病因如系统性红斑狼疮、风湿性心脏病等。主动脉瓣受风湿热侵袭后，主动脉瓣交界粘连，融合，瓣叶挛缩，变硬，瓣叶表面可有钙化沉积，主动脉瓣口逐渐缩小。风湿性主动脉瓣狭窄常同时有关闭不全，而且总是与二尖瓣病并存。

（三）退行性主动脉狭窄

与年龄相关的退行性（钙化性）主动脉瓣狭窄现已成为成年人最常见的主动脉瓣狭窄。Otto 等报道，65 岁以上的老年人中退行性钙化性主动脉瓣狭窄的发生率为 2%，主动脉瓣硬化（超声表现为主动脉瓣叶不规则增厚）但无明显狭窄的发生率为 29%。一般认为后者为一种早期病变。退行性病变过程包括有增生性炎症，脂类聚集，血管紧张素转化酶激活，巨噬细胞和 T 淋巴细胞浸润，最后骨化，该过程类似于血管钙化。瓣膜钙化呈进行性发展，起初仅发生于瓣叶与瓣环交界处，继之累及瓣膜，使之僵硬，活动度减低。

退行性钙化性主动脉瓣狭窄，常与二尖瓣环钙化并存，二者具有相同的易患因素，这些易患因素也同时是血管壁粥样硬化的易患因素，包括低密度脂蛋白胆固醇升高、糖尿病、吸烟、高血压等。回顾性研究提示，长期应用他汀类药物，可使退行性钙化主动脉瓣狭窄进展减缓。前瞻性试验研究也证实了这一结论。

二、病理生理

正常主动脉瓣口面积为 $3 \sim 4cm^2$。当瓣口面积缩小至 $1.5 \sim 2.0cm^2$ 为轻度狭窄；$1.0 \sim 1.5cm^2$ 为中度狭窄；$< 1.0cm^2$ 为重度狭窄。主动脉瓣狭窄的基本血流动力学特征是左室前向射血受阻。一般来说，只有当主动脉瓣口面积缩小至正常的 1/3 或更多时，才会对血流产生影响。随着瓣口面积缩小，狭窄程度加重，心肌细胞肥大，左室呈向心性肥厚，左室游离壁和室间隔厚度增加，舒张末期左室腔内径缩小。

由于主动脉瓣狭窄在若干年内呈进行性加重，为维持同样的心排血量，左室腔内收缩压代偿性上升，收缩期跨主动脉瓣压差增大，左室射血时间延长。

主动脉瓣重度狭窄时，反映左室收缩功能的各种指标可能保持在正常范围内，但却有明显的舒张功能异常，表现为左室壁顺应性减低，左室壁松弛速度减慢，左室舒张末期压力升高；左房增大，收缩力增加。

左室肥厚，室壁顺应性降低，舒张末期压力上升。随之而来的是左房压、肺静脉压和肺毛细血管压力升高。反映这种左室舒张功能异常的临床表现是劳力性呼吸困难。病程的早期阶段，即在左室舒张功能减低的时候，收缩功能仍保持正常。随着时间的推移，收缩功能也逐渐下降，反映收缩功能的各项指标如心排血量、射血分数、射血速率相继减低，收缩末期容积稍增加，左室腔轻度增大，左室舒张压和左房压进一步升高。

左室一旦显著肥厚，心房对心室充盈的重要性就更为突出。心房收缩，可使左室舒张末期压提高至 $20 \sim 35mmHg$，即使无左室收缩功能或舒张功能不全时也是如此。但是，左房平均压升高却不甚明显，因而不会引起肺瘀血或劳力性呼吸困难。这类患者，一旦出现心房颤动，说明左室舒张压和左房压显著升高，极易发生急性肺水肿。

左室心内膜下心肌，在正常情况下就易于发生缺血、缺氧，在有显著的心室壁向心性肥厚时，情况更是如此。之所以如此，原因有多种：①左室肥厚，氧耗增加；②血管增长，尤其是毛细血管的增长不能与心肌肥厚同步进行；③从心肌毛细血管到肥大心肌细胞之间的弥散距离增大；④收缩时间延长，一方面使收缩期张力 - 时间曲线乘积增大，氧耗增加；另一方面使舒张期缩短，冠状动脉灌注减少，供氧减少；⑤左室舒张末期压力升高妨碍心内膜下心肌灌注；⑥心肌内压力升高，也限制了收缩期及舒张期的冠状动脉血流；⑦主动脉腔内压力减低，冠状动脉灌注压下降。因此，某些严重的主动脉瓣狭窄的患者，虽无冠状动脉疾病，也可发生心绞痛或心肌梗死。

还有一种较少见的情况是，主动脉瓣狭窄的患者，由于肥厚的室间隔妨碍了右室向肺动脉射血，肺动脉 - 右室收缩压差增大，此即所谓 Bernheim 现象。

三、临床表现

生后即发现主动脉瓣区收缩期杂音，以后又持续存在，提示为先天性主动脉瓣狭窄。

生命后期出现杂音，提示获得性主动脉瓣狭窄。晚发心脏杂音患者，又有风湿热病史，提示风湿性主动脉瓣狭窄；单纯主动脉瓣狭窄而又缺乏风湿热病史患者，90% 以上为非风湿性主动脉瓣狭窄；70 岁后，出现主动脉瓣区收缩期杂音，提示退行性钙化性病变。

（一）症状

主动脉瓣狭窄患者，无症状期长，有症状期短。无症状期，3% ~5% 患者可因心律失常猝死。有症状期，突出表现为所谓三联征，即心绞痛、昏厥和心力衰竭。未经手术治疗患者，三联征出现，提示预后不良，有心绞痛者，平均存活 5 年；有昏厥者，3 年；有心力衰竭者，2 年。预期寿限一般不超过 5 年。此期，也有 15%～20% 发生猝死。

1. 心绞痛　对于重度主动脉瓣狭窄来说，这是一种最早出现又是最常见（50%～70%）的症状。

与典型心绞痛所不同的是，这种患者的心绞痛发生于劳力后的即刻而不是发生在劳力当时；含服硝酸甘油也能迅速缓解疼痛，但易于发生硝酸甘油昏厥。

心绞痛产生的原因有三：①心肌氧耗增加：心肌氧耗决定于左室收缩压和收缩时间的乘积。主动脉瓣狭窄患者，这两项参数皆增高，因而氧耗增高。②50% 主动脉瓣狭窄患者可合并冠状动脉粥样硬化性狭窄。③极少数患者，主动脉瓣上钙化性栓子脱落后引起冠状动脉栓塞。

2. 昏厥　发生率为 15%～30%。多发生于劳力当时，也可发生于静息状态下。昏厥发生前，多有心绞痛病史。

也有部分患者，并无典型昏厥发生，只表现为头晕、眼花或晕倒倾向，此谓之近昏厥（near syncope）。近昏厥与昏厥具有同样的预后意义。

昏厥发生的机制可能为：①劳力期间，全身小动脉发生代偿性扩张，此时心脏不能随之增加心排血量；②劳力期间，并发室性心动过速或心室颤动；③劳力期间，并发房性快速性心律失常或一过性心脏阻滞。

3. 左心衰竭　表现为劳力性呼吸困难、端坐呼吸、阵发性夜间呼吸困难，乃至急性肺水肿。

左心衰竭之所以发生，开始阶段是由于左室舒张功能不全，以后又有左室收缩功能不全的参与。

此外，严重主动脉瓣狭窄的患者，可发生胃肠道出血，部分原因不明，部分可能由于血管发育不良，特别是右半结肠的血管畸形所致，较常见于退行性钙化性主动脉瓣狭窄。主动脉瓣置换术后一般出血可停止。年轻的主动脉瓣畸形患者较易发生感染性心内膜炎；钙化性主动脉瓣狭窄可发生脑栓塞或身体其他部位的栓塞，如视网膜动脉栓塞可引起失明。

疾病晚期可出现各种心排血量降低的临床表现，如疲倦、乏力、周围性发绀等，最后亦可发展至右心衰竭乃至全心力衰竭。偶尔，右心衰竭先于左心衰竭，此可能由于 Bernheim 现象所致。

（二）体征

1. 动脉压　主动脉瓣明显狭窄者，脉压一般小于 50mmHg，平均为 30～40mmHg，收缩压极少超过 200mmHg。但是，合并主动脉瓣关闭不全者以及老年患者的收缩压可达 180mmHg，脉压可达 60mmHg。因此不能单凭动脉脉压来预测狭窄的严重程度。

2. 颈动脉搏动　主动脉瓣狭窄患者，颈动脉搏动减弱或消失。如果将触诊颈动脉与听诊心脏结合起来，可以发现颈动脉搏动上升缓慢，搏动高峰紧靠主动脉瓣关闭音（A_2）或与 A_2 同时发生。颈动脉搏动消失或者只有收缩期震颤，提示极严重的主动脉瓣狭窄。主动脉瓣狭窄合并关闭不全，或者合并动脉硬化者，颈动脉搏动可以正常。

3. 主动脉瓣关闭音　主动脉瓣狭窄，A_2 延迟或减低，因此在心底部只听到单一第二心音；也可出现第二心音的反常分裂。

4. 主动脉瓣喷射音　在主动脉瓣狭窄的患者中，年龄越轻，越可能闻及主动脉瓣喷射音；年长患者，多半不能闻及。这种喷射音多发生在心尖部，其存在与否与主动脉瓣关闭音的响度密切相关。A_2 减低，多无喷射音；A_2 正常，多有喷射音。

5. 主动脉瓣狭窄性杂音　这种杂音的特征是：响亮、粗糙、呈递增-递减型，在胸骨右缘 1～2 肋间或胸骨左缘听诊最清楚，可向颈动脉，尤其是右侧颈动脉传导，10% 主动脉瓣狭窄患者，收缩期杂音最响部位在心尖部，特别是老年患者或者合并有肺气肿的患者易于发生这种情况。一般来说，杂音愈响，持续时间愈长，高峰出现愈晚，提示狭窄程度愈重。主动脉瓣狭窄患者，出现左心衰竭时，由于心排血量减少，杂音响度减低，甚至消失，隐匿性主动脉狭窄可能是顽固性心力衰竭的原因，应该注意搜寻。

四、实验室检查

（一）心电图

心电图的序列变化能较准确地反映"狭窄"的病程经过和严重程度：①轻度狭窄：心电图多属正常；②中度狭窄：心电图正常，或者 QRS 波群电压增高伴轻度 ST - T 改变；③重度狭窄：右胸前导联 S 波加深，左胸前导联 R 波增高，在 R 波增高的导联 ST 段压低、T 波深倒置。心电轴多无明显左偏。偶尔，心电图呈"微性梗死"图形，表现为右胸导联 R 波丢失。

心电图变化，还具有一定的预后意义。在主动脉瓣狭窄而发生猝死患者中，70% 患者心电图呈现左室肥厚伴 ST - T 改变，只 9% 的患者心电图正常。如果一系列心电图上，左室肥厚呈进行性加重，提示狭窄性病变在加重。

主动脉瓣狭窄患者，不论病情轻重，一般为窦性心律。如果出现心房颤动，年龄较轻者，提示合并有二尖瓣病变；年龄较长者，说明病程已属晚期。如前所述，这类患者，特别是同时有二尖瓣环钙化者，可出现各种心脏阻滞，其中以一度房室传导阻滞和左束支传导阻滞最常见，三度房室传导阻滞较少见。

（二）X 线检查

主动脉瓣狭窄患者，心影一般不大。但心形略有变化，即左心缘下 1/3 处稍向外膨出。

75% ~85% 患者可呈现升主动脉扩张，扩张程度与狭窄的严重性相关性差，显著扩张提示主动脉瓣二瓣畸形或者合并有关闭不全。主动脉结正常或轻度增大。部分患者可见主动脉瓣钙化，35 岁以上的患者，透视未见主动脉瓣明显钙化可排除严重主动脉瓣狭窄。

左房呈轻度增大。如果左房明显扩大，提示二尖瓣病变、肥厚性主动脉瓣狭窄，或者主动脉瓣狭窄程度严重。

（三）超声心动图检查

可显示主动脉瓣开放幅度减小（常小于15mm），开放速度减慢，瓣叶增厚，反射光点增大提示瓣膜钙化；主动脉根部扩大，左室后壁及室间隔呈对称性肥厚，左室流出道增宽。二维超声心动图可以发现二叶、三叶主动脉瓣畸形，如有瓣膜严重钙化、瓣膜活动度小、左室肥厚三项同时存在，则提示主动脉瓣狭窄严重。

Doppler 超声可测定心脏及血管内的血流速度，通过测定主动脉瓣口血流速度可计算出最大跨瓣压力阶差，亦可计算出主动脉瓣口面积，此结果与通过心导管测定的数字有良好的相关性。若将 Doppler 超声与放射性核素心血管造影联合检查，则计算出的主动脉瓣口面积的准确度更大。

（四）导管检查

对于 35 岁以上的患者，特别是具有冠心病危险因素的患者，应加作冠状动脉造影，以了解有无冠心病伴存。这类患者，不宜行左室造影。

（五）磁共振显像

可了解左室容量、左室质量、左室功能。也可对主动脉瓣狭窄严重程度作定量评价。

五、治疗

（一）无症状期处理

对于无症状的主动脉瓣狭窄患者，内科治疗包括：①劝告患者避免剧烈的体力活动；②各种小手术（如镶牙术、扁桃体摘除术等）术前，选用适当的抗生素以防止感染性心内膜炎；③风湿性主动脉瓣狭窄可考虑终生应用磺胺类药物或青霉素，预防感染性心内膜炎；④一旦发生心房颤动，应及早行电转复，否则可导致急性左心衰竭。

（二）有症状期

1. 手术治疗　凡出现临床症状者，即应考虑手术治疗。
2. 主动脉瓣球囊成形术（balloon aortic valvuloplasty）　这是20世纪80年代狭窄性瓣膜病治疗的一个进展，其优点在于无须开胸、创伤小、耗资低，近期疗效与直视下瓣膜分离术相仿。经30多年临床实践证明，该治疗方法有许多不足之处，诸如多数患者术后仍有明显的残余狭窄，主动脉瓣口面积增加的幅度极为有限，远期再狭窄发生率及死亡率均很高，因此应用受到限制。

（薛　歆）

第五节　主动脉瓣关闭不全

一、病因和病理变化

主动脉瓣关闭不全（aortic regurgitation）可因主动脉瓣本身的病变（原发性主动脉瓣关闭不全）和升主动脉的病变或主动脉瓣环扩张（继发性主动脉瓣关闭不全）所引起，根据发病情况又分为急性和慢性两种，临床上以慢性主动脉瓣关闭不全较多见，也是本节的重点。其病因分类详见表8-4。

表8-4　主动脉瓣关闭不全的病因分类

病变	慢性	急性或亚急性
瓣膜病变（原发性）	风湿性	感染性心内膜炎
	退行性钙化性	外伤性
	先天性	自发性脱垂或穿孔
	主动脉二叶瓣	
	室间隔缺损伴主动脉瓣受累	
	主动脉瓣窗孔	
	瓣膜脱垂综合征	
	结缔组织疾病	
	系统性红斑狼疮	
	类风湿关节炎	
	强直性脊柱炎	
升主动脉病变（继发性）	年龄相关的退行性变	急性主动脉夹层
	主动脉囊性中层坏死	急性主动脉炎
	二叶主动脉瓣	
	主动脉夹层	

主动脉瓣本身病变引起主动脉瓣关闭不全的常见病因有：风湿性心脏病、先天性畸形及感染性心内膜炎等。

风湿性心脏病所致的主动脉瓣关闭不全，系由风湿性主动脉瓣炎后瓣叶缩短、变形所引起，常伴有程度不等的主动脉瓣狭窄和二尖瓣病变，以男性多见。老年退行性钙化性主动脉瓣狭窄中75%合并有关闭不全（一般为轻度）。先天性主动脉瓣关闭不全，常见于二叶式主动脉瓣；偶尔，瓣膜呈筛网状发育不全，可引起单纯关闭不全。虽然先天性主动脉瓣叶窗孔是一常见畸形，但因它发生在主动脉瓣关闭线上方，因而罕有显著的主动脉瓣反流。此外，高位室间隔缺损亦可使主动脉瓣受累。

因单纯性主动脉瓣关闭不全而行主动脉瓣置换术的患者中，50%以上为继发于主动脉显著扩张的主动脉瓣关闭不全。升主动脉扩张的病因为主动脉根部病变，后者包括与年龄相关的退行性主动脉扩张、主动脉囊性中层坏死（单纯性或与Marfan综合征并存）、二叶主动脉瓣相关性主动脉扩张、主动脉夹层、成骨不全、梅毒性主动脉炎、Behcet综合征和体循环高血压等。

二、病理生理

正常时，主动脉与左室在舒张期的压力相差悬殊，如存在主动脉瓣关闭不全，则在舒张期即可有大量血液反流入左室，致使左室舒张期容量逐渐增大，左室肌纤维被动牵张。如左室扩张与容量扩大相适应，则左室舒张末期容量（LVEDV）虽增加，而左室舒张末期压（LVEDP）不增高，扩张程度在 Starling 曲线上升段，可以增强心肌收缩力。加之，由于血液反流，主动脉内阻抗下降，更有利于维持左室泵血功能，故能增加左室搏出量。随后，左室发生肥厚，室壁厚度与左室腔半径的比例和正常相仿，因此得以维持正常室壁张力。由于 LVEDP 不增加，左房和肺静脉压也得以保持正常，故多年不发生肺循环障碍。随着病情的进展，反流量必然越来越大，甚至达心搏出量的 80%，左室进一步扩张、心壁肥厚，心脏重量可增加至 1 000g 以上，心脏之大（"牛心"），为其他心脏病所少见。此时，患者在运动时通过心率增快、舒张期缩短和外周血管扩张，尚可起到部分代偿作用。但长期的容量负荷过重，必然导致心肌收缩力减弱，继之心搏出量减少，左室收缩末期容量和舒张末期容量均增大，LVEDP 升高，当后者逆传至左房、肺静脉时，就可引起肺瘀血或发生急性肺水肿。此外，主动脉瓣关闭不全达一定程度时，主动脉舒张压即会下降，致冠状动脉灌注减少；左室扩大，室壁增厚，心肌氧耗量增加。两者共同促成心肌缺血加重。左心功能不全，最后亦可发展至右心功能不全。

三、临床表现

（一）症状

慢性主动脉瓣关闭不全患者，可能耐受很长时间而无症状。轻症者一般可维持 20 年以上。

1. 呼吸困难　最早出现的症状是劳力性呼吸困难，表示心脏储备功能已经降低，随着病情的进展，可出现端坐呼吸和阵发性夜间呼吸困难。

2. 胸痛　患者常诉胸痛，可能是由于左室射血时引起升主动脉过分牵张或心脏明显增大所致。心绞痛比主动脉瓣狭窄少见。夜间心绞痛的发作，可能是由于休息时心率减慢，舒张压进一步下降，使冠状动脉血流减少之故；亦有诉腹痛者，推测可能与内脏缺血有关。

3. 心悸　左室明显增大者，由于心脏搏动增强，可致心悸，尤以左侧卧位或俯卧位时明显，室性期前收缩伴完全性代偿间歇后的一次收缩可使心悸感更为明显。情绪激动或体力活动引起心动过速时，也可感心悸。由于脉压显著增大，患者常感身体各部位有强烈的动脉搏动感，尤以头颈部为甚。

4. 昏厥　罕见出现昏厥，但当快速改变体位时，可出现头晕或眩晕。

（二）体征

颜面较苍白，头随心搏摆动。心尖冲动向左下移位，范围较广。心界向左下扩大。心底部、胸骨柄切迹、颈动脉可触到收缩期震颤，颈动脉搏动明显增强。

主动脉瓣关闭不全的主要体征为：主动脉瓣区舒张期杂音，为一高音调递减型哈气样杂音，最佳听诊区取决于有无显著的升主动脉扩张。原发性者在胸骨左缘第 3~4 肋间最响，可沿胸骨左缘下传至心尖区；继发性者，由于升主动脉或主动脉瓣环可有高度扩张，故杂音在胸骨右缘最响。轻度关闭不全者，此杂音柔和、高调，仅出现于舒张早期，只在患者取坐位前倾、呼气末才能听到；较重关闭不全时，杂音可为全舒张期且粗糙；在重度或急性主动脉瓣关闭不全时，由于左室舒张末期压高至几乎与主动脉舒张压相等，故杂音持续时间反而缩短。有时由于大量急速反流可至二尖瓣提前关闭，而出现中、晚期开瓣音。如杂音带音乐性质，常提示瓣膜的一部分翻转、撕裂或穿孔。主动脉夹层分离有时也出现这种音乐性杂音，可能是由于舒张期近端主动脉内膜通过主动脉瓣向心室脱垂或中层主动脉管腔内血液流动之故。

严重主动脉瓣关闭不全时，在主动脉瓣区常有收缩中期杂音，向颈部及胸骨上凹传导，为极大量心搏量通过畸形的主动脉瓣膜所致，并非由器质性主动脉瓣狭窄所引起。反流明显者，在心尖区可听到一低调柔和的舒张期隆隆性杂音，称为 Austin - Flint 杂音，其产生机制为：①从主动脉瓣反流入左室的血液冲击二尖瓣前叶，使其震动并被推起，以致当左房血流入左室时产生障碍，出现杂音；②主动脉瓣反流血与由左房流入的血液发生冲击、混合，产生涡流，引起杂音，因为在置换了 Star – Edwards 球瓣患者并无可开合的瓣叶，也可听到此杂音。听到此杂音时，应注意与器质性二尖瓣狭窄所引起的舒张期杂音相鉴别。吸入亚硝酸异戊酯后，因反流减少，此杂音即减弱。左室明显增大者，由于乳头肌向外侧移位，在心尖区可闻及全收缩期杂音。主动脉瓣关闭不全，心尖区 S_1 正常或减低；A_2 可正常或增强（继发性），也可减低或缺失（原发性）。可在胸骨左缘闻及收缩早期喷射音，此与大量左室血流喷入主动脉，主动脉突然扩张而振动有关。若在心尖区听到第三心音奔马律，提示左室功能减退。

重度主动脉瓣关闭不全可致主动脉舒张压下降，根据直接测压，主动脉瓣关闭不全的舒张压最低可至 30 ~ 40mmHg。如舒张压 <50mmHg，提示为严重主动脉瓣关闭不全。收缩压正常或升高，脉压增大。可出现周围血管征，如水冲脉（water – hammer）、"枪击音"（pistol shot sound）、毛细血管搏动及股动脉收缩期与舒张期双重杂音（Duroziez 征），有的患者其头部随心搏摆动（De – Musset 征）。

（三）辅助检查

1. X 线检查 左室增大，升主动脉扩张，呈"主动脉型"心脏。透视下见主动脉搏动明显增强，与左室搏动配合呈"摇椅样"搏动。病情严重者，左房亦显示扩大。如为继发性主动脉瓣关闭不全，可见升主动脉高度扩大或呈瘤样突出。在 Valsalva 动作下作逆行性升主动脉根部造影，大致可以估计关闭不全的程度，如造影剂呈喷射样反流仅见于瓣膜下，提示为轻度；如左室造影剂密度大于主动脉者，提示为重度；如造影剂已充填整个左室但密度低于主动脉，提示为中度关闭不全。荧光增强透视，有时可见主动脉瓣及升主动脉钙化。

2. 心电图检查 常示左室肥厚劳损伴电轴左偏；左室舒张期容量负荷过重可显示为：I、aVL、$V_{3~6}$ 等导联 Q 波加深以及 V_1 出现小 r 波，左胸导联 T 波可高大直立，也可倒置。晚期左房也可肥大。如有心肌损害，可出现室内传导阻滞及左束支传导阻滞等改变。

3. 超声心动图检查 对主动脉瓣关闭不全有肯定的诊断价值，不但可以观测房室大小及主动脉的宽度，而且也可提示主动脉瓣的改变。慢性主动脉瓣关闭不全可见左室腔及其流出道与升主动脉根部内径增大，如左室代偿良好，尚可见室间隔、左室后壁及主动脉搏动增强；二尖瓣前叶舒张期可有快速振动。二维超声心动图可见主动脉关闭时不能合拢，有时也可出现扑动。Doppler 超声可见主动脉瓣下方舒张期涡流，其判断反流程度与心血管造影术有高度相关性。

超声心动图检查可帮助判断病因，如可显示二叶式主动脉瓣、瓣膜脱垂、破裂及升主动脉夹层等病变，还可显示瓣膜上的赘生物。

4. 放射性核素心血管造影 结合运动试验可以测定左室收缩功能，判断反流程度，和心导管检查时心血管造影术比较，有良好的相关性，此法用于随访有很大的实用价值。

四、预后

Bonow 等报道一组患者，患有严重主动脉瓣关闭不全，但无症状，左室射血分数正常。经 10 年随访，45% 以上患者仍保持无症状且有正常左室功能。美国 ACC/AHA 曾在关于瓣膜性心脏病处理指南中指出：①无症状主动脉瓣关闭不全患者，若左室收缩功能正常，那么每年症状性左室功能不全发生率不足 60%，无症状左室功能不全发生率不足 3.5%，猝死发生率不足 0.2%；②无症状主动脉瓣关闭不全患者，若左室收缩功能减低，每年将有 25% 患者出现心力衰竭症状；③有症状主动脉瓣关闭不全，年死亡率超过 10%。

一般来说，与主动脉瓣狭窄患者一样，一旦出现症状，病情常急转直下。心绞痛发生后，一般可存活 4 年；心力衰竭发生后，一般可存活 2 年。Dujardin 等对未经手术治疗的主动脉瓣关闭不全患者长期随访证明，心功能 III ~ IV 级组 4 年存活率约 30%。

五、治疗

1. 随访 轻中度主动脉瓣关闭不全，每 1 ~ 2 年随访一次；重度主动脉瓣关闭不全，若无症状且左室功能正常，每半年随访一次。随访内容包括临床症状，超声检查左室大小和左室射血分数。

2. 活动　轻中度主动脉瓣关闭不全患者，或重度主动脉瓣关闭不全但无症状且左室射血分数正常患者，可从事一般体力活动；若有左室功能减低证据的患者，应避免剧烈体力活动。

3. 预防感染性心内膜炎　只要有主动脉瓣关闭不全，不论严重程度如何，均有指征应用抗生素类药物以预防感染性心内膜炎。

4. 血管扩张剂　慢性主动脉瓣关闭不全伴有左室扩大但收缩功能正常者，可以应用血管扩张剂，如口服肼屈嗪、尼群地平、非洛地平和血管紧张素转化酶抑制剂等。已有不少的随机性、前瞻性研究证明，上述药物具有良好的血流动力学效应。但是，有症状的慢性主动脉瓣关闭不全者，应首选主动脉瓣置换术，若患者不宜或不愿行手术治疗，也可应用血管扩张剂。

六、急性主动脉瓣关闭不全

急性主动脉瓣关闭不全最常见的病因是感染性心内膜炎、急性主动脉夹层、心脏外伤。其特征是心跳加快，左室舒张压增高。急性主动脉瓣关闭不全通常发生于左室大小正常的患者，后者对于突然增加的容量负荷不能适应。收缩期，左室难于将左房回血和主动脉反流充分排空，前向搏出量下降；舒张期，左室充盈突然增加，而室壁顺应性不能随之增加，因此舒张压快速上升（少数可与主动脉舒张压相等），在舒张早期即可超过左房压致使二尖瓣提前关闭。二尖瓣提前关闭，一方面，避免升高的左室舒张压向左房 – 肺静脉逆向传递；另一方面，左房排空受限，左房 – 肺静脉瘀血，房壁和静脉壁顺应性又不能随之增加，因而左房压、肺静脉压、肺毛细血管压很快升高，肺瘀血、肺水肿接踵而至。心跳加快，虽可代偿左室前向搏出量减少，使左室收缩压和主动脉收缩压不致发生明显变化，但在急性主动脉瓣关闭不全患者，血压常明显下降，甚至发生心源性休克。

（一）症状

突然发作呼吸困难，不能平卧，全身大汗，频繁咳嗽，咳白色泡沫痰或粉红色泡沫痰。严重者，烦躁不安，神志模糊，乃至昏迷。

（二）体征

面色灰暗，唇甲发绀，脉搏细数，血压下降，甚至呈休克状。

心尖冲动位置正常。第一心音减低，肺动脉瓣关闭音可增强，常可闻及病理性第三心音和第四心音。

急性主动脉瓣关闭不全也可在胸骨右缘第 2 肋间或胸骨左缘 3、4 肋间闻及舒张期杂音，与慢性主动脉瓣关闭不全杂音不同的是，该杂音仅限于舒张早期，调低而短促。其原因是随着左室舒张压上升，主动脉 – 左室压差迅速下降，反流减少或消失。常可在上述听诊部位闻及收缩期杂音，后者与舒张期杂音一起，组成来回性（to and for）杂音。另外，可在心尖区闻及短促的 Austin – Flint 杂音。

听诊肺部，可闻及哮鸣音，或在肺底闻及细小水泡音，严重者满肺均有水泡音。

（三）辅助检查

1. 心电图　常见非特异性 ST 段和 T 波改变；病程稍长者，可出现左室肥厚图形。

2. X 线检查　常见肺瘀血、肺水肿表现；心影大小多属正常，但左房可略显扩大。若为继发性急性主动脉瓣关闭不全，可见升主动脉扩张。

3. 超声检查　可见二尖瓣开放延迟，幅度减低，关闭提前。左室舒张末期内径正常。偶尔，随着主动脉和左室舒张压变化，可见主动脉瓣提前关闭。

（四）处理

急性主动脉瓣关闭不全的危险性比慢性主动脉瓣关闭不全高得多。常可因急性左室衰竭致死，因此应及早考虑外科手术。内科治疗只能作为外科手术术前准备的一部分。内科治疗包括吸氧，镇静，静脉应用多巴胺，或多巴酚丁胺，或硝普钠，或呋塞米。药物的选择和用量大小依血压水平确定。对于这类患者，禁止使用 β 受体阻滞剂，后者减慢心率，延长舒张期，增加主动脉瓣反流，使病情进一步恶化。

主动脉内球囊反搏术也禁忌使用，该术可增加舒张期周围血管阻力，增加反流量，使病情加重。

（薛　歆）

第六节　三尖瓣狭窄

一、病因和病理

三尖瓣狭窄（tricuspid stenosis）几乎均由风湿病所致，少见的病因有先天性三尖瓣闭锁、右房肿瘤及类癌综合征。右房肿瘤的临床特征为症状进展迅速，类癌综合征更常伴有三尖瓣反流。偶尔，右室流入道梗阻可由心内膜心肌纤维化、三尖瓣赘生物、起搏电极及心外肿瘤引起。

风湿性三尖瓣狭窄几乎均同时伴有二尖瓣病变，在多数患者中主动脉瓣亦可受累。尸检资料提示，风湿性心脏病患者中大约15%有三尖瓣狭窄，但临床能诊断者大约仅5%。

风湿性三尖瓣狭窄的病理变化与二尖瓣狭窄相似，腱索有融合和缩短，瓣缘融合，形成一隔膜样孔隙，瓣叶钙化少见。

三尖瓣狭窄也较多见于女性，可合并三尖瓣关闭不全或与其他任何瓣膜的损害同时存在。右房明显扩大，心房壁增厚，也可出现肝脾大等严重内脏瘀血的征象。

二、病理生理

当运动或吸气使三尖瓣血流量增加时，右房和右室的舒张期压力阶差即增大。若平均舒张期压力阶差超过5mmHg时，即足以使平均右房压升高而引起体静脉瘀血，表现为颈静脉充盈、肝大、腹水和水肿等体征。

三尖瓣狭窄时，静息心排血量往往降低，运动时也难以随之增加，这就是为什么即使存在二尖瓣病，左房压、肺动脉压、右室收缩压正常或仅轻度升高的原因。

三、临床表现

（一）症状

三尖瓣狭窄致低心排血量引起疲乏，体静脉瘀血可引起消化道症状及全身不适感，由于颈静脉搏动的巨大"a"波，使患者感到颈部有搏动感。虽然患者常同时合并有二尖瓣狭窄，但二尖瓣狭窄的临床症状如咳血、阵发性夜间呼吸困难和急性肺水肿却很少见。若患者有明显的二尖瓣狭窄的体征而无肺瘀血的临床表现时，应考虑可能同时合并有三尖瓣狭窄。

（二）体征

主要体征为胸骨左下缘低调隆隆样舒张中晚期杂音，可伴舒张期震颤，可有开瓣拍击音。增加体静脉回流方法可使之更明显，呼气及Valsalva动作屏气期使之减弱。风湿性者常伴二尖瓣狭窄，后者常掩盖本病体征。

三尖瓣狭窄常有明显体静脉瘀血体征，如颈静脉充盈、有明显"a"波，吸气时增强，晚期病例可有肝大、腹水及水肿。

（三）辅助检查

1. X线检查　主要表现为右房明显扩大，下腔静脉和奇静脉扩张，但无肺动脉扩张。

2. 心电图检查　示P_{II}、V_1电压增高（>0.25mV）；由于多数三尖瓣狭窄患者同时合并有二尖瓣狭窄，故心电图亦常示双房肥大。

3. 超声心动图检查　其变化与二尖瓣狭窄时观察到的相似，M型超声心动图常显示瓣叶增厚，前叶的射血分数斜率减慢，舒张期与隔瓣呈矛盾运动，三尖瓣钙化和增厚；二维超声心动图对诊断三尖瓣狭窄较有帮助，其特征为舒张期瓣叶呈圆顶状，增厚、瓣叶活动减低、开放受限。

四、诊断及鉴别诊断

根据典型杂音、右房扩大及体循环瘀血的症状和体征，一般即可做出诊断。对诊断有困难者，可行右心导管检查，若三尖瓣平均跨瓣舒张压差大于 2mmHg，即可诊断为三尖瓣狭窄。应注意与右房黏液瘤、缩窄性心包炎等疾病相鉴别。

五、治疗

限制钠盐摄入及应用利尿剂，可改善体循环瘀血的症状和体征。严重三尖瓣狭窄（舒张期跨三尖瓣压差 > 5mmHg，瓣口面积 < 2.0cm^2），应考虑手术治疗。由于几乎总合并有二尖瓣病，两个瓣膜病变应同期进行矫治。

（吴校林）

第七节　三尖瓣关闭不全

一、病因和病理

三尖瓣关闭不全（tricuspid regurgitation）罕见于瓣叶本身受累，而多由肺动脉高压致右室扩大、三尖瓣环扩张引起，常见于二尖瓣狭窄及慢性肺心病。一般来说，当肺动脉收缩压超过 55mmHg，即可引起功能性三尖瓣关闭不全。少见者如风湿性三尖瓣炎后瓣膜缩短变形，常合并三尖瓣狭窄；先天性如艾伯斯坦畸形；亦可见于感染性心内膜炎所致的瓣膜毁损，三尖瓣黏液性退变致脱垂，此类患者多伴有二尖瓣脱垂，常见于 Marfan 综合征；亦可见于右房黏液瘤、右室心肌梗死及胸部外伤后。

后天性单纯性三尖瓣关闭不全可发生于类癌综合征，因类癌斑块常沉着于三尖瓣的心室面，并使瓣尖与右室壁粘连，从而引起三尖瓣关闭不全，此类患者多同时有肺动脉瓣病变。三尖瓣关闭不全时常有右房、右室明显扩大。

二、病理生理

三尖瓣关闭不全引起的病理生理变化与二尖瓣关闭不全相似，但代偿期较长；病情若逐渐进展，最终可导致右室右房扩大，右室衰竭。肺动脉高压显著者，病情发展较快。

三、临床表现

（一）症状

三尖瓣关闭不全合并肺动脉高压时，方才出现心排血量减少和体循环瘀血的症状。

三尖瓣关闭不全合并二尖瓣疾患者，肺瘀血的症状可由于三尖瓣关闭不全的发展而减轻，但乏力和其他心排血量减少的症状可更为加重。三尖瓣关闭不全若不伴肺动脉高压，患者可长期无症状。

（二）体征

主要体征为胸骨左下缘全收缩期吹风性杂音，吸气及压迫肝脏后可增强；如不伴肺动脉高压，杂音见于收缩早期，有时难以闻及。当反流量很大时，有第三心音及三尖瓣区低调舒张中期杂音。颈静脉脉波图 V 波增大；可扪及肝脏搏动。瓣膜脱垂时，在三尖瓣区可闻及非喷射性喀喇音。其体循环瘀血体征与右心衰竭相同。

四、辅助检查

1. X 线检查　可见右室、右房增大。右房压升高者，可见奇静脉扩张和胸腔积液；有腹水者，横膈上抬。透视时可看到右房收缩期搏动。

— 213 —

2. 心电图检查　无特征性改变，可示右室肥厚劳损，右房肥大；并常有右束支传导阻滞。

3. 超声心动图检查　可见右室、右房、三尖瓣环扩大；上下腔静脉增宽及搏动；二维超声心动图声学造影可证实反流，多普勒可判断反流程度。

4. 右心导管检查　当超声检查尚难得出明确结论性意见，或临床判断与超声检查有矛盾时可考虑行右心导管检查。做该检查时，无论三尖瓣关闭不全病因如何，均可发现右房压和右室舒张末压升高；右房压力曲线可见明显 V 波或 C－V 波，而无 X 谷。若无上述发现，可排除中重度三尖瓣关闭不全。随着三尖瓣关闭不全程度加重，右房压力波形愈来愈类似于右室压力波形。令患者深吸气，右房压力不像正常人那样下降，而是升高或者变化不大，是三尖瓣关闭不全的特征性表现。若肺动脉或者右室收缩压高于 55mmHg，提示三尖瓣关闭不全为继发性（或功能性）；若肺动脉或右室收缩压低于 40mmHg，说明三尖瓣关闭不全为原发性，即三尖瓣本身或其支持结构病变。

（林赵昊）

五、诊断及鉴别诊断

根据典型杂音，右室右房增大及体循环瘀血的症状和体征，一般不难做出诊断。但应与二尖瓣关闭不全、低位室间隔缺损相鉴别。超声心动图声学造影及多普勒可确诊，并可帮助做出病因诊断。

六、治疗

三尖瓣关闭不全若不伴肺动脉高压，一般无症状，无须手术治疗；若伴肺动脉高压，可行三尖瓣环成形术，后者为目前广泛应用的术式，实践证明疗效良好。

某些严重的原发性三尖瓣关闭不全可能需行人工瓣膜置换术。鉴于三尖瓣位人工机械瓣发生血栓栓塞的风险大，因此多采用生物瓣，生物瓣的优势是无须长期抗凝治疗，而且耐久性也不错（可达 10 年以上）。

（吴校林）

第八节　肺动脉瓣疾病

一、病因和病理

原发性肺动脉狭窄，最常见的是先天性肺动脉瓣狭窄，可合并房间隔缺损或主动脉骑跨；可继发或伴发漏斗部狭窄。风湿性心脏病多累及多个瓣膜；其他少见的病因有右心感染性心内膜炎后粘连、类癌综合征、Marfan 综合征等。

肺动脉瓣关闭不全，多由肺动脉高压引起的肺动脉干根部扩张所致，常见于二尖瓣狭窄，亦可见于房间隔缺损等左至右分流先天性心脏病。罕见的病因有风湿性单纯肺动脉瓣炎、Marfan 综合征、先天性肺动脉瓣缺如或发育不良，感染性心内膜炎引起瓣膜毁损、瓣膜分离术后或右心导管术损伤致肺动脉瓣关闭不全。

二、病理生理

肺动脉瓣狭窄时，右室收缩压升高，右室肥大；肺动脉压正常或偏低，收缩期肺动脉瓣两侧出现压力阶差。在严重狭窄时，其跨瓣压力阶差可高达 240mmHg。狭窄愈重，右心衰竭的临床表现出现愈早。如合并先天性房间隔缺损等左至右分流先天性心脏病，则右至左分流出现较早。

肺动脉瓣关闭不全不伴肺动脉高压者，由于反流发生于低压低阻力的小循环，故血流动力学改变通常不严重。若瓣口反流量增大可致右室容量负荷增加，引起右室扩大、肥厚，最后导致右心衰竭。伴发肺动脉高压、出现急性反流或反流程度重者，病情发展较快。

三、临床表现

轻中度肺动脉瓣狭窄，一般无明显症状，其平均寿命与常人相近；重度狭窄者，运动耐力差，可有胸痛、头晕、昏厥、发绀。主要体征是肺动脉瓣区响亮、粗糙、吹风样收缩期杂音，肺动脉瓣区第二心音（P_2）减弱伴分裂，吸气后更明显。肺动脉瓣区喷射音表明瓣膜无重度钙化，活动度尚可。先天性重度狭窄者，早年即有右室肥厚，可致心前区隆起伴胸骨旁抬举性搏动。持久发绀者，可伴发杵状指（趾），但较少见。

不伴肺动脉高压的单纯肺动脉瓣关闭不全，右室前负荷虽有所增加，但患者耐受良好，可多年无症状。伴肺动脉高压的肺动脉瓣关闭不全，其临床症状多为原发疾病所掩盖，这种继发性肺动脉瓣关闭不全通常伴有右室功能不全发生，前者可使后者进一步加重。主要体征为肺动脉瓣区舒张早期递减型哈气样杂音，可下传至第 4 肋间。伴肺动脉高压时，肺动脉瓣区第二心音亢进、分裂。反流量大时，三尖瓣区可闻及收缩期前低调杂音（右侧 Austin – Flint 杂音）。如瓣膜活动度好，可听到肺动脉喷射音。

四、辅助检查

（一）X 线检查

肺动脉瓣疾病者示右室肥厚、增大。单纯狭窄者，肺动脉干呈狭窄后扩张，肺血管影稀疏；肺动脉瓣关闭不全伴肺动脉高压时，可见肺动脉段及肺门阴影尤其是右下肺动脉影增大。

（二）心电图检查

示右室肥厚劳损、右房增大，肺动脉瓣狭窄者，常有右束支传导阻滞。

（三）超声检查

肺动脉瓣狭窄，超声心动图检查可发现右房、右室内径增大，右室壁肥厚，室间隔与左室后壁呈同向运动；肺动脉干增宽；肺动脉瓣增厚，反光增强，开放受限，瓣口开放面积缩小；采用多普勒技术可测量跨肺动脉瓣的压力阶差。

肺动脉瓣关闭不全，若有肺动脉高压，超声检查除可发现原发病表现外，还可发现肺动脉增宽，右室肥厚，扩大；若无肺动脉高压，右室改变相对较轻。采用多普勒技术可半定量测定肺动脉瓣口反流量。

五、诊断及鉴别诊断

根据肺动脉瓣区典型收缩期杂音、震颤及肺动脉瓣区第二心音减弱可作出肺动脉瓣狭窄的诊断。借助二维超声心动图及右室 X 线造影，可帮助鉴别肺动脉瓣狭窄、漏斗部狭窄及瓣上狭窄。

根据肺动脉瓣区舒张早期杂音，吸气时增强，可作出肺动脉瓣关闭不全的诊断。多普勒图像可帮助与主动脉瓣关闭不全的鉴别。

六、治疗

肺动脉瓣狭窄者，当静息跨瓣压力阶差达 40mmHg 以上时，可作直视下瓣膜分离术或切开术，或行经皮球囊瓣膜成形术，但以后者为首选。

无肺动脉高压的肺动脉瓣关闭不全，患者通常无症状，无须治疗。有肺动脉高压的肺动脉瓣关闭不全，治疗包括：①酌情治疗原发病（如二尖瓣狭窄、房间隔缺损、室间隔缺损）；②治疗肺动脉高压，可使用血管扩张剂（包括血管紧张素转化酶抑制剂）；③治疗右室衰竭。

（吴校林）

参考文献

[1] 万学红，卢雪峰．诊断学．（第8版）．北京：人民卫生出版社，2013．

[2] 刘梅颜，陶贵周．心理心脏病学科进展．北京：人民军医出版社，2013．

[3] 陈信义，赵进喜．内科常见病规范化诊疗方案．北京：科学出版社，2015．

[4] 王志敬．心内科诊疗精粹．上海：复旦大学出版社，2015．

[5] 李树仁．心内科急危重症．北京：军事医学科学出版社，2011．

[6] 乔树宾．冠心病诊疗进展．北京：人民卫生出版社，2013．

[7] 李小鹰，林曙光．心血管疾病药物治疗学．北京：人民卫生出版社，2013．

[8] 曾和松，王道文．心血管内科诊疗指南．北京：科学出版社，2016．

[9] 马爱群，王建安．心血管系统疾病．北京：人民卫生出版，2015．

[10] 郭继鸿，王志鹏，张海澄，等．临床实用心血管病学．北京：北京大学医学出版社，2015．

[11] 黄振文，邱春光，张菲斐．心血管病诊疗手册．郑州：郑州大学出版社，2015．

[12] 臧伟进，吴立玲．心血管系统．北京：人民卫生出版社，2015．

[13] 沈卫峰，张瑞岩．心血管疾病新理论新技术．北京：人民军医出版社，2015．

[14] 李学文，任洁，高宇平．心血管内科疾病诊疗路径．北京：军事医学科学出版社，2014．

[15] 胡大一．心血管内科学高级教程．北京：人民军医出版社，2013．

[16] 胡大一．中国心血管疾病康复/二级预防指南（2015版）．北京：北京科学技术出版社，2015．

[17] 李艳芳，聂绍平，王春梅．ACC/ESC心血管疾病研究进展．北京：人民军医出版社，2015．

[18] 何胜虎．心血管内科简明治疗手册．武汉：华中科技大学出版社，2015．

[19] 庄建．心血管领域新进展．长沙：中南大学出版社，2015．

[20] 许原，李忠杰，杨晓云．无创心脏电生理诊疗技术．北京：北京大学医学出版社，2017．

[21] 葛均波，方唯一，沈卫峰．现代心脏病学进展．上海：复旦大学出版社，2013．

[22] 葛均波．心血管系统疾病．北京：人民卫生出版社，2015．

[23] 顾复生．临床实用心血管病学．北京：北京大学医学出版社，2015．

[24] 林曙光．2015心脏病学进展．北京：人民军医出版社，2015．

（吴林洙）